LES NOUVEAUX CAHIERS

CAP

Prévention Santé Environnement

- Mémos illustrés
- Ressources numériques
  Autres situations, mémos rédigés, tutoriels, vidéos, QCM

S. Crosnier
M. Cruçon

FOUCHER

LES LIENS FOUCHERCONNECT

Le manuel papier s'enrichit de ressources numériques

foucherconnect.fr

- **GRATUIT !**
- Accessible **SANS INSCRIPTION**.
- **EN LIGNE** sur www.foucherconnect.fr

▶ **Des pictogrammes** indiquent au fil des pages les liens vers les ressources en ligne.

Exemple : **foucherconnect.fr/** 18pc003

Soit

J'accède à la ressource *via* l'adresse complète **www.foucherconnect.fr/18pc003**

Soit

J'accède à la ressource *via* la plateforme **www.foucherconnect.fr**

J'enregistre cette page dans mes favoris pour mes prochaines visites.

Je saisis **le code de la ressource** indiqué dans le pictogramme.

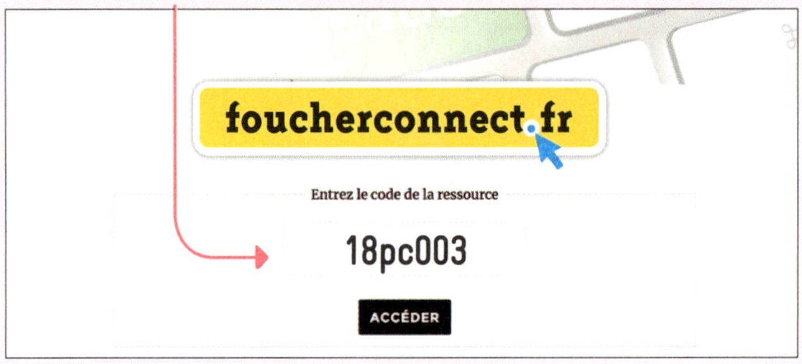

▶ **Des flashcodes** vous permettent aussi d'accéder à certaines ressources avec un smartphone ou une tablette.

Conception de la couverture et de la maquette
Primo & Primo

Composition
STDI

Illustrations
Da-Fanny
Alfonso Recio
Laure Scellier
Olivier Le Discot
Vincent Landrin

ISBN 978-2-216-14831-8

Sommaire

MODULE 4 L'individu dans son environnement professionnel

CCF CONTRÔLE EN COURS DE FORMATION

La Prévention Santé Environnement en CAP

Objectif : identifier les caractéristiques de la Prévention Santé Environnement en classe de CAP

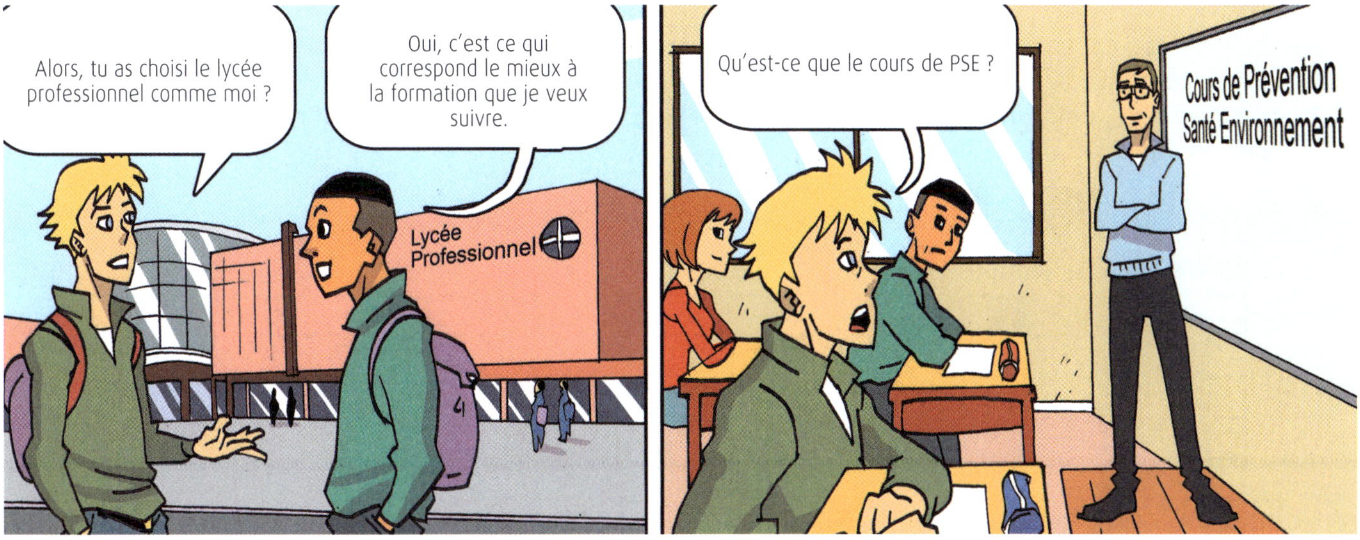

ACTIVITÉ 1 Quelques mots clés de la PSE

1 **Complétez** la grille de mots croisés à l'aide des définitions.

Horizontalement

- **A** Il lie l'employeur et le salarié.
- **B** C'est l'ensemble des moyens pour éviter une grossesse non désirée.
- **C** C'est une formation qui permet de connaître les gestes qui sauvent.
- **D** Il doit être équilibré pour éviter l'endettement.

Verticalement

- **1** C'est le nom correspondant au verbe « consommer ».
- **2** La prévention est un moyen pour les réduire.
- **3** Vos oreilles y sont très sensibles.
- **4** Chaque jour, nous en mettons un kilogramme dans nos poubelles.

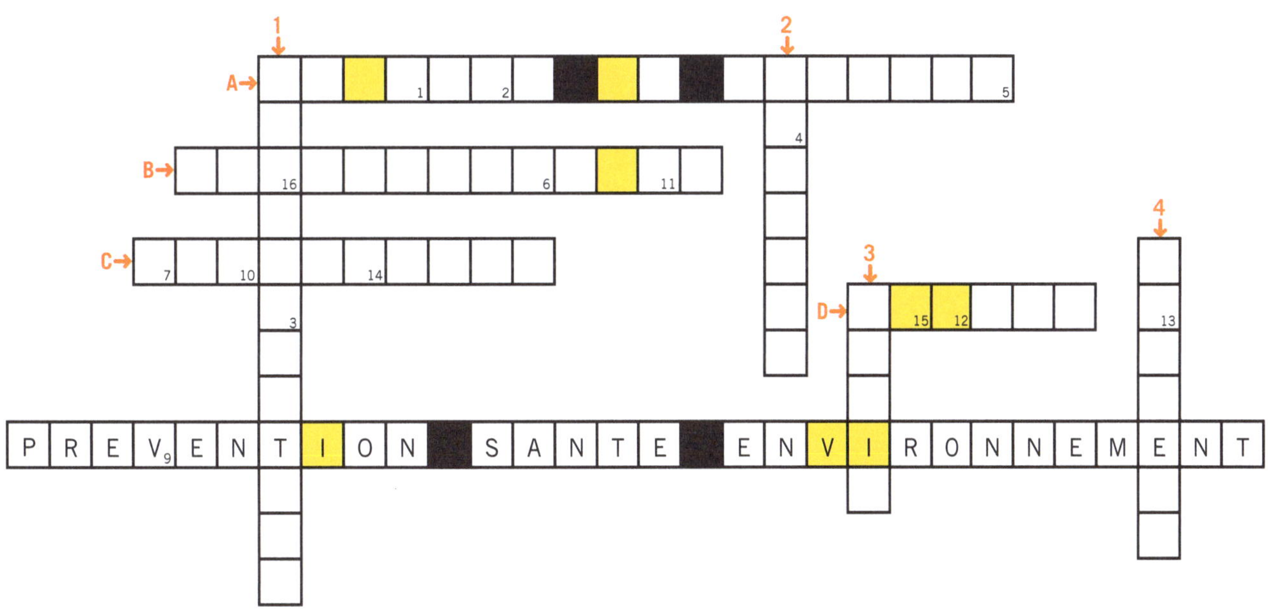

2 **Reportez** la lettre qui correspond à chaque numéro de la grille de mots croisés (page 5).

Numéro	1	2	3	4	5	6	7	8	9	10	11	12	13	14	15	16
Lettre	.....	.....	.....	.....	.....	.....	.....	F	.....	.....	.....	.....	.....	.....	.....	.....

ACTIVITÉ 2 Les quatre modules du programme de la PSE

3 **Retrouvez** :

– à l'aide des cases de couleur jaune des mots croisés (page 5) le mot caché, puis **reportez**-le verticalement ;
– l'intitulé des quatre modules du programme de PSE en associant chaque chiffre à la lettre correspondante.

Module 1

13	1		7	2		7	2	16	1	13

Module 2

12	2	16	7		7	13	7		2	10	1	13	7		12	13		10	11	16	7	11	3	3	2	1	4	11	16

Module 3

12	2	16	7		7	11	16		6	2	14	10	11	15	14	7		6	14	11	8	13	7	7	4	11	16	16	13	5

Module 4

12	2	16	7		7	11	16		13	16	9	4	14	11	16	16	13	3	13	16	1	

6	14	11	8	13	7	7	4	11	16	16	13	5

ACTIVITÉ 3 L'objectif de la PSE

4 **Retrouvez** l'objectif de la discipline PSE en associant chaque chiffre à la lettre correspondante.

13	1	14	13		2	10	1	13	15	14		12	13		6	14	13	9	13	16	1	4	11	16

4	16	12	4	9	4	12	15	13	5	5	13		13	1		10	11	5	5	13	10	1	4	9	13

ACTIVITÉ 4 Les modalités de l'évaluation de la PSE

5 Suite aux informations apportées par votre professeur, **cochez** la forme d'évaluation en PSE.

☐ Contrôle en cours de formation.
☐ Épreuve ponctuelle.

ACTIVITÉ 5 Des éléments du programme de la PSE

6 En vous aidant du sommaire pages 3 et 4, **cochez** le module concerné.

Éléments du programme de PSE	Module 1	Module 2	Module 3	Module 4
Le risque mécanique				
Le crédit et le surendettement				
Les rythmes biologiques et le sommeil				
La recherche d'emploi				
Le risque incendie				

1

Objectif : concilier rythmes biologiques et rythmes influencés par le travail

Les rythmes biologiques et le sommeil

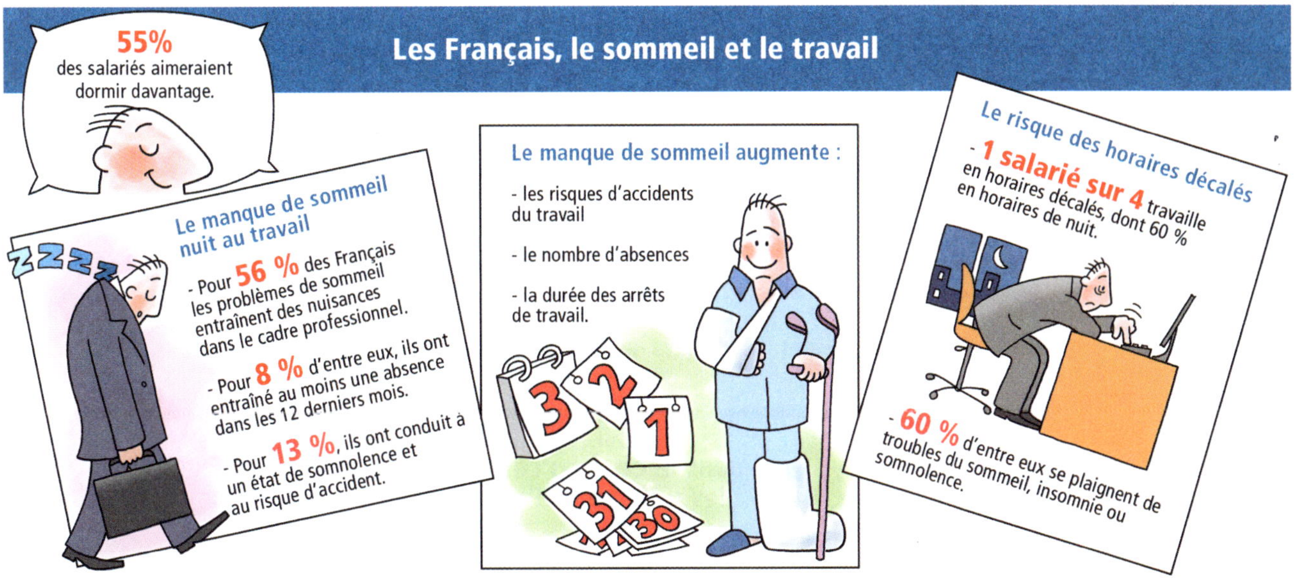

ANALYSER LA SITUATION

1 **Cochez** le problème posé dans la situation (infographie).

- ☐ Les caractéristiques du travail de nuit.
- ☐ Le déficit en sommeil des adolescents.
- ☐ Le sommeil des salariés.

2 **Identifiez** les éléments de la situation.

Quoi ? *De quoi s'agit-il ?* ›› ....

Qui ? *Qui est concerné ?* ›› ....

Où ? *Dans quel pays le problème est-il constaté ?* ›› ....

Quand ? *Quand le problème apparaît-il ?* ›› ....

Comment ? *Comment le problème se manifeste-t-il ?* ›› ....
....

Pourquoi ? *Pourquoi est-ce important de régler le problème ?* ›› ....
....

Autre situation BD

foucherconnect.fr/18pc001

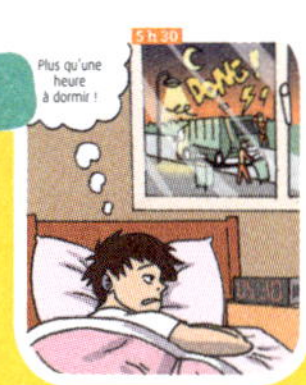

ACTIVITÉ 1 La notion de rythmes biologiques

3 À partir du **document A**,

3.1 Définissez les rythmes biologiques.

....

....

....

3.2 Citez des facteurs extérieurs qui influencent les rythmes biologiques.

....

3.3 Nommez le rythme biologique qui correspond à l'alternance veille/sommeil.

....

DOC A Les rythmes biologiques ou biorythmes

Les **rythmes biologiques** sont des phénomènes biologiques naturels totalement indépendants de la volonté et qui se répètent à intervalles réguliers dans le temps.

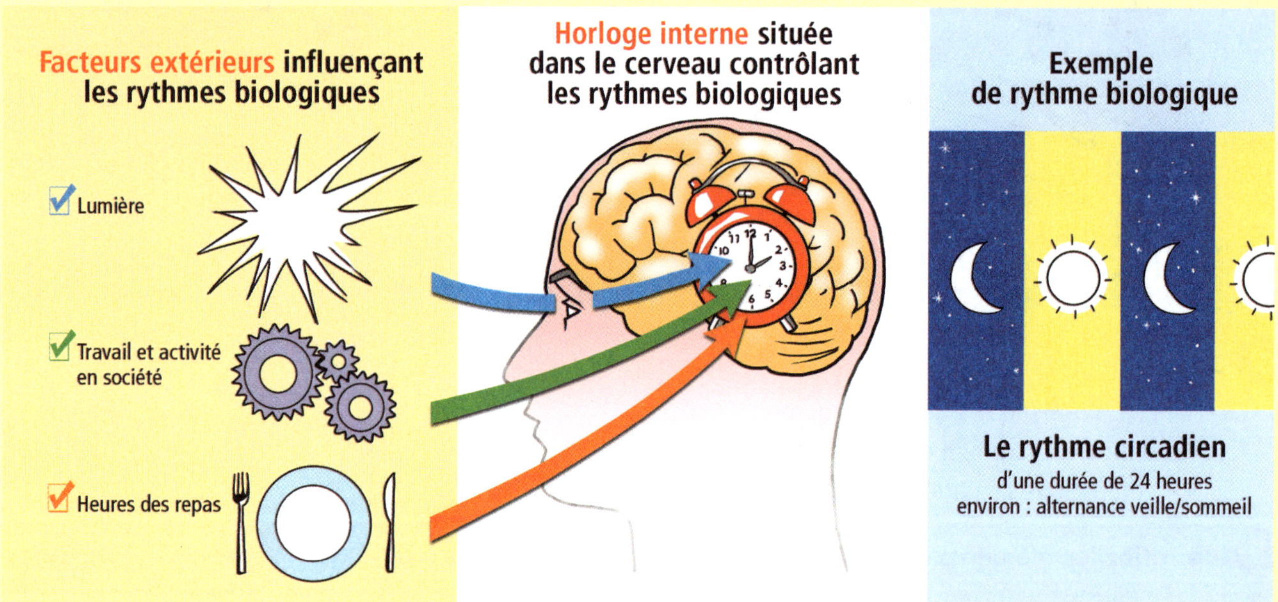

4 À partir du **document B**,

4.1 Indiquez les moments de la journée les plus favorables à l'activité physique et intellectuelle.

....

4.2 Justifiez votre réponse.

....

....

4.3 Indiquez la période la plus favorable au sommeil.

....

DOC B L'évolution de la courbe de la vigilance au cours de 24 heures

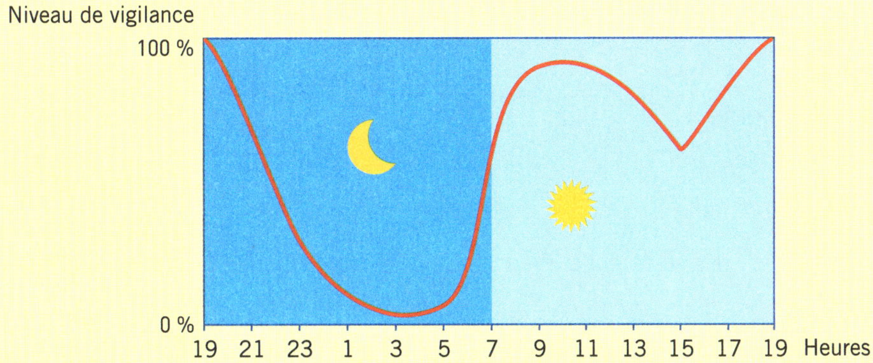

5 À partir du **document B** et des horaires de travail indiqués dans le tableau,

5.1 Entourez, pour chaque situation professionnelle, l'horaire de travail pour lequel le rythme biologique est désynchronisé (rythme décalé par rapport aux rythmes biologiques).

Situations professionnelles	Horaires de travail			
	Standard	Équipe du matin	Équipe de l'après-midi	Équipe de nuit
Noémie est secrétaire. Elle travaille en semaine standard. 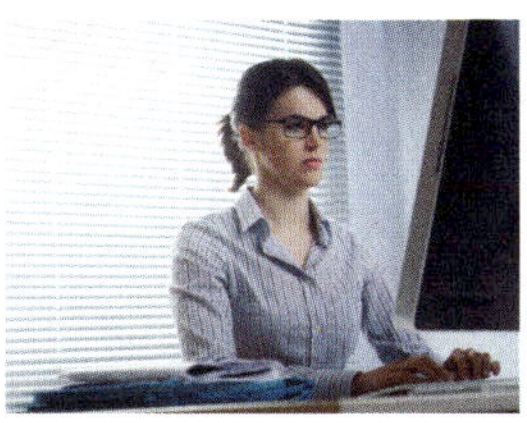	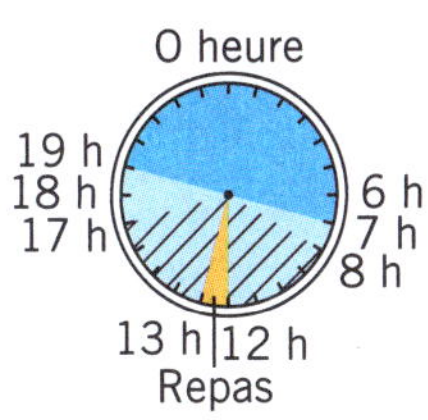			
Julien est conducteur de trains. Il travaille en 3 × 8 (travail posté). 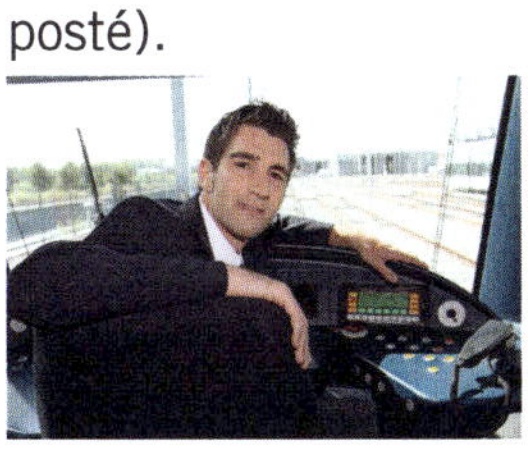		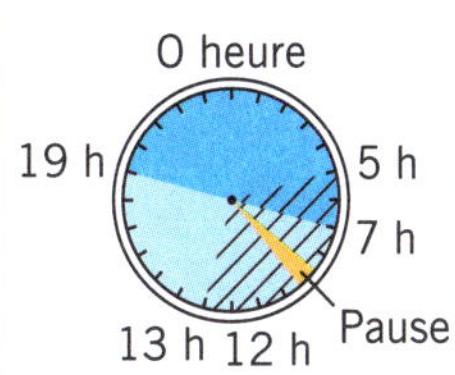	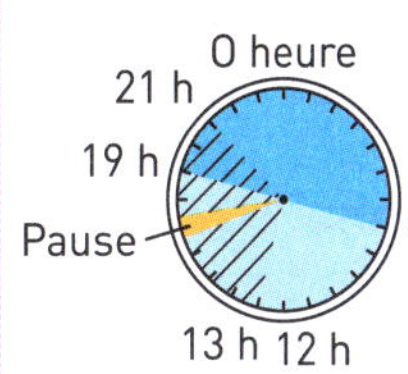	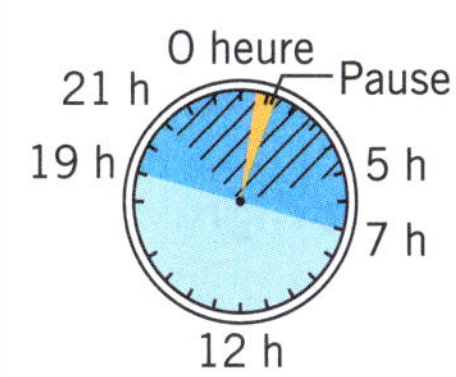

Légende : Jour Nuit Travail Pause ou repas

5.2 Indiquez l'horaire de travail qui désynchronise le plus l'horloge biologique, puis **justifiez** votre réponse.

....

....

5.3 Nommez le rythme biologique désynchronisé dans le cas du travail posté.

....

ACTIVITÉ 2 Les rôles du sommeil

6 À partir du **document C**, **nommez** le stade de sommeil pendant lequel vous :

– récupérez physiquement : ....
– récupérez nerveusement : ....
– mémorisez : ....

DOC C Les cycles de sommeil

Le sommeil comporte des cycles qui se répètent plusieurs fois dans la nuit. Chaque cycle regroupe cinq stades.

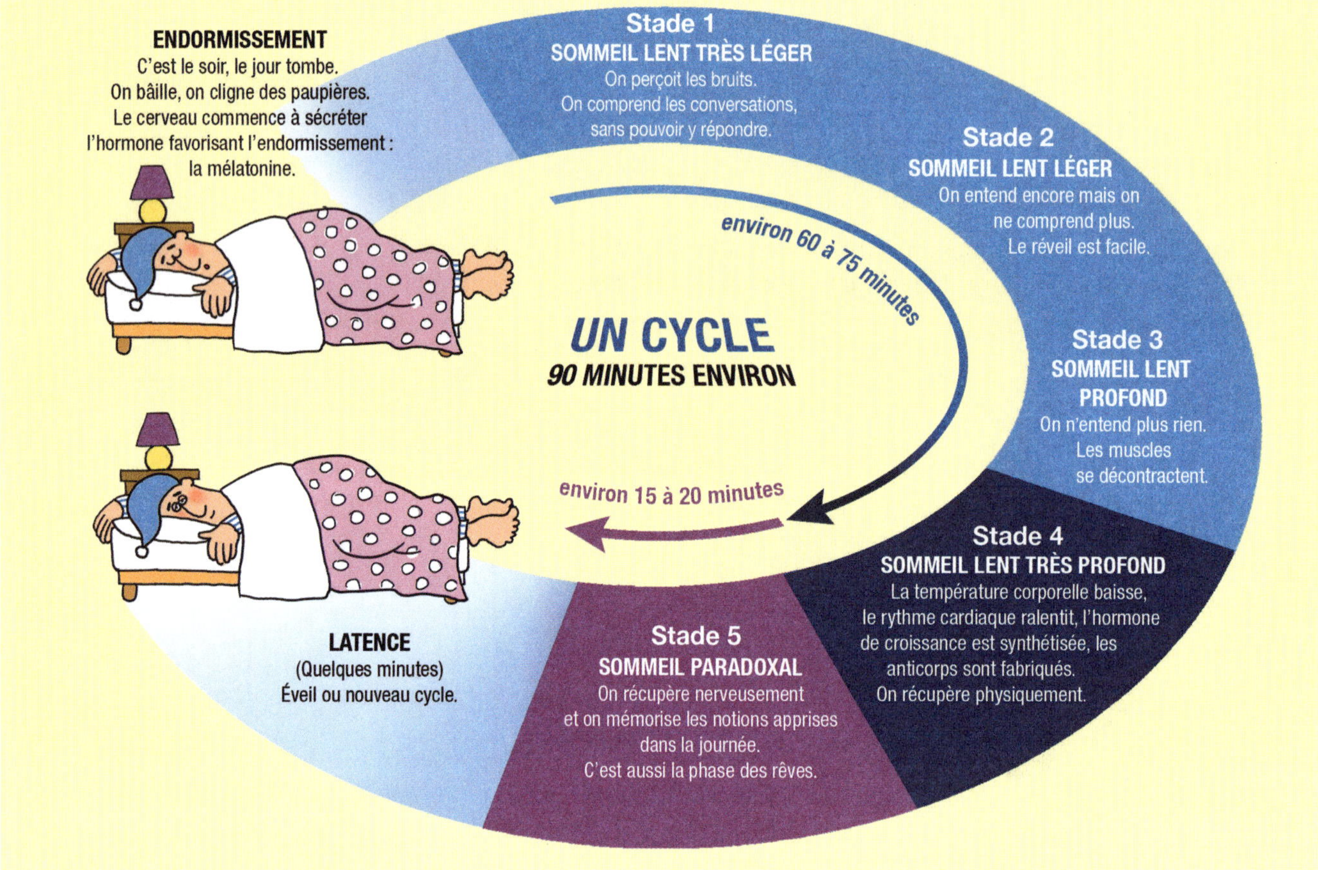

ACTIVITÉ 3 Les conséquences de l'insuffisance de sommeil

7 **Surlignez**, pour chaque situation professionnelle, les conséquences de l'insuffisance de sommeil dues à la désynchronisation des rythmes biologiques :

– en jaune, sur l'individu ;
– en vert, sur l'activité professionnelle.

Situations professionnelles	
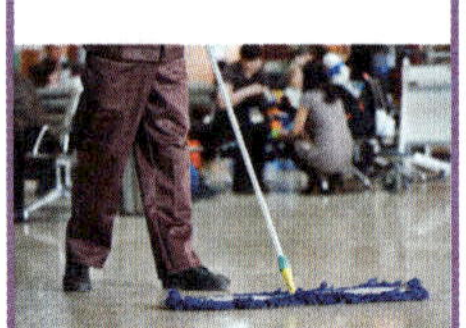	Jean, 36 ans, est agent d'entretien affecté au nettoyage de bureaux depuis 10 mois. Ses horaires du lundi au vendredi sont de 4 h 30 du matin à 10 h et le samedi de 8 h à midi. Il a des difficultés à s'adapter et se sent toujours fatigué. En fin de matinée, son travail est de moins bonne qualité. Il dit souffrir régulièrement de maux de tête. Il y a un mois, suite à une inattention, il a eu un accident du travail qui lui a valu 10 jours d'absence.
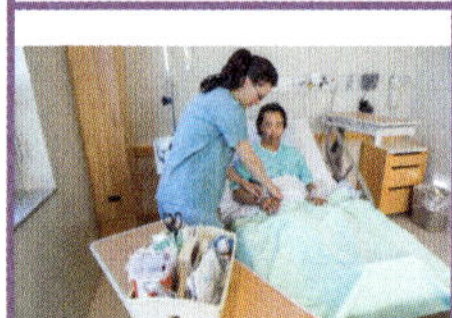	Isabelle, 31 ans, est aide-soignante de nuit. Pendant près de deux ans elle a été en poste de douze heures. Elle a dû arrêter momentanément de travailler suite à des malaises, des troubles digestifs de plus en plus fréquents et une fatigue devenue chronique. Celle-ci avait une incidence néfaste sur son efficacité à prodiguer les soins aux malades.

ACTIVITÉ 4 Des mesures favorisant la récupération

8 **Identifiez**, sous chaque illustration, les attitudes et les mesures qui favorisent la récupération de la fatigue physique et nerveuse.

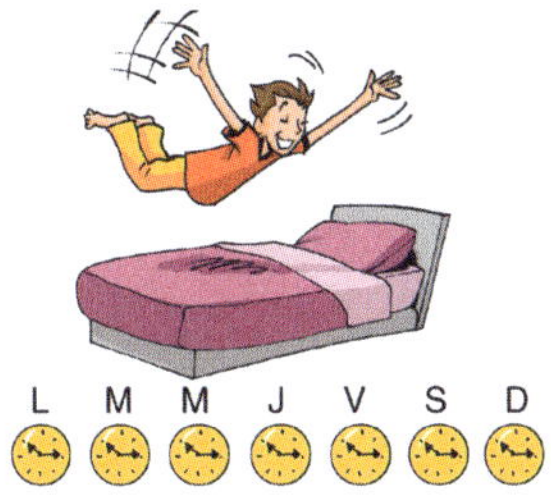

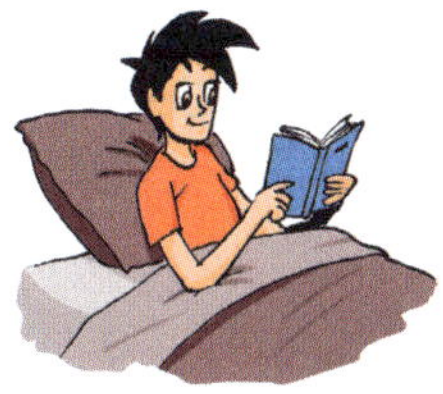

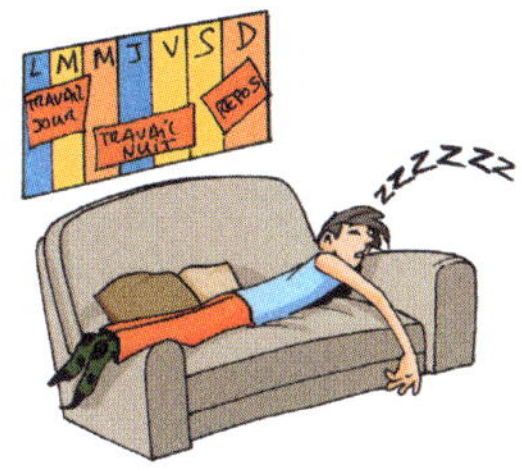

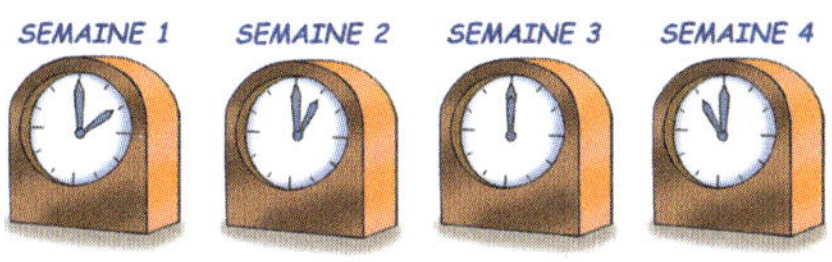

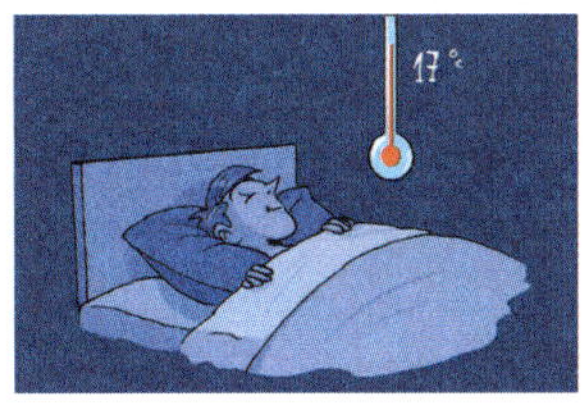

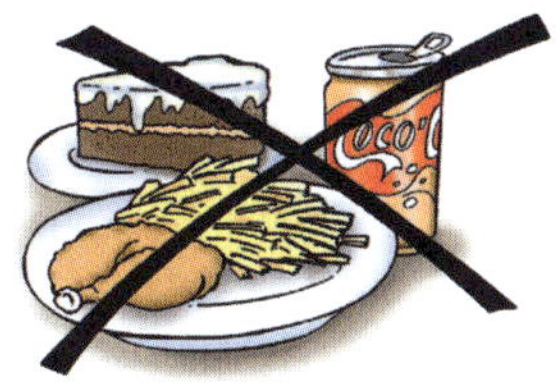

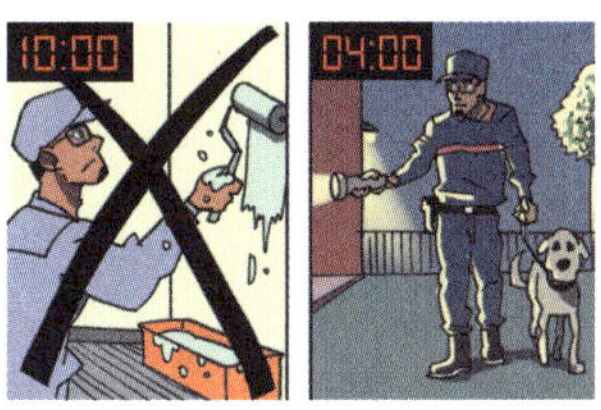

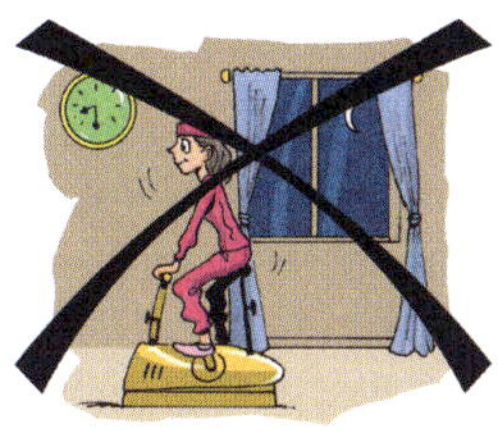

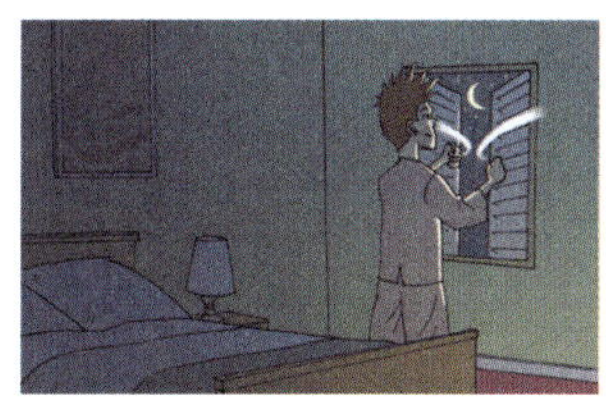

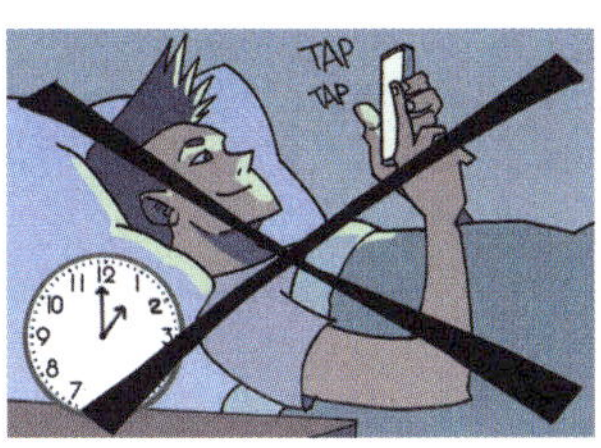

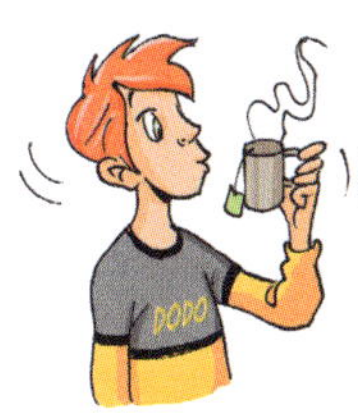

PROPOSER DES SOLUTIONS

9 **Entourez**, parmi les mesures de prévention proposées précédemment, celles mises en place pour les salariés qui travaillent la nuit.

1. La notion de rythmes biologiques

Rythme biologique : phénomène biologique naturel qui se répète à **intervalles réguliers** dans le temps, influencé par des **facteurs extérieurs** (lumière, travail et activités, heures des repas) et contrôlé par une **horloge située dans le cerveau**.

2. Les rôles du sommeil

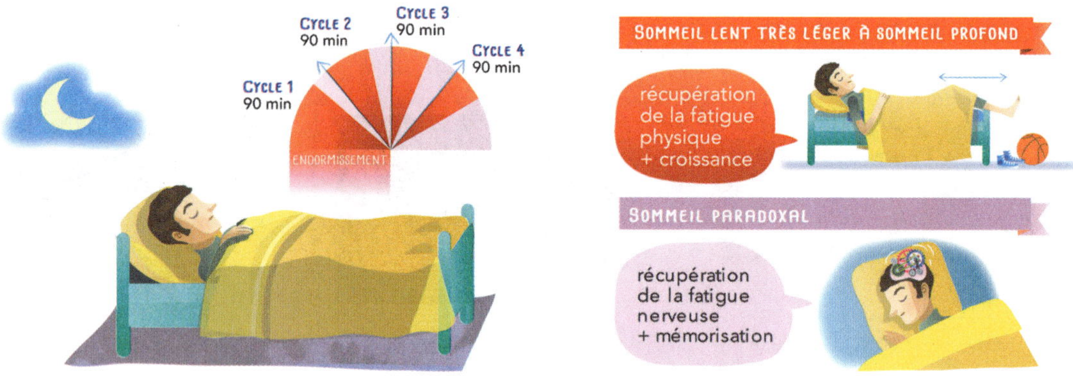

3. Les conséquences de l'insuffisance de sommeil

Sur l'individu

- Fatigue
- Irritabilité
- Diminution de la concentration

Sur l'activité professionnelle

- Absentéisme
- Accidents du travail plus fréquents
- Baisse de la productivité

4. Des mesures favorisant la récupération

- Dormir dans une chambre à 17° dans l'obscurité
- Se détendre avant de dormir
- Éviter la double journée lorsque l'on travaille la nuit
- Se coucher / se lever à heures fixes
- Ne pas travailler plus de trois nuits d'affilée
- Être à l'écoute des signaux du sommeil (bâillements, clignements des yeux)

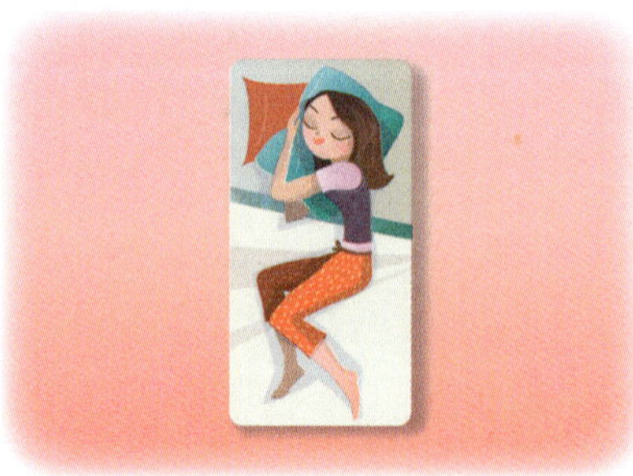

LE MÉMO RÉDIGÉ

foucherconnect.fr/18pc002

#qcm

8 questions pour réviser

foucherconnect.fr/18pc003

2

Objectif : adapter son alimentation à ses besoins

Une alimentation adaptée à son activité

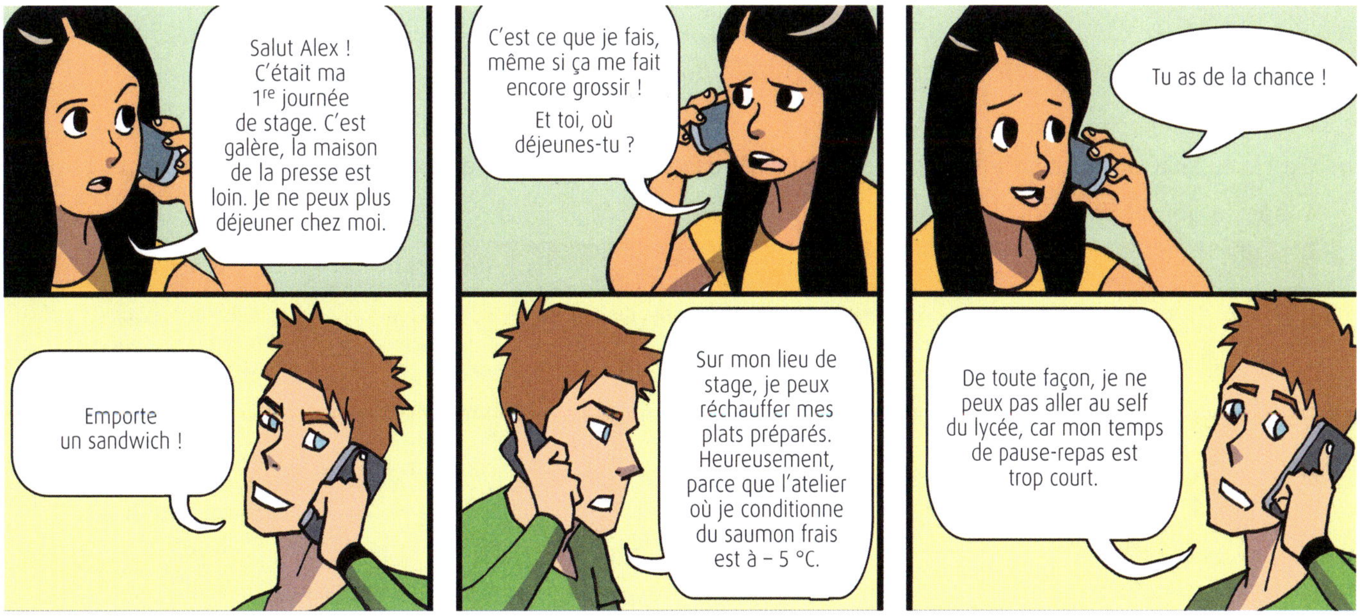
Salut Alex ! C'était ma 1re journée de stage. C'est galère, la maison de la presse est loin. Je ne peux plus déjeuner chez moi.
Emporte un sandwich !
C'est ce que je fais, même si ça me fait encore grossir !
Et toi, où déjeunes-tu ?
Sur mon lieu de stage, je peux réchauffer mes plats préparés. Heureusement, parce que l'atelier où je conditionne du saumon frais est à – 5 °C.
Tu as de la chance !
De toute façon, je ne peux pas aller au self du lycée, car mon temps de pause-repas est trop court.

ANALYSER LA SITUATION

1 **Cochez** le problème posé dans la situation.

- ☐ Le choix d'un moyen de locomotion pour se rendre à son travail.
- ☐ Le comportement alimentaire lié aux contraintes de travail.
- ☐ Le surpoids des adolescents.

2 **Renseignez** le tableau à partir de la situation.

		Zoé	Alex
Lieu habituel de prise du déjeuner		....	....
Lieu de PFMP		....	....
Contraintes	liées au lieu de prise du déjeuner	....	....
	personnelles	....	X
Mode de restauration durant la PFMP		....	....

MOBILISER SES CONNAISSANCES

ACTIVITÉ 1 Les besoins alimentaires de l'organisme

3 À partir du **document A** et de vos connaissances,

3.1 Nommez les trois besoins de l'organisme.

....

3.2 Citez les constituants alimentaires qui apportent de l'énergie.

....

DOC A Des besoins alimentaires qualitatifs et quantitatifs

• **La ration alimentaire**

C'est la quantité d'aliments que doit consommer un individu en 24 heures pour satisfaire les besoins de l'organisme.

• **Les constituants alimentaires liés aux besoins de l'organisme**

	Énergétiques			Constructeurs	Fonctionnels
Besoins de l'organisme	**Énergie musculaire** • Assurer le travail musculaire	**Énergie calorifique** • Maintenir la température du corps à 37 °C	**En cas de besoin**	• Assurer la croissance de l'individu • Renouveler les cellules de l'organisme	• Assurer le bon fonctionnement des organes • Transporter les substances nutritives
Constituants alimentaires	Glucides 17 kJ/g*	Lipides 38 kJ/g	Protides 17 kJ/g	Protides Calcium	Eau, minéraux, fibres, vitamines

* L'apport en énergie d'un aliment se calcule en kilojoules (kJ) à partir de sa composition en constituants alimentaires.

4 À partir du **document B**, **indiquez** les besoins énergétiques recommandés pour :

– Irma, agent d'entretien dans une crèche : ....

– Jules, maçon dans une entreprise du bâtiment sur un chantier : ....

5 **Justifiez** la différence des besoins énergétiques entre Irma et Jules.

....

....

....

DOC B Les besoins énergétiques de l'organisme (en kJ/j*) en fonction de l'activité professionnelle

Homme		Femme	
Activité physique moyenne (8 800 kJ)	Activité physique intense (12 500 kJ)	Activité physique réduite (7 500 kJ)	Activité physique modérée (8 400 kJ)
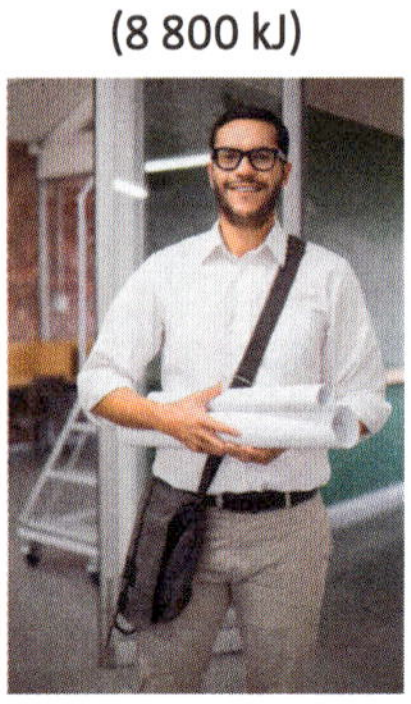	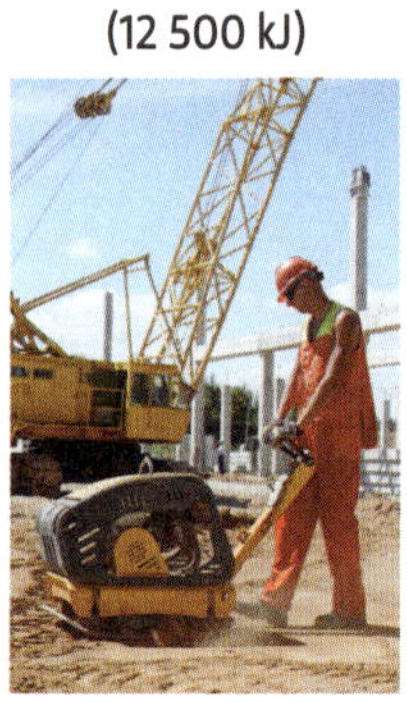	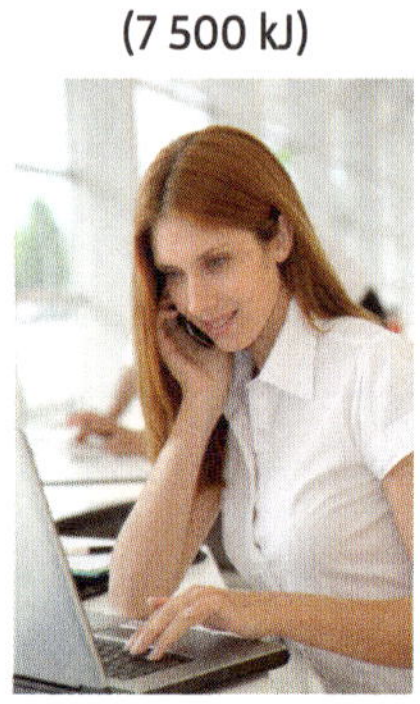	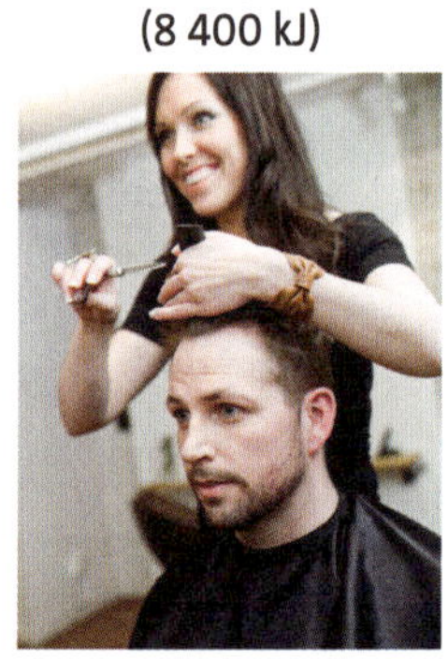

* kJ/j = kilojoules par jour.

ACTIVITÉ 2 Les erreurs alimentaires et leurs conséquences

6 À l'aide du **document C**, **indiquez** les contraintes liées au travail qui peuvent être à l'origine d'un changement de comportement alimentaire.

....

....

....

....

DOC C Le témoignage de Livia

"Je viens d'être embauchée dans un salon de coiffure. Avant, je prenais trois repas équilibrés à heures fixes chez moi. Mais j'ai dû modifier mon comportement alimentaire en fonction des exigences de ce nouveau poste. Le matin, comme je dois me lever plus tôt pour parcourir les 50 km qui séparent mon domicile du salon de coiffure, je me contente souvent d'une tasse de thé. Les horaires de travail et de pause dans la journée sont variables car les clientes peuvent venir sans rendez-vous. Du coup, je prends ma pause déjeuner de 30 minutes en décalage, en mangeant rapidement un sandwich."

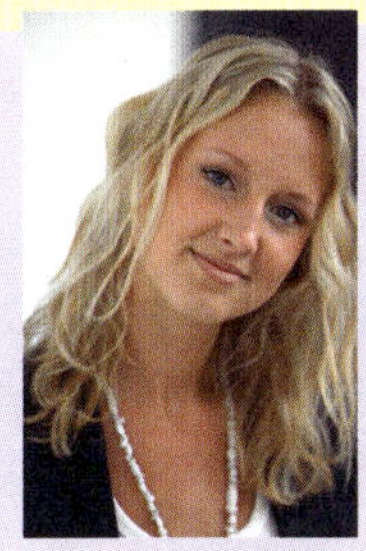

7 À partir du **document D**, dans le tableau,

7.1 Cochez le ou les groupes auxquels appartient chaque aliment du menu de Livia.

7.2 Comptez, pour chaque groupe d'aliments, le nombre de fois où le groupe est présent.

7.3 Indiquez, pour chaque groupe d'aliments, les recommandations du ministère de la Santé dans le Programme national nutrition santé (PNNS).

Groupes aliments / Menus de Livia	Viande Poisson Œuf	Produits laitiers	Corps gras	Céréales Féculents	Fruits Légumes	Produits sucrés	Boissons
Petit déjeuner Tasse de thé sans sucre							
Grignotage dans la matinée Gâteaux secs							
Déjeuner Soda, sandwich jambon-beurre, cookies							
Goûter Tranche de cake au chocolat, soda							
Dîner Pizza aux anchois, sorbet							
Nombre de fois où le groupe est présent	....	....	....	....	....	....	....
Quantité recommandée par le PNNS*	....	....	....	....	....	....	....

* PNNS : Programme national nutrition santé.

8 À l'aide du **document D**, du tableau précédemment rempli, et de vos connaissances, **citez** les erreurs commises par Livia :

– sur la répartition des repas : ....

....

– sur la composition des repas : ....

....

9 À partir de vos connaissances, **citez** trois conséquences possibles des erreurs alimentaires sur la santé.

....

....

....

DOC D L'équilibre alimentaire

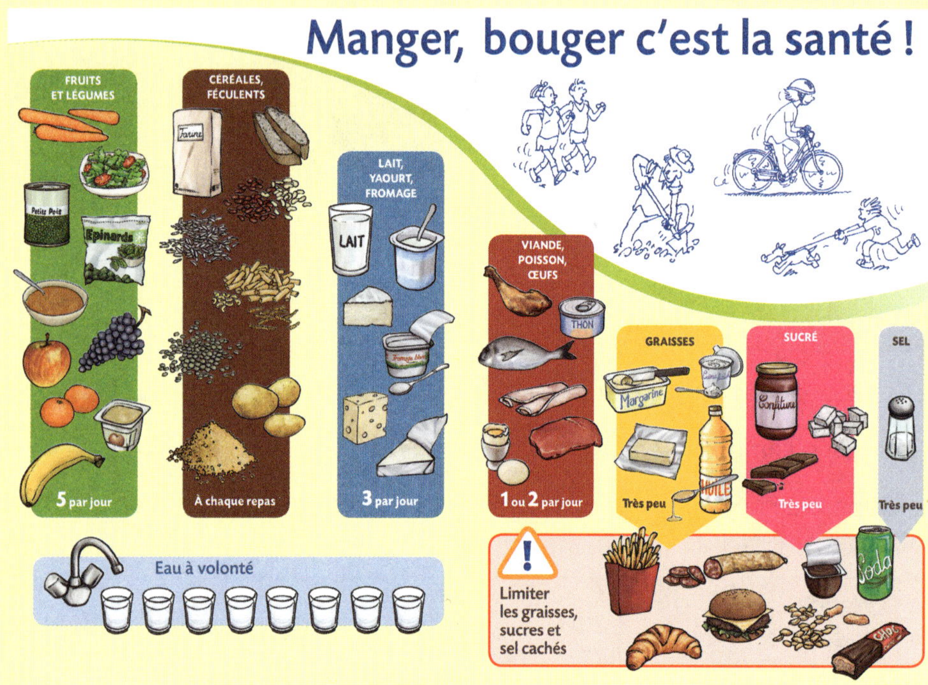

Manger, bouger c'est la santé !
FRUITS ET LÉGUMES
5 par jour
CÉRÉALES, FÉCULENTS
À chaque repas
LAIT, YAOURT, FROMAGE
3 par jour
VIANDE, POISSON, ŒUFS
1 ou 2 par jour
GRAISSES
Très peu
SUCRÉ
Très peu
SEL
Très peu
Eau à volonté
Limiter les graisses, sucres et sel cachés

• **Apport énergétique nécessaire** pour couvrir la dépense énergétique d'une journée :
– **25 %** au petit déjeuner ;
– **30 %** au déjeuner ;
– **15 %** au goûter ;
– **30 %** au dîner.

• L'équilibre nutritionnel ne se fait pas sur un seul repas, mais **sur plusieurs repas**, voire sur plusieurs jours.

Source : Santé publique France, www.mangerbouger.fr

Illustrations de François Maret et Pat Mallet.

 # vidéo Ce qu'il faut retenir pour l'équilibre alimentaire d'une journée - 1,36 min
foucherconnect.fr/18pc005

10 Dans le tableau, à partir du **document D** et de la **vidéo**, **proposez** des corrections au menu de chacun des repas de Livia pour respecter les règles de l'équilibre alimentaire et **indiquez** l'apport énergétique.

Repas	Menus	Apport énergétique
Petit déjeuner	....	....
Déjeuner	....	....
Goûter	....	....
Dîner	....	....

11 **Indiquez**, sous chaque illustration, la conséquence possible des erreurs alimentaires sur l'activité professionnelle.

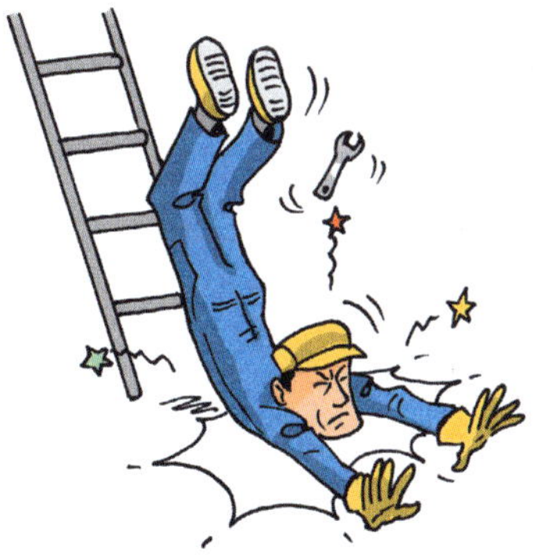

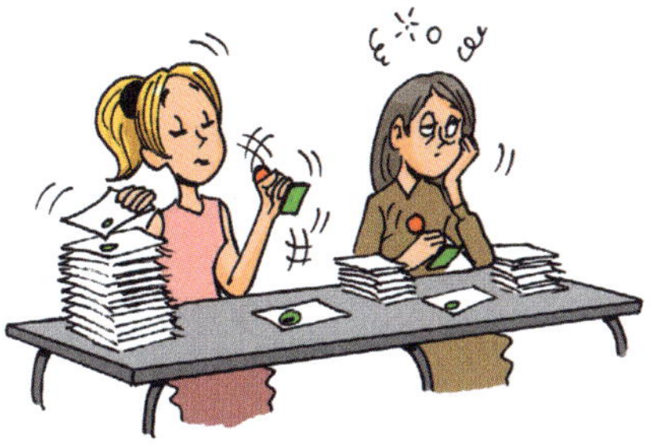

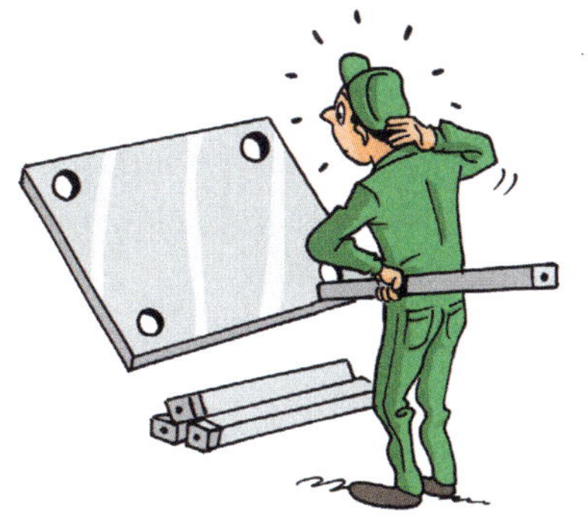

....

ACTIVITÉ 3 Les mesures personnelles et collectives favorisant une bonne hygiène alimentaire

12 **Entourez** :

– en vert, les attitudes personnelles ;
– en bleu, les mesures collectives.

- Prendre ses repas à des heures régulières
- Ne pas grignoter entre les repas
- Sensibiliser les salariés à l'hygiène alimentaire
- Respecter l'équilibre alimentaire sur la journée
- Aménager des horaires pour avoir un temps de pause suffisant pour déjeuner
- Manger des fruits et légumes 5 fois par jour
- Mettre à disposition des salariés des fontaines à eau

PROPOSER DES SOLUTIONS

13 **Renseignez** le tableau.

Zoé 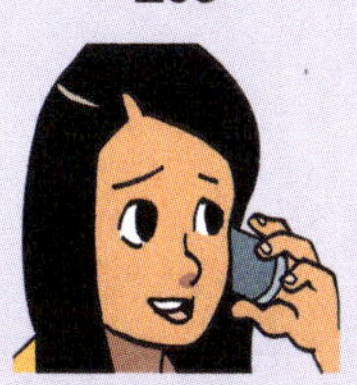	Conseils pour avoir une alimentation équilibrée sans aggraver son problème de surpoids	....		
	Choix du pique-nique qui répond au mieux à ses besoins	1 **Sandwich au thon :** pain, salade, tomate, mayonnaise, thon	2 **Salade niçoise :** riz, thon, œufs, olives, tomates, huile, vinaigre **Yaourt** **Compote**	3 **Salade composée :** pâtes, chorizo, œufs, huile, vinaigre **Camembert** **Éclair au chocolat**
Alex 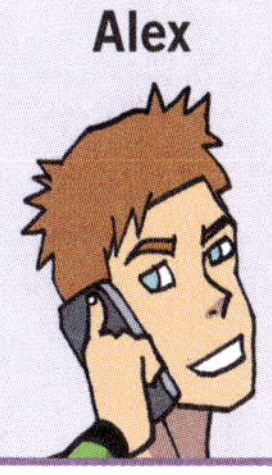	Nom des constituants alimentaires à privilégier pour lutter contre l'ambiance de travail froide	....		

MÉMO 2 Une alimentation adaptée à son activité

1. Les besoins alimentaires de l'organisme

Il y a trois types de besoins : besoins **constructeurs**, **énergétiques**, **fonctionnels**. Ils varient, notamment en fonction de l'activité physique.

2. Les erreurs alimentaires et leurs conséquences

L'équilibre alimentaire

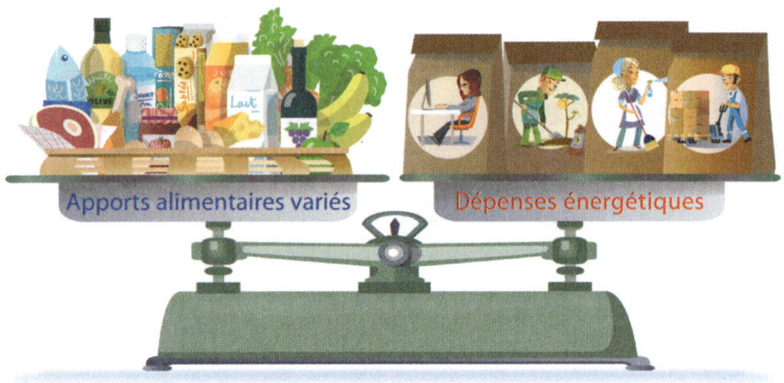

Répartition des apports énergétiques sur une journée

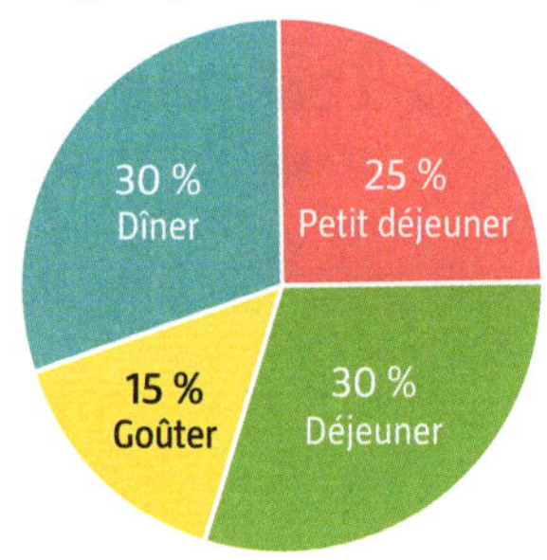

Les contraintes professionnelles entraînant des modifications du comportement alimentaire →

- Éloignement du domicile.
- Horaires décalés pour la prise des repas.
- Temps de pause très court pour déjeuner.
- Journée continue.

Les erreurs alimentaires fréquentes dans la structure et la répartition des repas →

- **Manque** de certains aliments (fruits et légumes).
- **Excès** de certains aliments (matières grasses, produits sucrés).
- **Absence** de petit déjeuner.
- **Grignotage** entre les repas.

Les conséquences des erreurs alimentaires

Sur la santé de l'individu

- Maladies cardio-vasculaires.
- Surpoids ou obésité.
- Diabète.

Sur l'activité professionnelle

- Accidents du travail.
- Baisse de productivité.
- Erreur de fabrication.

3. Les mesures personnelles et collectives favorisant une bonne hygiène alimentaire

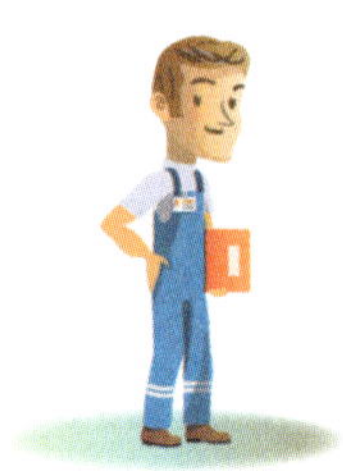

Prévention individuelle

- Ne pas grignoter dans la journée.
- Respecter l'équilibre alimentaire sur la journée.
- Ne pas sauter de repas.

Prévention collective

- Disposer de locaux de pause adaptés.
- Proposer de l'eau fraîche à disposition.
- Accorder un temps de pause suffisant pour déjeuner.
- Sensibiliser les salariés à l'hygiène alimentaire.

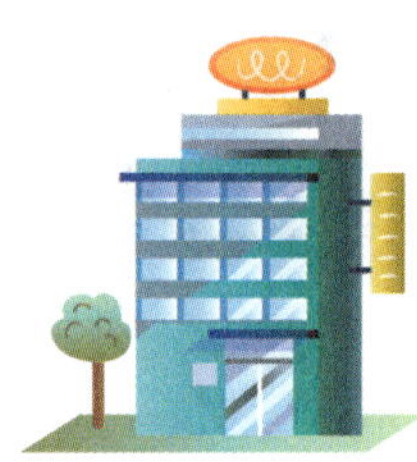

LE MÉMO RÉDIGÉ

foucherconnect.fr/18pc006

#qcm

8 questions pour réviser

foucherconnect.fr/18pc007

3

Objectif : pratiquer une activité régulière et raisonnée pour préserver son capital santé

L'activité physique et ses effets sur la santé

Depuis 2012, l'inactivité physique est devenue la première cause de mortalité évitable dans le monde, responsable de plus de décès que le tabagisme. Selon l'Organisation mondiale de la santé, l'inactivité physique est responsable à elle seule de 10 % des décès en Europe.

À l'inverse, l'activité physique peut diminuer significativement la mortalité précoce. Ainsi, ajouter à son mode de vie 15 minutes de marche tous les jours diminue la mortalité de 14 %, que l'on soit jeune ou âgé, un homme ou une femme, en bonne santé cardio-vasculaire ou non, hypertendu ou non, obèse ou non, diabétique ou non, etc.

Source : Martine Duclos, conseillère scientifique auprès du ministère en charge des Sports (www.sports.gouv.fr)

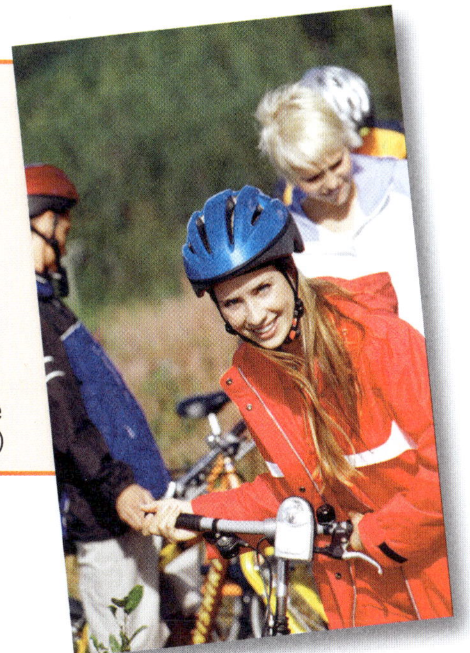

ANALYSER LA SITUATION

1 **Cochez** le problème posé dans la situation.

- ☐ Le tabagisme.
- ☐ L'inactivité physique.
- ☐ La santé des Français.

2 **Identifiez** les éléments de la situation.

Quoi ? *Quelle est la nature du problème ?* ›› ....

Qui ? *Qui est concerné ?* ›› ....

Où ? *Où a lieu le problème ?* ›› ....

Quand ? *À quel moment a-t-il été constaté ?* ›› ....

Comment ? *Pourquoi cela pose-t-il problème ?* ›› ....

Autre situation BD

foucherconnect.fr/ 18pc008

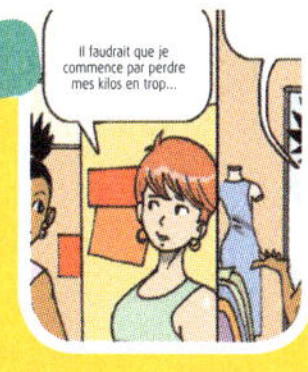

ACTIVITÉ 1 La relation entre organes et appareils lors du travail musculaire

3 À l'aide du **document A**,

3.1 Nommez les éléments consommés par le muscle.

....

3.2 Cochez l'affirmation exacte.

- ☐ Plus l'activité physique est intense plus les besoins en glucose et en dioxygène augmentent.
- ☐ Plus l'activité physique est intense moins les besoins en glucose et en dioxygène sont importants.
- ☐ Les besoins en glucose et en dioxygène sont identiques quelle que soit l'intensité de l'activité physique.

3.3 Citez les modifications observées lors d'une activité physique qui contribuent à satisfaire les besoins accrus du muscle.

....

....

DOC A Des modifications de l'organisme lors de l'activité physique

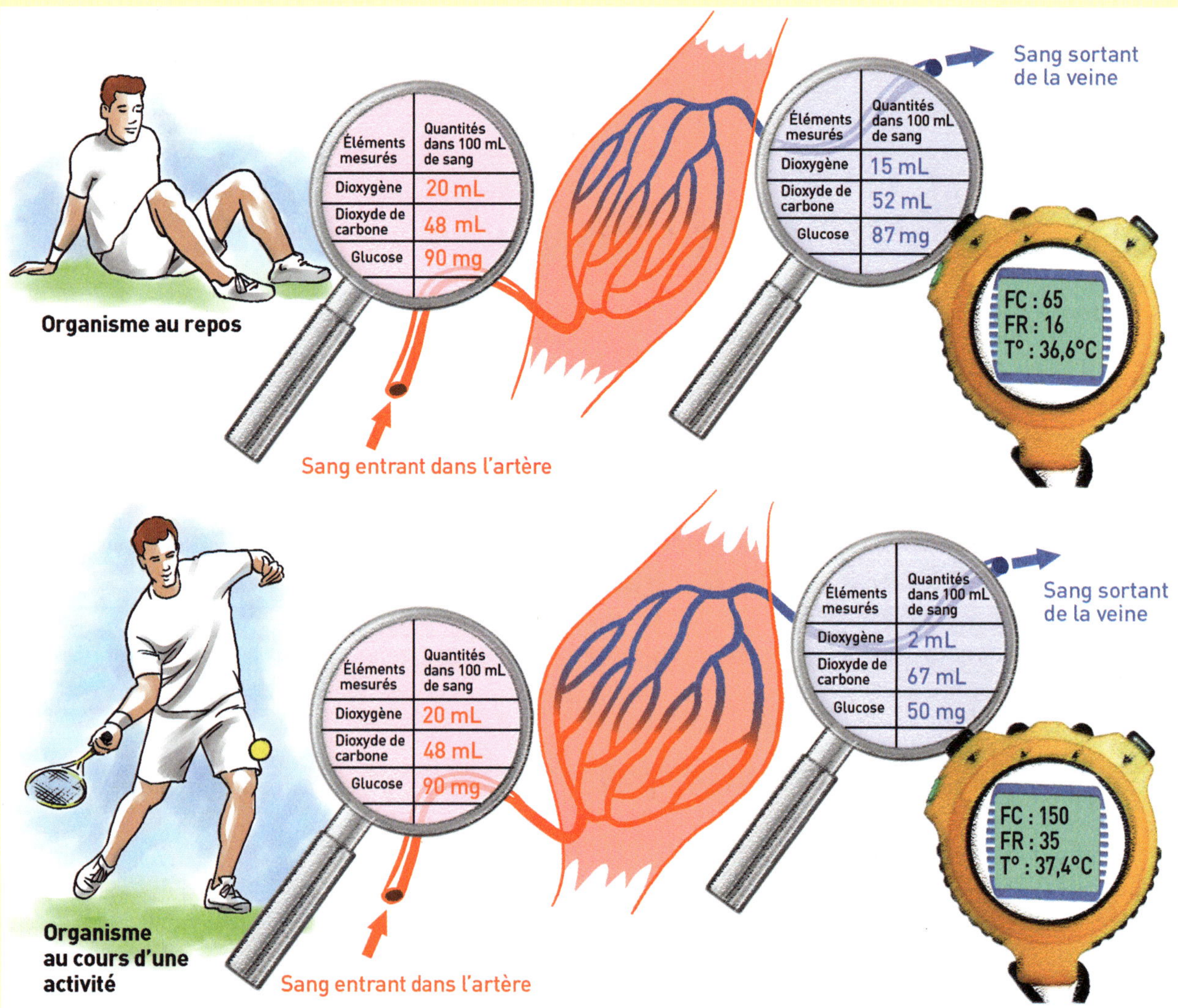

FC : Fréquence cardiaque (pulsations/minute) **FR** : Fréquence respiratoire (expirations/minute)
T° : Température corporelle en degrés Celsius

 # vidéo
Bouger, c'est bon pour la santé ! - 1,00 min
foucherconnect.fr/18pc009

4 À partir de vos connaissances et de la **vidéo**, **reliez** chaque organe intervenant lors du travail musculaire à l'organe, à l'appareil ou au système correspondant.

Principaux organes intervenant lors du travail musculaire	Organe, appareil ou système

Les **glandes sudoripares** sécrètent la sueur, ce qui permet de réguler la température du corps et d'éliminer certains déchets.

Le **cœur** bat plus vite pour accélérer la circulation du sang et ainsi mieux approvisionner les muscles en dioxygène et en glucose.

Dans les **poumons**, les échanges entre l'air et le sang s'accélèrent pour apporter plus de dioxygène aux muscles et évacuer le dioxyde de carbone.

Le **cerveau** envoie un message aux muscles pour leur permettre de se contracter et de se relâcher successivement.

Les **muscles** permettent les mouvements.

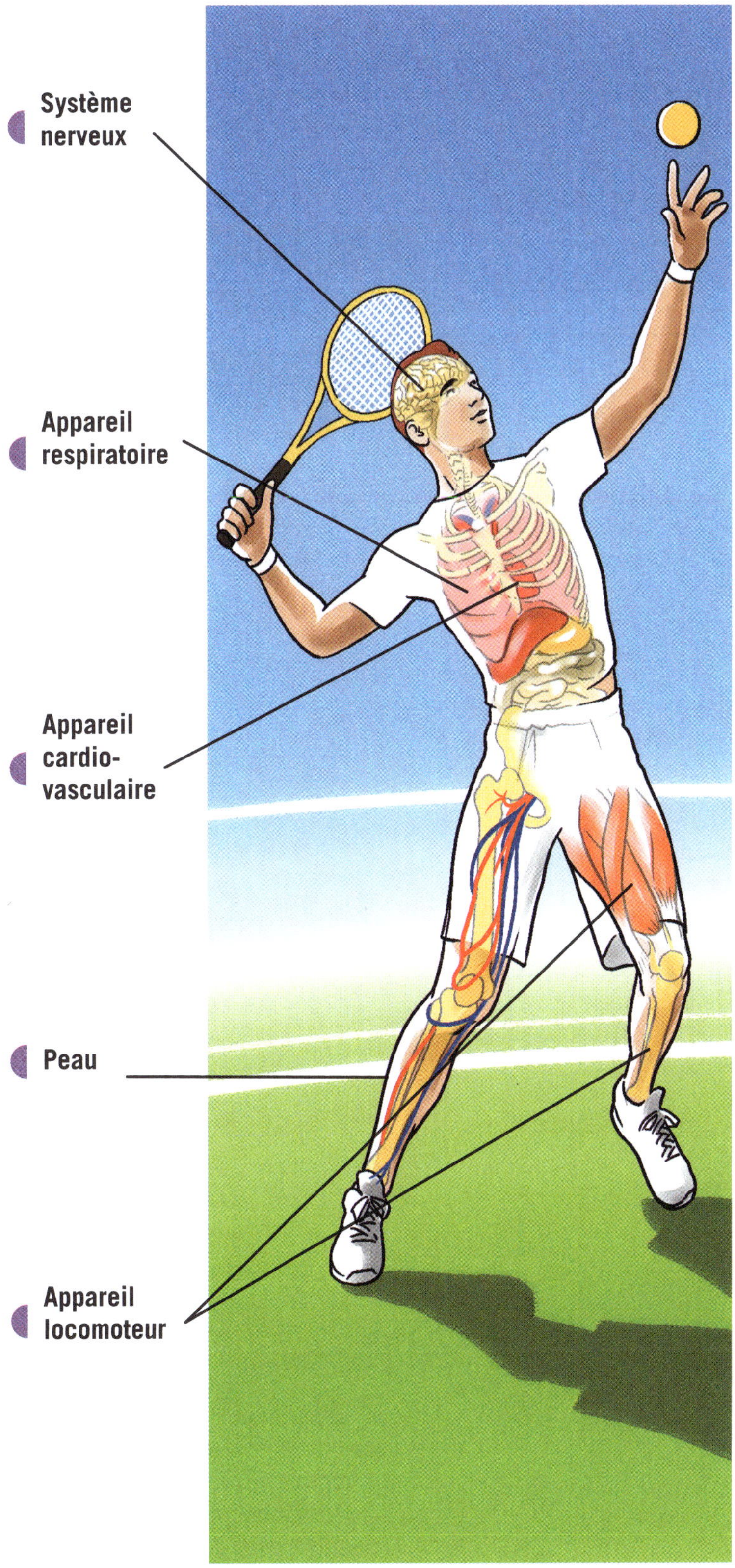

ACTIVITÉ 2 Les effets positifs de l'activité physique et leurs limites

5 **Indiquez**, à partir de l'affiche « Bouger, c'est la santé », l'activité à réaliser tous les jours pour protéger sa santé.

....

6 À partir du guide « La santé vient en bougeant » page 9 disponible sur le site de l'ANSP, **indiquez**, pour chaque effet listé sous l'organe, le système ou l'appareil, les modifications entraînées par l'activité physique avec :
– un signe « + » lorsque l'effet augmente ;
– un signe « – » lorsque l'effet diminue.

 # site internet
Guide édité par l'ANSP
foucherconnect.fr/18pc010

Appareil respiratoire	
...	Capacité respiratoire

Appareil urinaire	
...	Problèmes rénaux

Appareil locomoteur	
...	Masse osseuse
...	Croissance chez l'enfant et l'adolescent
...	Masse musculaire
...	Tonus, souplesse, force musculaire

Peau	
...	Masse adipeuse (graisse sous la peau)
...	Régulation de la température

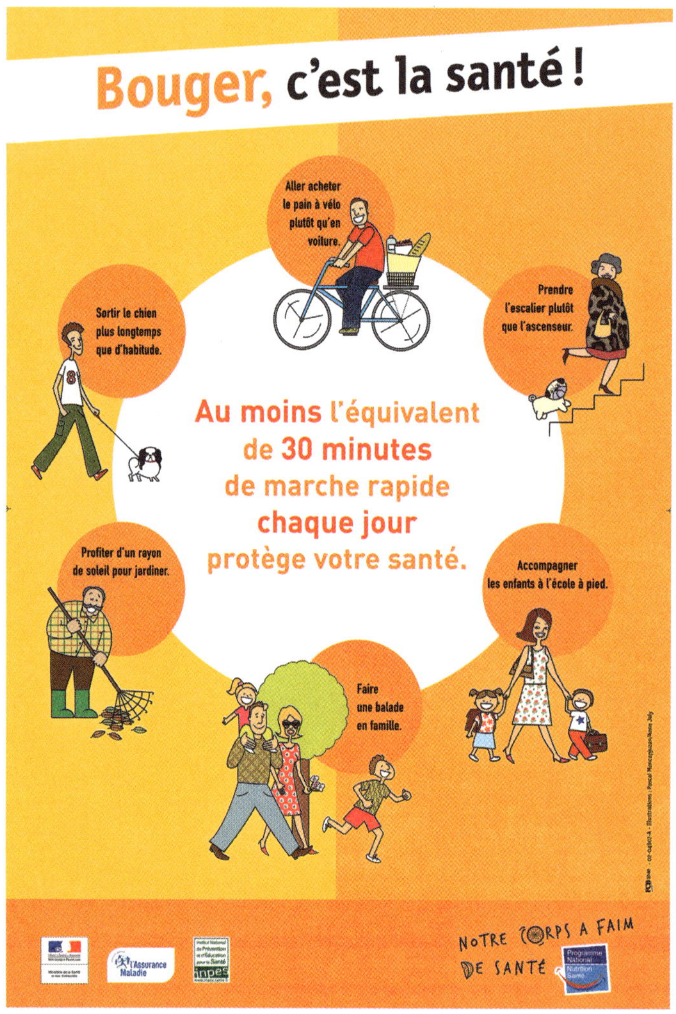

Bouger, c'est la santé !
Aller acheter le pain à vélo plutôt qu'en voiture.
Prendre l'escalier plutôt que l'ascenseur.
Sortir le chien plus longtemps que d'habitude.
Au moins l'équivalent de 30 minutes de marche rapide chaque jour protège votre santé.
Profiter d'un rayon de soleil pour jardiner.
Accompagner les enfants à l'école à pied.
Faire une balade en famille.
Notre corps a faim de santé

Source : ANSP (www.mangerbouger.fr)
Illustrations : Pascal Moncapjuzan et Anne Joly.

Système nerveux	
...	Vigilance
...	Mémoire et concentration
...	Anxiété et stress
...	Coordination des mouvements
...	Sommeil

Appareil cardio-vasculaire	
...	Résistance du cœur à l'effort
...	Risque de maladies cardio-vasculaires
...	Risque d'hyper-tension artérielle

Appareil digestif	
...	Risque de cancer du gros intestin
...	Transit intestinal

7 Dans le **document B**, **surlignez** les limites des bienfaits de l'activité physique sur la santé.

DOC B Les bénéfices ne doivent pas faire oublier les risques

Chaque médaille a son revers, et le sport n'y échappe pas. La pratique régulière d'une activité physique peut augmenter le risque de lésions physiques (fracture, luxation, traumatisme crânien, rupture des ligaments croisés, entorse) ou chroniques (tendinite de l'épaule pour la natation, tendinopathie du genou et de la cheville pour le vélo ou la course à pied). Il existe également un risque de surmenage des cartilages de croissance chez l'enfant. Enfin, 4 % des personnes pratiquant une activité physique de manière intense (jogging, par exemple) présenteraient un profil d'addiction à leur activité.

Source : www.inserm.fr

ACTIVITÉ 3 Les effets du dopage

8 À partir du **document C**, **indiquez** pour les deux sportifs le produit dopant consommé, les effets recherché et secondaire.

À deux jours du départ du Tour d'Espagne, l'Union cycliste internationale (UCI) a annoncé le contrôle positif à une hormone de croissance de Samuel Sanchez. « Conformément au règlement antidopage de l'UCI, le coureur a été suspendu provisoirement, et ce jusqu'à la résolution de l'affaire », a expliqué l'instance dans un communiqué. Source : d'après www.lexpress.fr, 17/08/2017	• **Produit dopant consommé :** ………… • **Effet recherché :** ………… • **Effet secondaire :** …………
Kherreddine Merzougui, l'attaquant du MC Alger, vient d'écoper d'une suspension de quatre ans par la Fédération algérienne de football. Il a été contrôlé positif à la méthylhexanamine, un stimulant inscrit sur la liste de substances interdites du Code mondial antidopage. Source : d'après www.ecoutedopage.fr, 28/01/2016	• **Produit dopant consommé :** ………… • **Effet recherché :** ………… • **Effet secondaire :** …………

DOC C Les substances interdites dans le sport

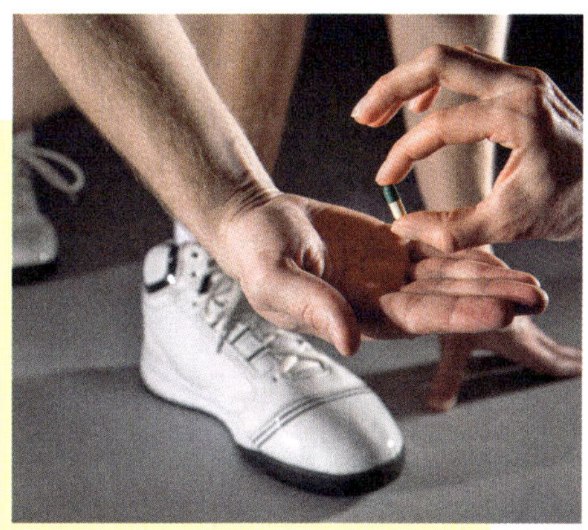

De nombreuses catégories de substances sont interdites dans le sport en raison des effets dommageables qu'elles peuvent avoir sur la santé du sportif et sur le franc-jeu.

- Les **stimulants** (cocaïne, amphétamines...) peuvent améliorer la concentration et diminuer la fatigue, mais peuvent aussi être nocifs pour le cœur.
- Les **stéroïdes** peuvent accroître la masse musculaire et la force, mais peuvent avoir des effets dommageables sur le cœur, le foie et l'appareil reproducteur et entraîner la mort subite.
- Les **hormones** de croissance augmentent la masse musculaire et permettent de récupérer plus vite. Cependant, elles peuvent modifier l'architecture du squelette (notamment élargissement des pieds et des mains) et peuvent être responsables de cancers digestifs. Les hormones peptidiques (EPO) améliorent le transfert d'oxygène dans le sang. Elles peuvent causer de l'hypertension, des infarctus, des accidents vasculaires cérébraux et des cancers de la moelle osseuse.
- Les **diurétiques** peuvent aider à perdre du poids, mais ils masquent l'utilisation d'autres substances interdites et peuvent entraîner déshydratation et fatigue.
- Les **narcotiques** (héroïne, morphine...) peuvent soulager la douleur, mais aussi causer une blessure irréparable.
- Les **cannabinoïdes** (haschisch, marijuana...) peuvent avoir un effet tranquillisant, mais aussi entraîner une perte de coordination et de concentration.

D'après www.unesco.org

PROPOSER DES SOLUTIONS

site internet
Test de niveau d'activité physique
foucherconnect.fr/18pc011

9 **Évaluez** votre niveau d'activité physique en vous connectant sur le site indiqué.

10 **Proposez** trois solutions personnelles pour améliorer votre niveau d'activité physique.

…………

MÉMO 3 L'activité physique et ses effets sur la santé

1. La relation entre organes et appareils lors du travail musculaire

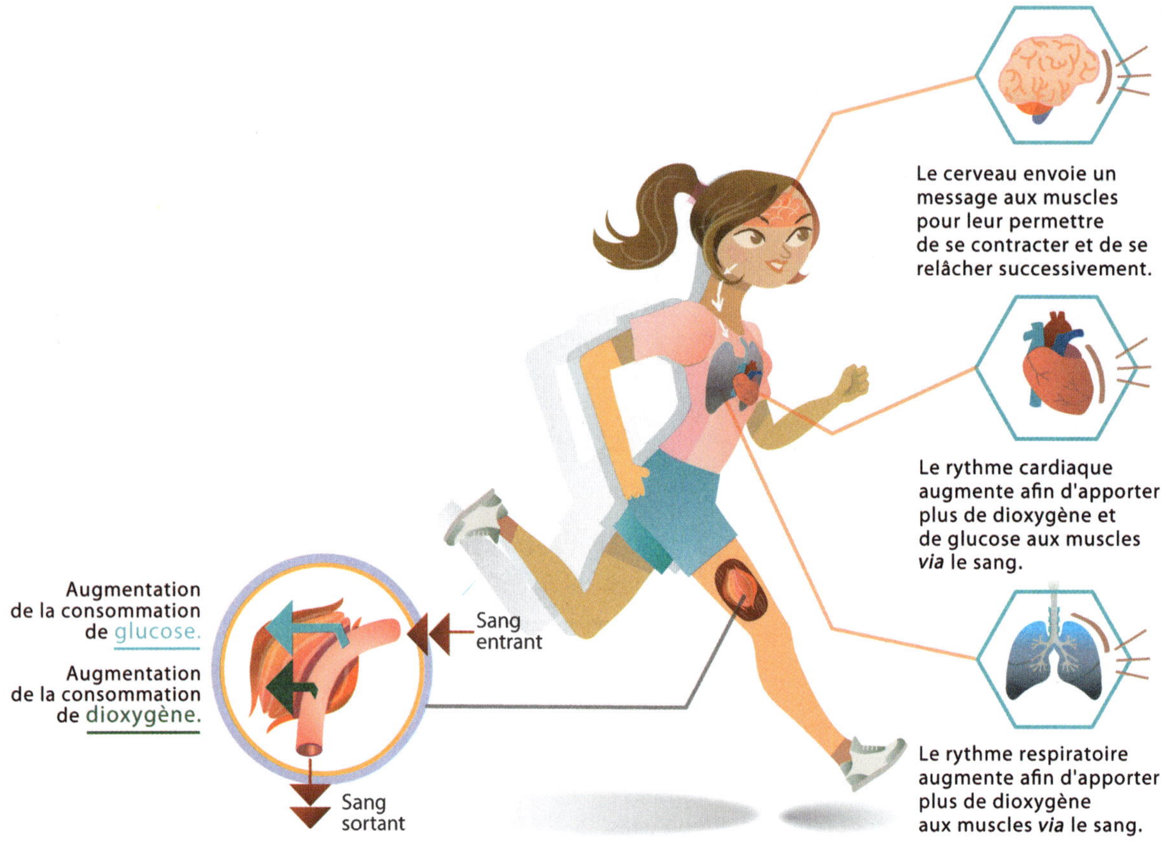

Le cerveau envoie un message aux muscles pour leur permettre de se contracter et de se relâcher successivement.
Le rythme cardiaque augmente afin d'apporter plus de dioxygène et de glucose aux muscles *via* le sang.
Le rythme respiratoire augmente afin d'apporter plus de dioxygène aux muscles *via* le sang.
Augmentation de la consommation de glucose.
Augmentation de la consommation de dioxygène.
Sang entrant
Sang sortant

2. Les effets positifs de l'activité physique et leurs limites

Effets positifs :

- **Sur la santé :** diminution des maladies cardio-vasculaires, de certains cancers, de la masse adipeuse....
- **Sur les conditions physiques :** augmentation de la force, du tonus, facilitation de la souplesse et de la coordination.
- **Sur le bien-être :** diminution de l'anxiété, du stress ; amélioration de l'estime de soi et de la résistance à la fatigue.

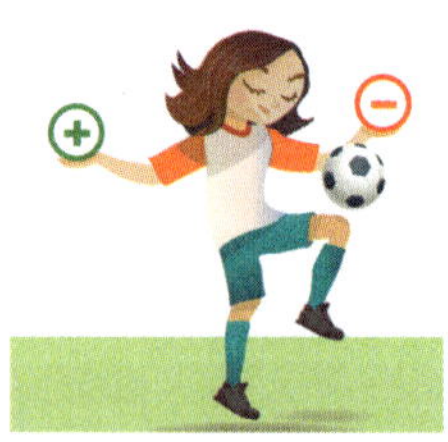

Limites :

- Atteintes osseuses (fractures, entorses...)
- Atteintes musculaires (crampes, déchirures...)

3. Les effets du dopage

Augmentation des performances physiques et mentales.
Nombreux **effets secondaires** dangereux pour la santé, pouvant aller jusqu'à la mort.

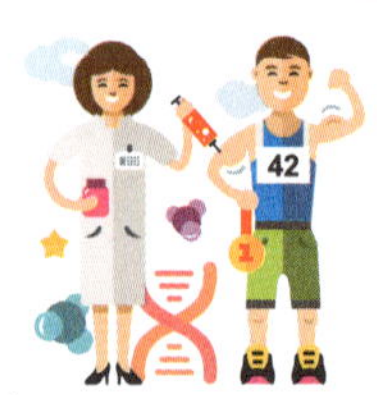

LE MÉMO RÉDIGÉ
foucherconnect.fr/18pc012

#qcm
8 questions pour réviser
foucherconnect.fr/18pc013

Les conduites addictives

4

Objectif : prévenir les conduites addictives

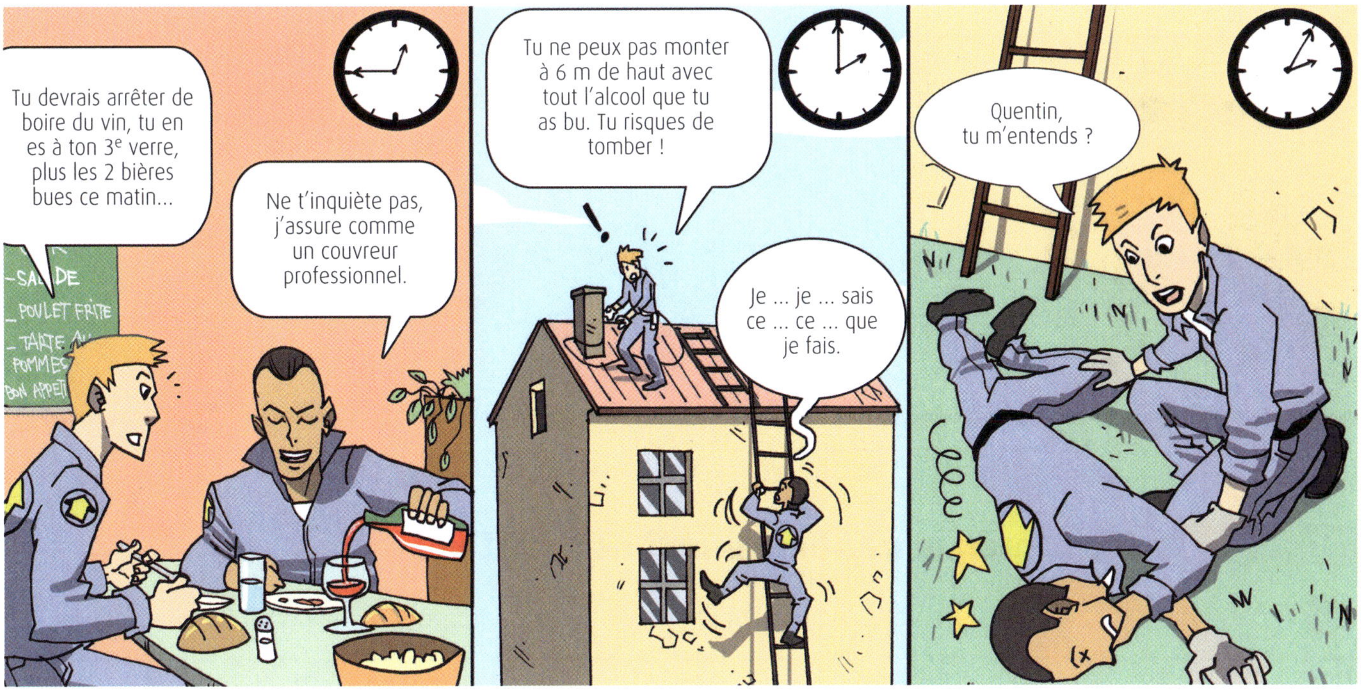
Tu devrais arrêter de boire du vin, tu en es à ton 3e verre, plus les 2 bières bues ce matin...
Ne t'inquiète pas, j'assure comme un couvreur professionnel.
POULET FRITE
Tu ne peux pas monter à 6 m de haut avec tout l'alcool que tu as bu. Tu risques de tomber !
Je ... je ... sais ce ... ce ... que je fais.
Quentin, tu m'entends ?

ANALYSER LA SITUATION

1 **Cochez** le problème posé dans la situation.

- ☐ Le travail en hauteur.
- ☐ Le risque d'accident du travail lié à la consommation d'alcool.
- ☐ Les risques professionnels.

2 **Identifiez** les éléments de la situation.

Qui est concerné ? ....

Que s'est-il passé ? ....

Où cela s'est-il passé ? ....

Quelle peut être la cause de l'accident ? ....

Autre situation VIDÉO

foucherconnect.fr/18pc014

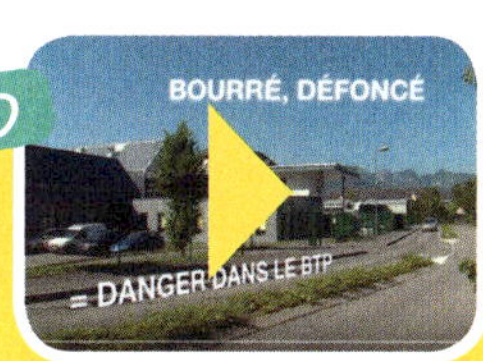
BOURRÉ, DÉFONCÉ
= DANGER DANS LE BTP

MOBILISER SES CONNAISSANCES

ACTIVITÉ 1 Les conduites addictives

3 À partir de vos connaissances et du glossaire, **cochez** la définition d'une conduite addictive.

- ☐ Fait de consommer de l'alcool de façon régulière sans dépendance.
- ☐ Impossibilité de stopper un comportement en dépit de la connaissance de ses conséquences négatives.

4 **Indiquez**, à côté de chaque photo, le type de conduite addictive représenté.

Conduites addictives liées à :	
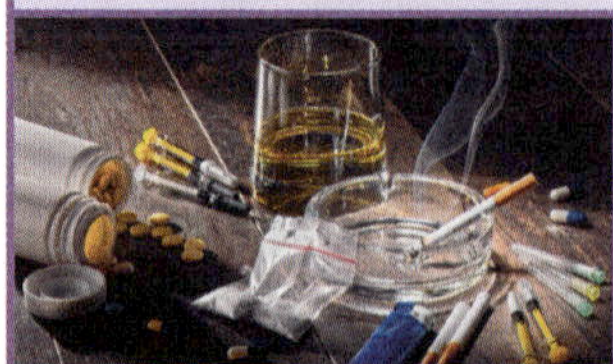	....
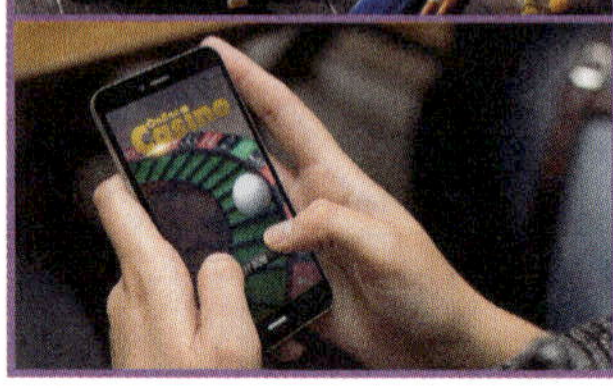	....

5 Dans le **document A**, **entourez** la substance la plus consommée en entreprise.

DOC A Les entreprises confrontées à certaines conduites addictives

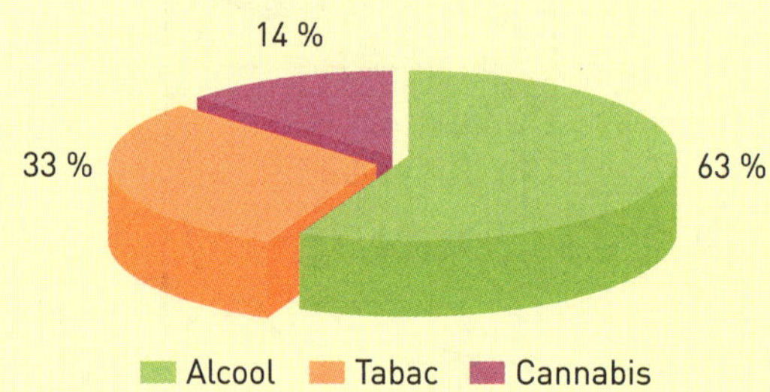

ACTIVITÉ 2 Les conséquences des conduites addictives

6 À partir du **document B** et de vos connaissances, **listez** les conséquences des conduites addictives.

Conséquences sur la vie professionnelle de l'individu	Conséquences sur l'entreprise
....	....
....	....
....	....
....	....

DOC B La dangerosité des addictions à certains produits

	Produits	Principaux effets et risques	
Produits licites (autorisés)	Alcool 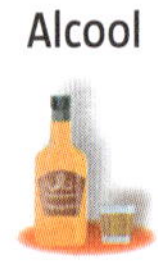	– Diminution de la vigilance et des réflexes. – Perturbation de la vision, de l'estimation des distances et de la coordination des mouvements. – Ébriété, perte de contrôle avec passages à l'acte violents, accidents du travail et de la route. – Coma éthylique. – À long terme : cirrhose du foie, cancer de l'œsophage.	
	Médicaments 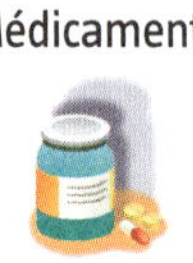	Variables, suivant la classe médicamenteuse (somnolence, modifications du comportement, troubles de la mémoire, troubles des capacités motrices).	
Produits illicites (non autorisés)	Cannabis 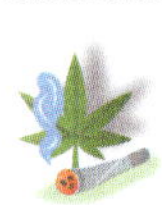	– Altération de la vigilance, excitation. – Modification de l'humeur. – Troubles de perception (vue, ouïe...). – Troubles psychiatriques.	– Hallucinations visuelles, auditives et corporelles. – Effets cancérogènes.

ACTIVITÉ 3 Les mesures de prévention et de répression

7 **Entourez** en vert les mesures préventives et en rouge les mesures répressives.

❶ Conformément au règlement intérieur de l'entreprise, l'employeur donne un avertissement à un salarié qui a consommé de l'alcool dans son entreprise.	❷ L'employeur fait raccompagner le salarié ivre chez lui ou le met à l'écart dans une salle de repos.	❸ L'employeur prévoit une campagne d'information et de sensibilisation, animée par le médecin du travail, sur les substances psychoactives dans l'entreprise.
❹ En raison d'une présomption de consommation de drogue, l'employeur met immédiatement à l'écart de son poste de travail un salarié en attendant qu'il soit vu par le médecin du travail.	❺ Conformément au règlement intérieur de l'entreprise, l'employeur licencie deux salariés qui fumaient du cannabis durant leur pause.	❻ Les entreprises de transport de voyageurs équipent leurs véhicules d'éthylotests antidémarrage (EAD).

ACTIVITÉ 4 Les structures d'accueil, d'aide et de soutien

8 **Cherchez** le nom et l'adresse d'une structure d'accueil, d'aide et de soutien sur les addictions dans votre ville.

Numéros verts et sites internet d'information sur les addictions

MILD &CA – Mission interministérielle de lutte contre les drogues et les conduites addictives – drogues.gouv.fr

tabac-info-service.fr 39-89

0 980 980 930 – ALCOOL INFO SERVICE.FR

0 800 23 13 13 – DROGUES INFO SERVICE.FR

Association Nationale de Prévention en Alcoologie et Addictologie – A.N.P.A.A.

Lieux d'accueil

Centres de soins, d'accompagnement et de prévention en addictologie (CSAPA)

Coordonnées d'une structure dans ma ville
....
....
....
....
....
....
....
....
....

PROPOSER DES SOLUTIONS

9 **Indiquez** la conduite qu'Alban aurait dû tenir face à cette situation, pour éviter l'accident.

....

....

10 **Proposez** à Quentin deux pistes pour trouver des informations et des conseils sur la consommation d'alcool.

....

....

MÉMO 4 Les conduites addictives

1. Les conduites addictives

Une conduite addictive est l'**impossibilité de stopper un comportement** et la poursuite de ce comportement en dépit de la connaissance de ses conséquences négatives.

	Des produits addictifs			Des comportements addictifs		
licites	Alcool	Tabac	Médicaments	Jeux vidéo	Téléphone	Jeux d'argent
illicites	Cannabis	Drogues dures				

2. Les conséquences des conduites addictives

Sur la vie professionnelle de l'individu

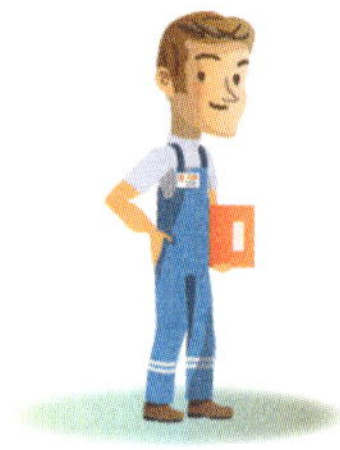

- Dégradation des relations professionnelles.
- Prise de risque plus importante.

Sur l'entreprise

- Baisse de productivité.
- Baisse de la qualité du travail.
- Augmentation du nombre d'accidents du travail.
- Absentéisme plus important.
- Mauvaise image de l'entreprise.

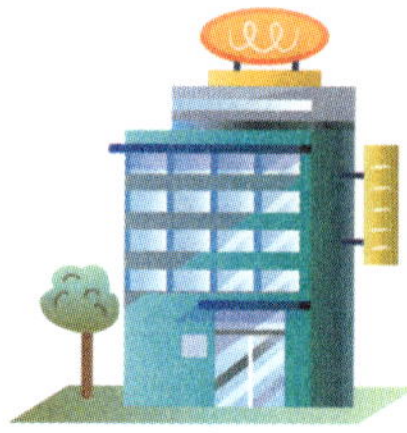

3. Les mesures de prévention et de répression

Mesures préventives

- Organisation de **campagnes d'information** et de sensibilisation sur les substances psychoactives.
- Affichage des **coordonnées** des structures d'accueil, d'aide et de soutien sur les addictions.
- Mise en place d'**éthylotests** antidémarrage dans les véhicules des entreprises de transport de voyageurs.
- **Dépistage** dans des conditions particulières précisées dans le règlement intérieur.

Mesures répressives

- **Sanctions disciplinaires** pouvant aller jusqu'au licenciement.

4. Les structures d'accueil, d'aide et de soutien

Au sein de l'entreprise : Médecin du travail

À l'extérieur de l'entreprise : 0 980 980 930 ALCOOL INFO SERVICE.FR – 0 800 23 13 13 DROGUES INFO SERVICE.FR – tabac-info-service.fr 39-89

LE MÉMO RÉDIGÉ

foucherconnect.fr/18pc015

qcm

8 questions pour réviser

foucherconnect.fr/18pc016

5

Les infections sexuellement transmissibles (IST)

Objectif : adopter un comportement responsable pour prévenir les IST

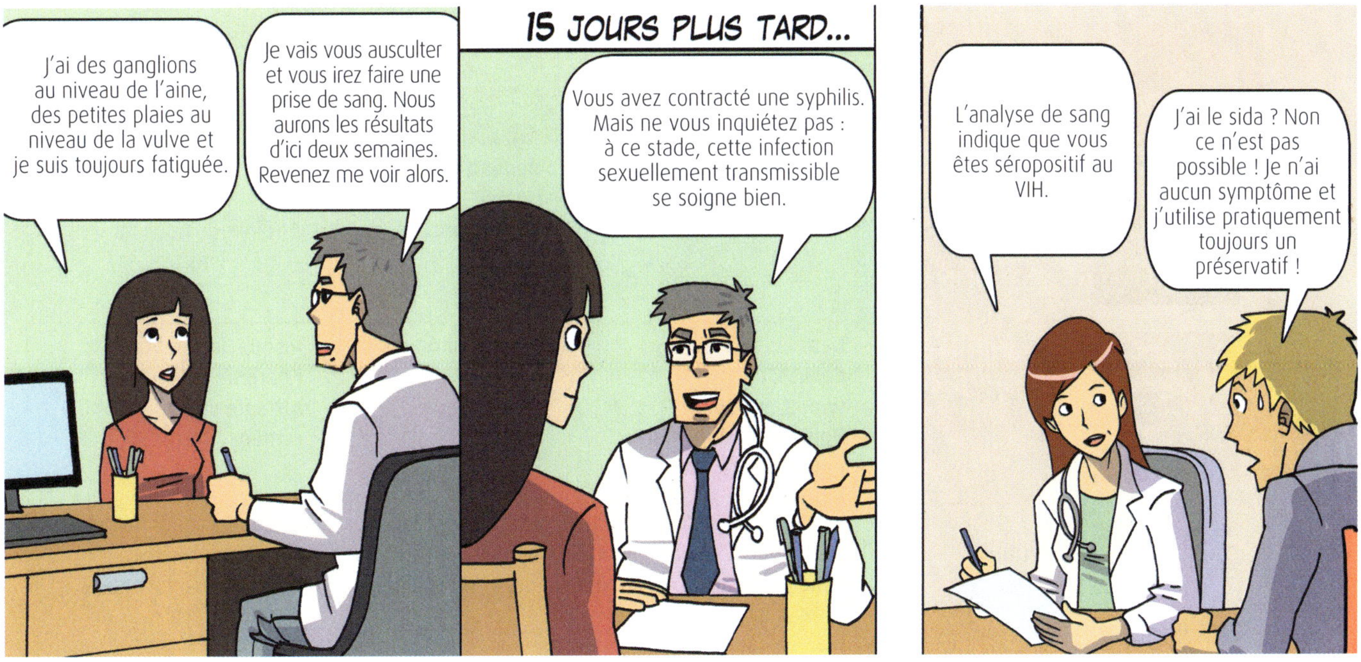
J'ai des ganglions au niveau de l'aine, des petites plaies au niveau de la vulve et je suis toujours fatiguée.
Je vais vous ausculter et vous irez faire une prise de sang. Nous aurons les résultats d'ici deux semaines. Revenez me voir alors.
15 JOURS PLUS TARD...
Vous avez contracté une syphilis. Mais ne vous inquiétez pas : à ce stade, cette infection sexuellement transmissible se soigne bien.
L'analyse de sang indique que vous êtes séropositif au VIH.
J'ai le sida ? Non ce n'est pas possible ! Je n'ai aucun symptôme et j'utilise pratiquement toujours un préservatif !

ANALYSER LA SITUATION

1 **Cochez** le problème commun de Chloé et Lubin.

- ☐ Chloé et Lubin craignent d'avoir contracté le sida.
- ☐ Chloé et Lubin n'utilisent jamais de préservatif.
- ☐ Chloé et Lubin ont contracté une IST.

2 **Renseignez** le tableau à partir de la situation.

	Chloé	Lubin
De quelle IST s'agit-il ?	....	....
Comment l'IST a-t-elle été contractée ?	....	....
Quels sont les symptômes de chaque IST ?	....	....

Autre situation VIDÉO

foucherconnect.fr/18pc017

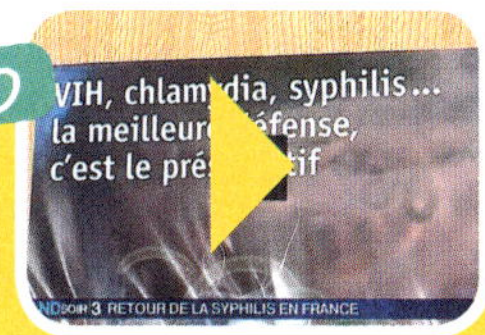

MOBILISER SES CONNAISSANCES

ACTIVITÉ 1 Les principales IST

3 À partir du **document A**,

3.1 Nommez le micro-organisme responsable :

– de la syphilis : ....

– du sida : ....

DOC A Les IST les plus courantes et leurs symptômes

	Nom de l'infection et du micro-organisme responsable		Symptômes		Conséquences possibles
			♀ Femme	♂ Homme	
IST d'origine bactérienne	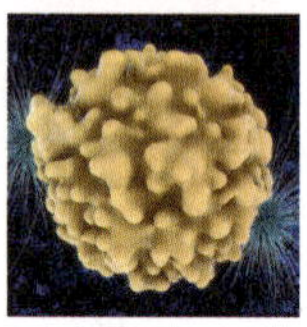	**Blennorragie ou gonoccocie** le gonoccoque	– En général, aucun symptôme.	– Écoulement purulent à l'extrémité de la verge. – Brûlures en urinant. – Parfois aucun symptôme.	– Risque de stérilité chez l'homme et la femme. – Atteinte du nouveau-né si mère infectée.
IST d'origine bactérienne	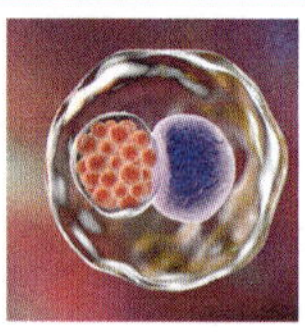	**Chlamydiose** le chlamydia	– Dans les trois quarts des cas, aucun symptôme. – Douleurs abdominales. – Fièvre, pertes banales.	– Brûlures en urinant.	– Risque de stérilité chez l'homme et la femme. – Atteinte du nouveau-né si mère infectée.
IST d'origine bactérienne	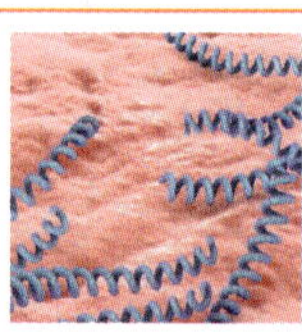	**Syphilis** le tréponème pâle	– Au début : chancre ou plaie indolore sur le sexe, gonflement des ganglions lymphatiques. – 2 mois plus tard : éruption de boutons sur tout le corps (roséole).		– Problèmes neurologiques, cardio-vasculaires... – Atteinte du nouveau-né si mère infectée.
IST d'origine virale	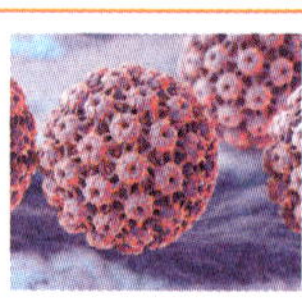	**Condylomes ou papillomavirus** le papillomavirus	– Petites verrues sur les organes génitaux, parfois invisibles à l'œil nu.		– Cancer du col de l'utérus. – Atteinte du nouveau-né si mère infectée.
IST d'origine virale	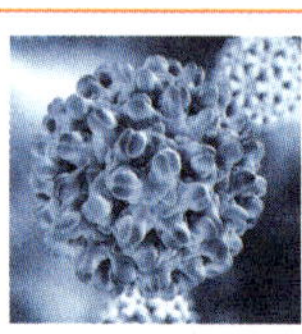	**Hépatite B** le virus de l'hépatite B	– Souvent aucun symptôme. – Jaunisse. – Grande fatigue. – Fièvre.		– À long terme, cirrhose (destruction des cellules du foie), cancer du foie. – Atteinte du nouveau-né si mère infectée.
IST d'origine virale	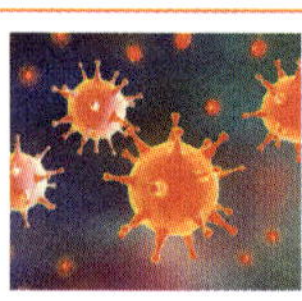	**Herpès génital** le virus de l'herpès	– Petits boutons douloureux en forme de bulles sur les organes génitaux.		– Atteinte du nouveau-né si mère infectée.
IST d'origine virale	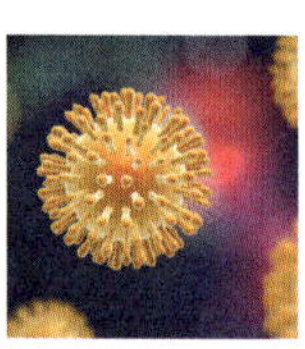	**Sida** (syndrome d'immuno-déficience acquise) le virus d'immuno-déficience humaine (VIH)	– **Le stade séropositif VIH :** absence de signes particuliers. – **Le stade sida :** apparition de maladies graves suite à l'affaiblissement des défenses immunitaires car le corps ne peut plus faire face aux micro-organismes pathogènes présents dans son environnement.		– Atteinte du nouveau-né si mère infectée. – Infections dites « opportunistes » (bronchite, pneumonie, tuberculose...). – Cancer. – Mort. – Atteinte du nouveau-né si mère infectée.

3.2 Renseignez le tableau.

Symptômes			
d'une infection sexuellement transmissible d'origine bactérienne		d'une personne séropositive au VIH	d'une personne atteinte du sida
chez l'homme	chez la femme		
....	....	....	....
....	....	....	....
....	....	....	....
....	....	....	....
....	....	....	....
....	....	....	....

3.3 Citez la conséquence des IST commune à l'homme et à la femme.

....

ACTIVITÉ 2 Les modes de contamination

4 À partir des illustrations, **citez** les trois voies de transmission des IST.

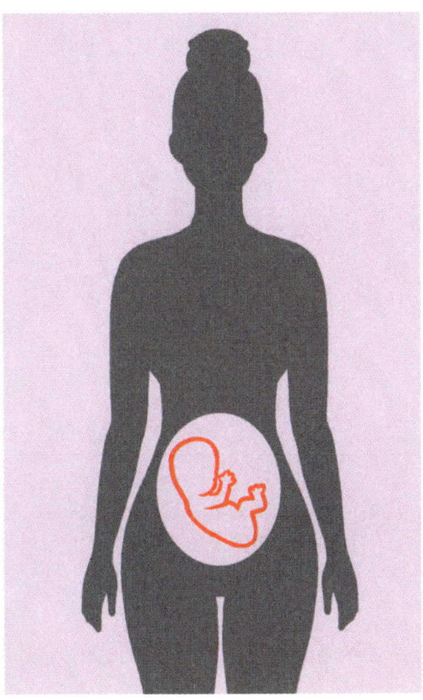

Voie ....

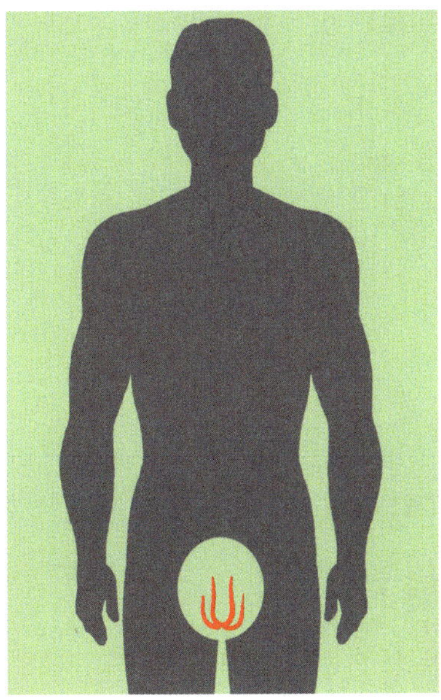

Voie ....

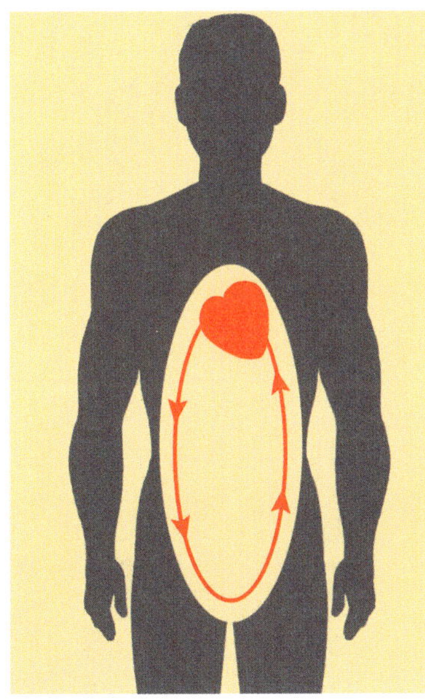

Remarque : mode de contamination très rare pour la syphilis

Voie ....

5 Cochez, parmi les affirmations, les pratiques qui risquent de transmettre le sida.

- ☐ Prêter ou échanger des vêtements.
- ☐ Avoir une relation sexuelle.
- ☐ Serrer la main d'une personne séropositive au VIH.
- ☐ Nager dans la piscine.
- ☐ S'asseoir sur une cuvette de WC.
- ☐ Se faire piquer par un moustique.
- ☐ Allaiter son bébé alors que l'on est séropositive.
- ☐ Embrasser sur la bouche.
- ☐ Partager des seringues usagées.
- ☐ Caresser un animal.
- ☐ Rendre visite à une personne malade du sida.

ACTIVITÉ 3 La conduite à tenir suite à une prise de risque ou à une contamination

6 À partir du **document B**, **indiquez** pour chaque situation la conduite à tenir.

Situation 1

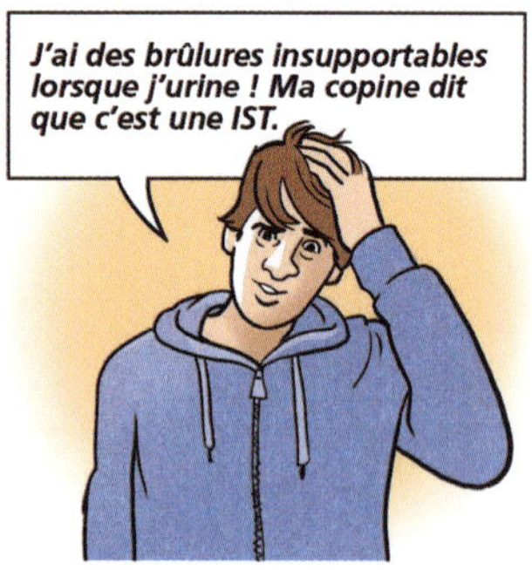
J'ai des brûlures insupportables lorsque j'urine ! Ma copine dit que c'est une IST.

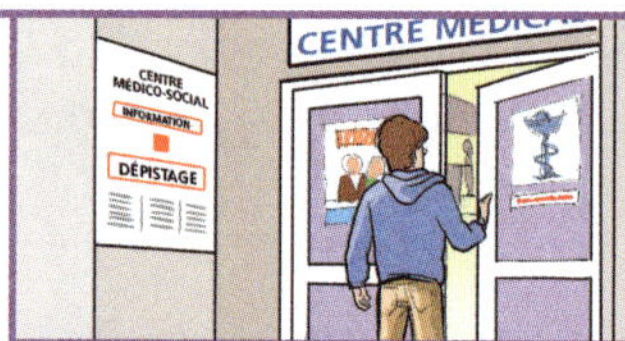
CENTRE MÉDIC
CENTRE MÉDICO-SOCIAL
DÉPISTAGE

....

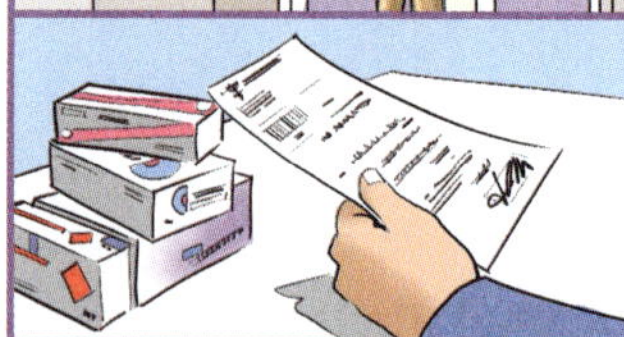

....

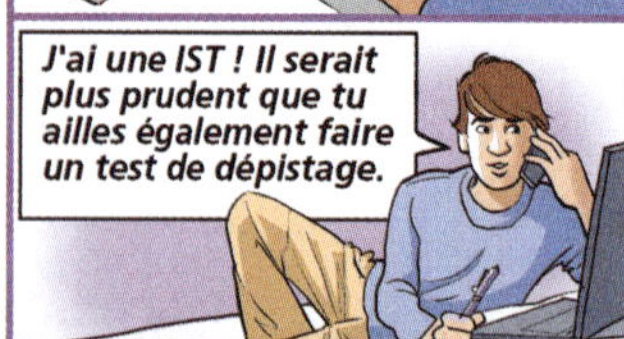
J'ai une IST ! Il serait plus prudent que tu ailles également faire un test de dépistage.

....

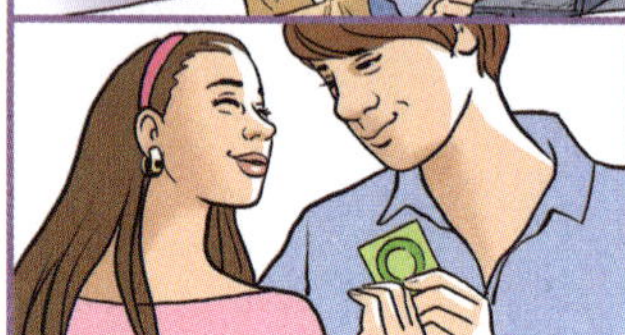

....

Situation 2

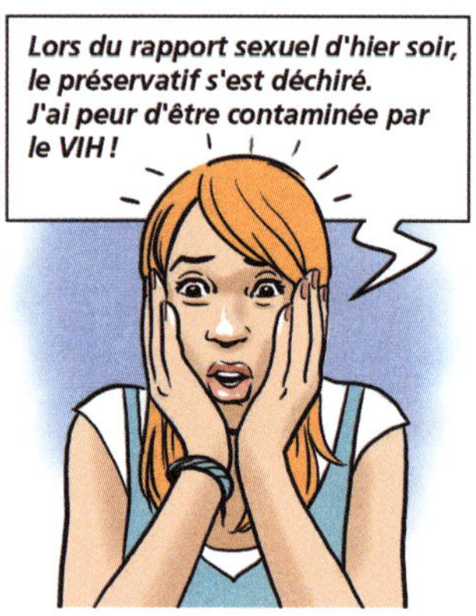
Lors du rapport sexuel d'hier soir, le préservatif s'est déchiré. J'ai peur d'être contaminée par le VIH !

Après cette prise de risque :

– Où se rendre ?

– Quel délai respecter ?

....

....

DOC B Que faire en cas de prise de risque face au sida ?

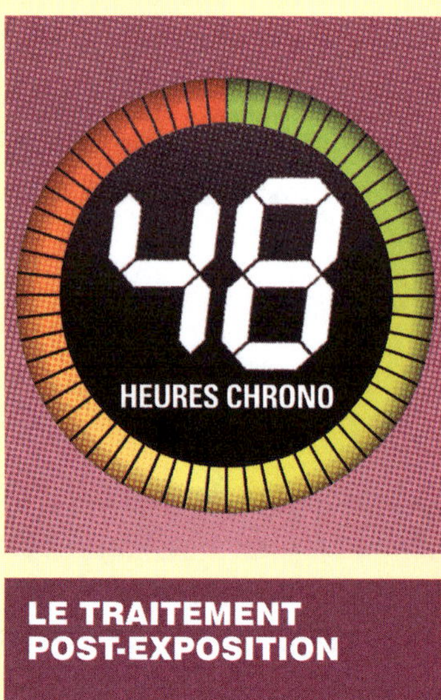
48
HEURES CHRONO
LE TRAITEMENT POST-EXPOSITION

1 DÉFINIR UNE PRISE DE RISQUE :
> Rapport sexuel non protégé (ou en cas de rupture du préservatif) avec une personne de statut sérologique positif ou inconnu.
> Partage de matériel d'injection (par exemple lors de l'usage de drogues injectables) et/ou de pailles à sniff.

2 SI VOUS PENSEZ AVOIR PRIS UN RISQUE, réagissez IMMEDIATEMENT (et jusqu'à 48 heures maximum) en vous rendant aux urgences d'un hôpital. N'hésitez pas à joindre **Sida Info Service au 0800 840 800 (24h/24)** qui vous indiquera les hôpitaux de proximité prenant en charge les situations à risque VIH. Si possible, demandez à votre (vos) partenaire(s) de vous accompagner. Afin de faciliter l'évaluation du risque, il est toujours mieux de connaître le statut sérologique de son (ses) partenaire(s) et de pouvoir le (les) contacter au besoin.

3 UNE FOIS SUR PLACE, précisez que vous venez pour une prise de risque VIH. Demandez à voir le médecin rapidement. Il évaluera avec vous le risque de contamination et vous prescrira si besoin un traitement d'urgence appelé **TPE** (traitement post-exposition) : pris de manière optimale, il réduit fortement le risque de transmission du VIH. Attention, ce traitement est contraignant (effets indésirables) et doit être pris tous les jours pendant un mois.

Le Kiosque
36, rue Geoffroy L'Asnier
75004 Paris
Tél. : 01 44 78 00 00
www.lekiosque.org
Avec le soutien de l'INPES.

ACTIVITÉ 4 Les moyens de prévention des IST

7 À partir de vos connaissances, de la **vidéo** et du **site internet**, **renseignez** le tableau.

 # site internet
Calendrier vaccinal
foucherconnect.fr/18pc018

 # vidéo
Le virus du sida : il faut s'en protéger avec un préservatif - 2,34 min
foucherconnect.fr/18pc019

	Préservatif masculin 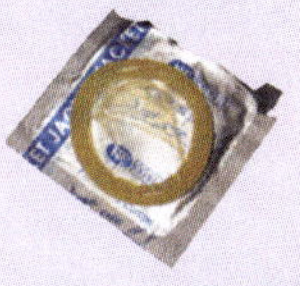	Préservatif féminin 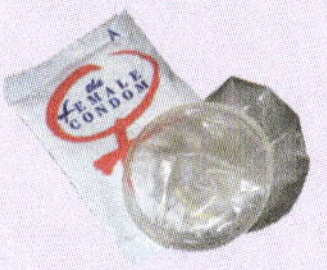	Vaccin 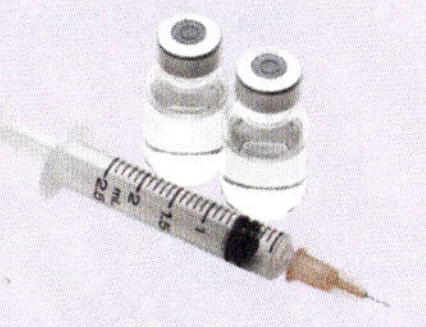
IST concernées	....	....	....

ACTIVITÉ 5 Les structures d'accueil, d'aide et de soutien

8 **Renseignez** le tableau.

Structure la plus proche de votre lycée ou de votre lieu d'habitation	Adresse
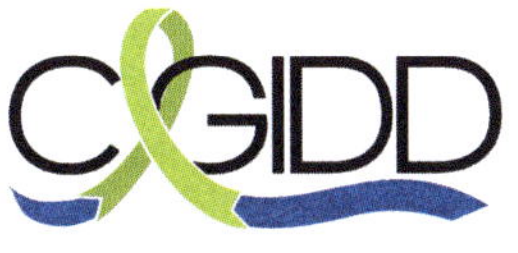 Centre gratuit d'information, de dépistage et de diagnostic (CeGIDD)	....

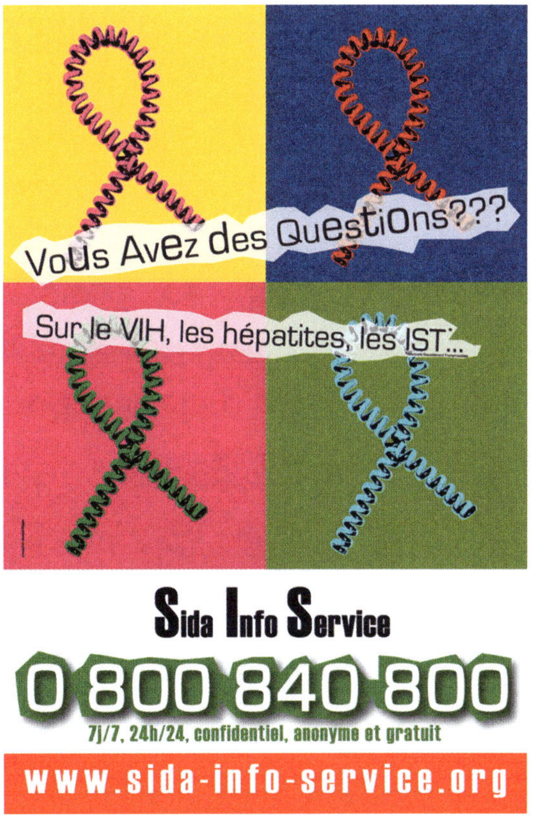
Vous Avez des QuestiOns???
Sur le VIH, les hépatites, les IST...
Sida Info Service
0 800 840 800
7j/7, 24h/24, confidentiel, anonyme et gratuit
www.sida-info-service.org

PROPOSER DES SOLUTIONS

9 **Indiquez** les mesures à prendre par Chloé et Lubin pour ne pas contaminer leurs partenaires.

....

....

....

....

MÉMO 5 Les infections sexuellement transmissibles (IST)

1. Des exemples d'IST

Origine bactérienne

Syphilis

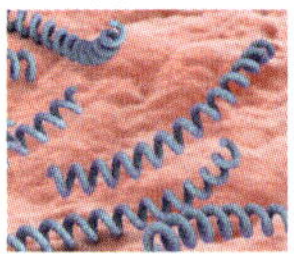

Chlamydiose

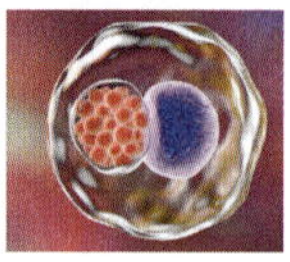

Symptômes principalement localisés au niveau des organes génitaux

♀
- Douleurs lors des relations sexuelles
- Démangeaisons
- Boutons sur le sexe

♂
- Démangeaisons
- Boutons sur le sexe
- Brûlures en urinant
- Écoulement anormal

Origine virale

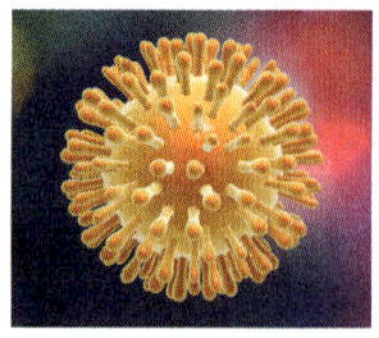

Sida (syndrome d'immuno-déficience acquise)

- Stade séropositif → Aucun symptôme
- Stade Sida → Maladies graves suite à l'affaiblissement des défenses immunitaires

2. Les modes de contamination

- Par le **sang**
- Par les **relations sexuelles**
- Par la **voie fœto-maternelle**

3. La conduite à tenir suite à une prise de risque ou à une contamination

En cas de prise de risque au VIH :
- Aller dans les 48 heures maximum à l'hôpital le plus proche.

En cas de contamination :
- Prendre le traitement prescrit par le médecin et le suivre jusqu'au bout.
- Prévenir son ou ses partenaires afin qu'il(s) puisse(nt) se faire dépister et traiter le cas échéant.
- Se protéger en utilisant un préservatif lors des relations sexuelles.

4. Les moyens de prévention

Pour toutes les IST

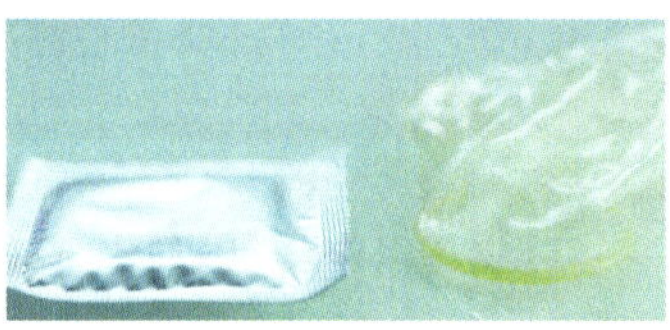

Le préservatif

Pour certaines IST

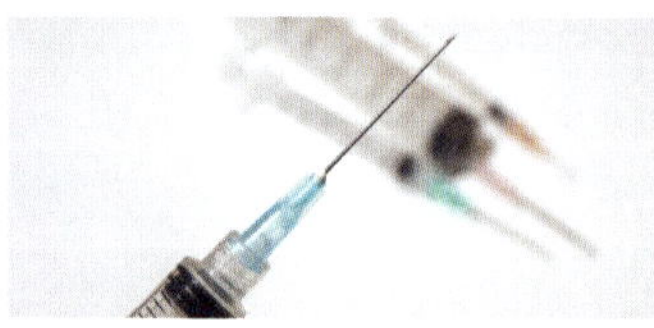

Le vaccin contre l'hépatite B et le papillomavirus

5. Les structures d'accueil, d'aide et de soutien

CeGIDD

Centre gratuit d'information de dépistage et de diagnostic

→ **Missions** : prévenir, dépister, diagnostiquer, informer.

LE MÉMO RÉDIGÉ

foucherconnect.fr/18pc020

qcm

8 questions pour réviser

foucherconnect.fr/18pc021

La contraception

6

Objectif : choisir un moyen de contraception adapté

Julia et Léo, deux lycéens âgés de 18 ans, se sont rencontrés il y a quelques mois. Ils n'ont encore jamais eu de relation sexuelle et voudraient quelques conseils pour débuter leur sexualité sans risque de grossesse ni d'infection sexuellement transmissible. Ils décident alors de se rendre au centre de planification ou d'éducation familiale.

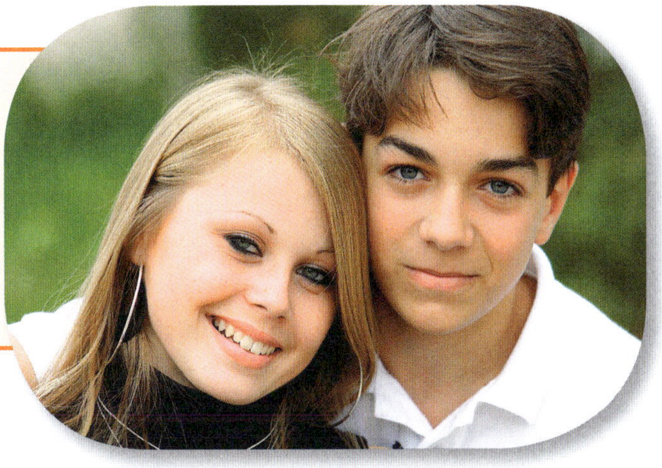

ANALYSER LA SITUATION

1 **Formulez** le problème posé dans la situation.

....

2 **Identifiez** les éléments de la situation.

Qui ? *Qui sont les personnes concernées ?* ....

Où ? *Où se rendent-ils ?* ....

Quand ? *À quel moment ?* ....

Pourquoi ? *Dans quel but ?* ....

....

MOBILISER SES CONNAISSANCES

ACTIVITÉ 1 Les méthodes contraceptives préventives

3 **Définissez** la contraception.

....

4 À partir du **document A** et/ou de la **vidéo**,

4.1 Dessinez sur le schéma de la femme, à l'endroit correspondant, chaque moyen de contraception ;

4.2 Indiquez, pour chacune des six actions, les méthodes contraceptives correspondantes.

 # vidéo
La contraception, comment ça marche ?
foucherconnect.fr/18pc022

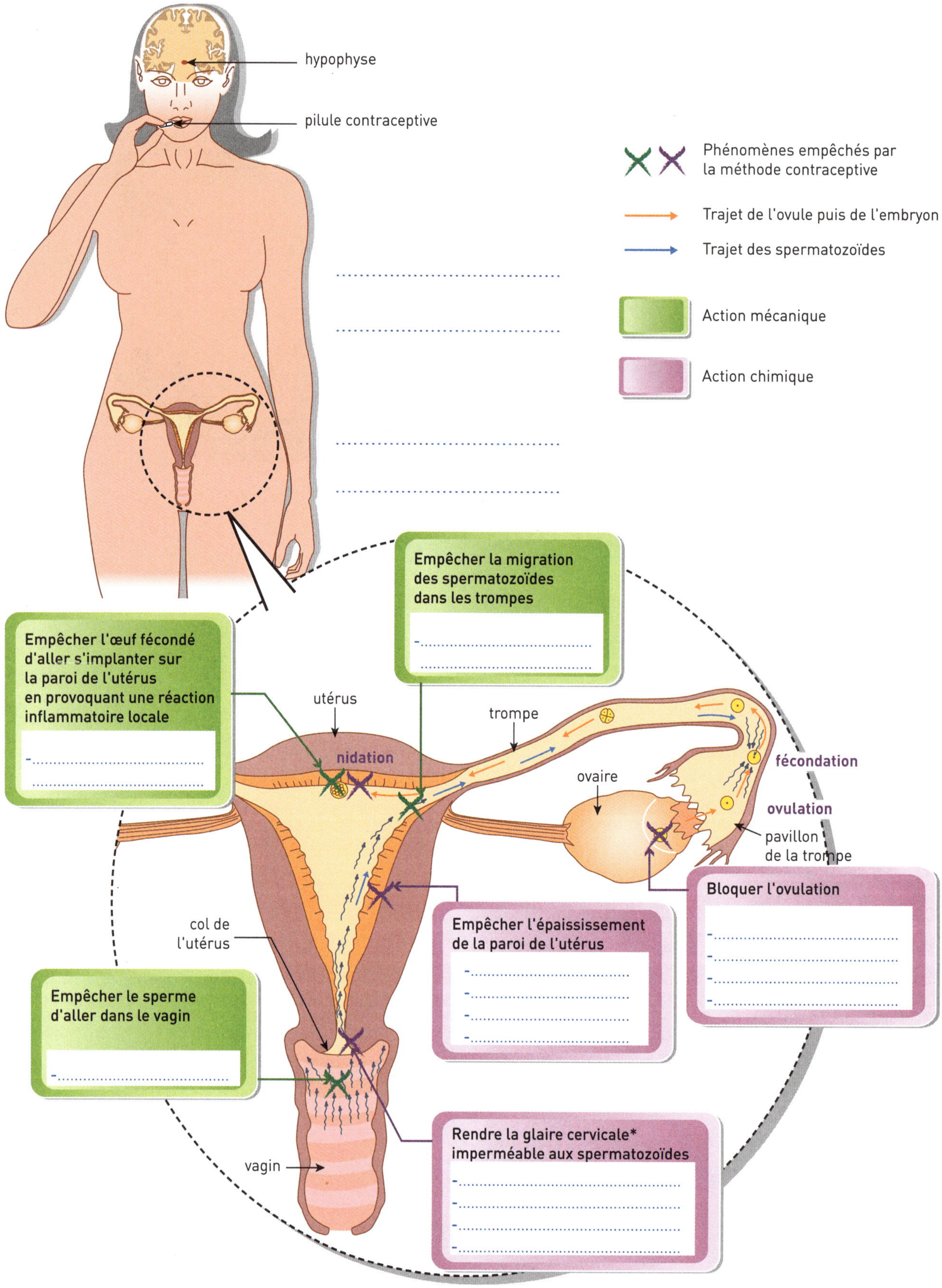

* Glaire cervicale : sécrétion de la muqueuse du col de l'utérus facilitant la migration des spermatozoïdes vers l'utérus et les trompes.

DOC A Les moyens pour contrôler les naissances

	Moyens de contraception	Descriptif	Principes contraceptifs
Chimiques	**Pilule** 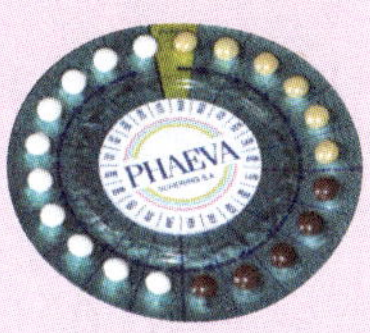	Comprimé composé d'hormones agissant sur l'hypophyse qui est alors mise au repos. Les secrétions d'hormones sexuelles vont ainsi être freinées. Pour être efficace, elle doit être prise régulièrement et à heure fixe.	– Bloquer l'ovulation. – Empêcher l'épaississement de la paroi de l'utérus. – Rendre la glaire cervicale imperméable aux spermatozoïdes.
	Patch 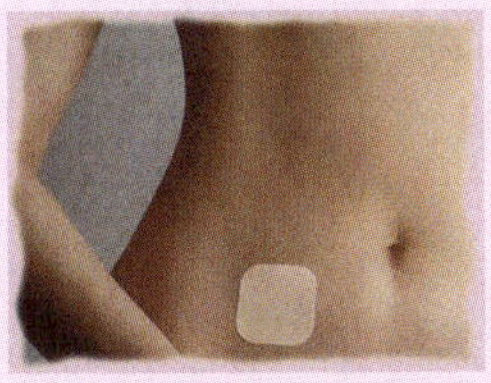	Timbre carré qui contient des hormones semblables à celles que la femme produit. Durant trois semaines consécutives, il faut coller un patch, chaque semaine, sur la peau et à un endroit différent (bras, fesses ou ventre, jamais sur les seins). Il peut être à l'origine d'irritations locales. Il peut se décoller et perdre ainsi son efficacité.	
	Implant 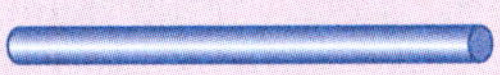	Petit bâtonnet en matière synthétique très fin contenant une hormone qui se diffuse en quantités infimes. Il est placé sous la peau, sur la face interne du bras, pour une durée de trois ans. Si un médecin vous prescrit des médicaments, il faut le prévenir de la présence de l'implant contraceptif car certains traitements peuvent diminuer son efficacité contraceptive.	
	Dispositif intra-utérin hormonal (stérilet) 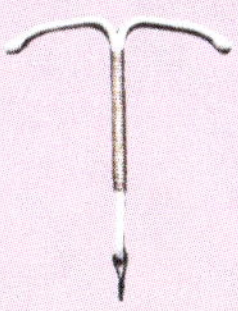	Petit dispositif en plastique souple en forme de « T » qui mesure environ trois centimètres et est entouré d'un cylindre contenant une hormone : la progestérone. Le DIU (dispositif intra-utérin) est placé dans l'utérus par un médecin.	
Mécaniques	**Dispositif intra-utérin au cuivre (stérilet)** 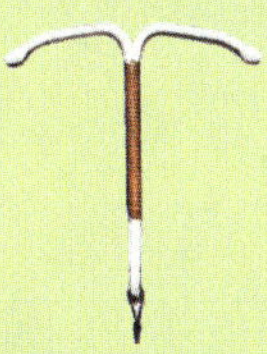	Petit dispositif en plastique souple, en forme de « T » qui mesure 3 cm et qui est entouré d'un fil de cuivre, mis en place dans l'utérus par un médecin pour cinq ans.	– Empêcher l'œuf fécondé d'aller s'implanter sur la paroi de l'utérus en provoquant une réaction inflammatoire locale. – Empêcher la migration des spermatozoïdes dans les trompes.
	Préservatif masculin 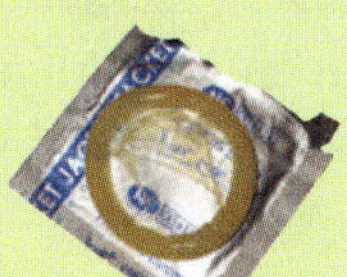	Étui en latex, généralement lubrifié. Les échecs sont essentiellement dus à une mauvaise utilisation pouvant entraîner sa déchirure.	– Empêcher le sperme d'aller dans le vagin.
	Préservatif féminin 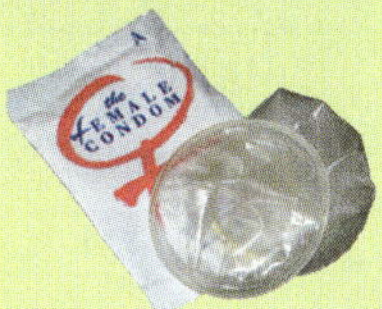	Fourreau prélubrifié en matière polyuréthane, avec deux anneaux flexibles à chaque extrémité.	

5 À partir du **document A**, **précisez**, pour chaque méthode contraceptive, les raisons de la limite de fiabilité qui expliqueraient le taux d'échec.

Fiabilité de la méthode	Taux d'échec (en %)	Raisons de la limite de fiabilité
Excellente		
Implant	0,05 à 0,1	....
Dispositif intra-utérin (DIU) à la progestérone	0,1	Grossesse sur DIU Expulsion du DIU
Pilule	0,3 à 6	....
Patch	0,3 à 8	....
Dispositif intra-utérin (DIU) au cuivre	0,6 à 0,8	Expulsion partielle du DIU
Préservatif homme	3 à 14	....
Préservatif femme	5 à 21	....
Faible		

La fiabilité d'une méthode de contraception est évaluée en fonction du taux d'échec.

Exemple : si 100 couples utilisent pendant un an des préservatifs comme méthode de contraception et qu'on observe pendant cette période la survenue de 4 grossesses, le préservatif aura un taux d'échec de 4 %. Ce chiffre englobe non seulement les échecs dus à une défaillance directe de la méthode, mais également ceux qui proviennent d'une utilisation inappropriée.

Source : http://contraception.comprendrechoisir.com

ACTIVITÉ 2 Les méthodes contraceptives d'urgence

6 À partir du **document B**,

6.1 Précisez les situations qui nécessitent une contraception d'urgence.

....

....

6.2 Renseignez le tableau.

	Contraception d'urgence au lévonorgestrel 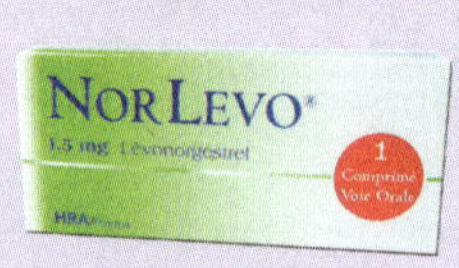 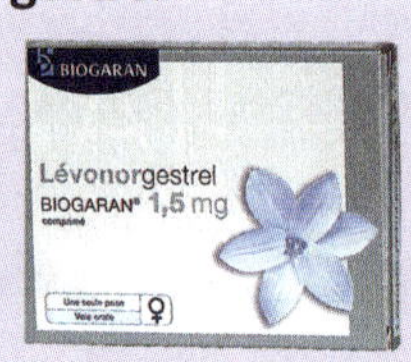	Contraception d'urgence à l'ulipristal-acétate 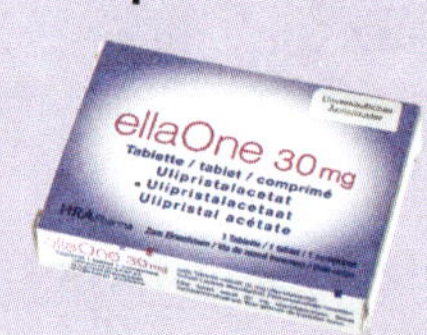
Délai maximal d'utilisation	....	....
Lieux où il est possible de se procurer la contraception d'urgence	....	....

DOC B La contraception d'urgence

La contraception d'urgence permet de faire face à un risque de grossesse non désirée lorsqu'on est confronté à des situations comme l'absence de méthode contraceptive, la rupture de préservatif ou l'oubli de pilule. Elle ne constitue donc pas une méthode de contraception régulière. Il s'agit au contraire d'une **méthode de « rattrapage »** qui, bien utilisée, est une solution efficace pour éviter un risque ponctuel de grossesse.
Elle se présente sous la forme d'un **comprimé à prendre le plus tôt possible**. Plus elle est prise rapidement, plus elle est efficace. Deux méthodes de contraception hormonale existent :

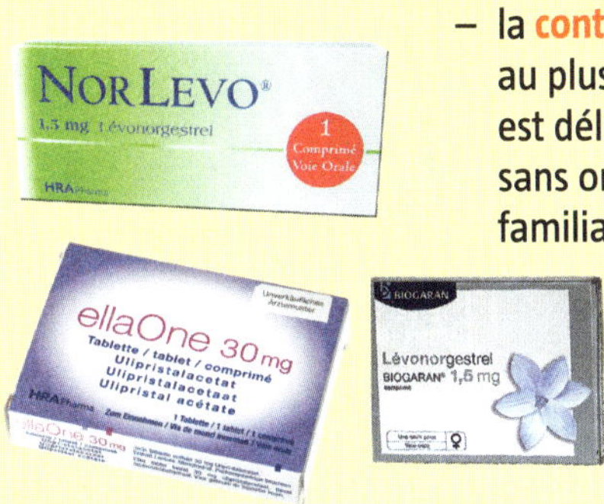

- la **contraception d'urgence au lévonorgestrel (« pilule du lendemain »)** qui doit être prise au plus tard dans les 72 heures (3 jours) après le rapport sexuel non ou mal protégé. Elle est délivrée de manière anonyme et gratuite aux mineures dans les pharmacies (avec ou sans ordonnance), les infirmeries scolaires et les centres de planification ou d'éducation familiale (CPEF) ;
- la **contraception d'urgence à l'ulipristal-acétate (« pilule du surlendemain »)** qui doit être prise au plus tard dans les 120 heures (5 jours) après le rapport sexuel non ou mal protégé. Elle est délivrée en pharmacie, hors prescription médicale et gratuitement pour les mineures.

ACTIVITÉ 3 Les structures d'accueil, d'aide et de soutien

 # site internet
Adresses des centres de planification
foucherconnect.fr/18pc023

7 À partir du **site internet**, **recherchez** l'adresse du centre de planification ou d'éducation familiale (CPEF) le plus proche de votre domicile.

....

....

8 **Recherchez** sur internet (par exemple sur **http://maps.google.fr/**) l'itinéraire pour vous rendre au CPEF le plus proche de votre domicile, puis **imprimez**-le et **collez**-le.

Collez ici l'itinéraire.

9 **Listez** des professionnels de santé qui peuvent apporter des réponses à vos questions en lien avec la sexualité.

....

PROPOSER DES SOLUTIONS

10 **Indiquez** et **justifiez**, pour Julia et Léo, la méthode contraceptive la plus adaptée.

....

....

MÉMO 6 La contraception

1. Les méthodes contraceptives préventives

Contraception : ensemble des moyens qui permettent d'avoir des relations sexuelles sans risque de grossesse.

Méthodes à action mécanique

Le préservatif masculin ou féminin

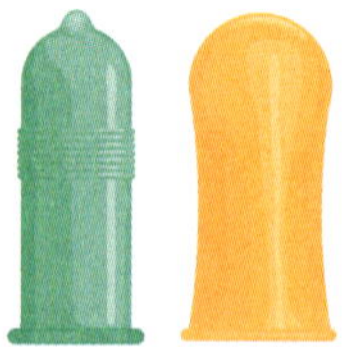

⊕ Empêche le sperme d'aller dans le vagin.

Le dispositif intra-utérin au cuivre (ou stérilet)

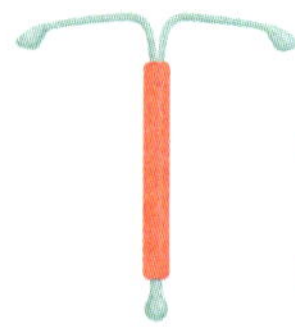

⊕ Empêche l'œuf fécondé d'aller s'implanter sur la paroi de l'utérus (nidation).

⊕ Empêche la migration des spermatozoïdes dans les trompes.

Méthodes à action chimique

La pilule

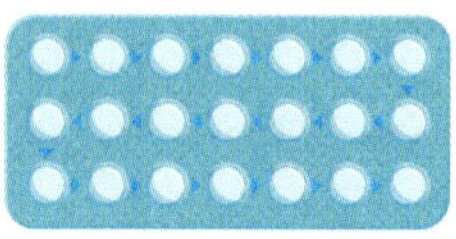

Le patch

L'implant

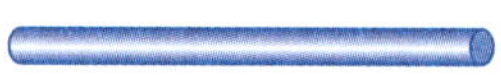

Le dispositif intra-utérin hormonal (ou stérilet)

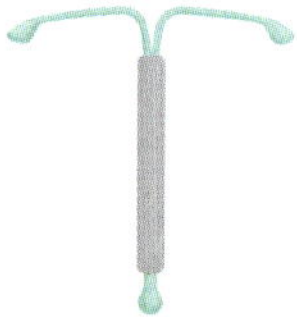

⊕ Bloque l'ovulation.

⊕ Empêche l'épaississement de la paroi de l'utérus.

⊕ Rend la glaire cervicale imperméable aux spermatozoïdes.

2. Les méthodes contraceptives d'urgence

Contraception d'urgence : moyens qui permettent de limiter le risque de grossesse après un rapport sexuel.

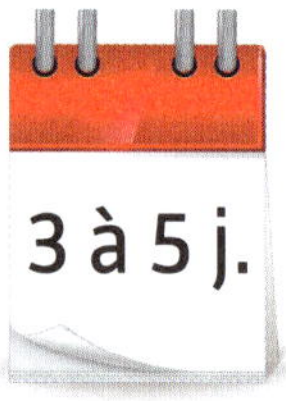

En cas de prise de risque (rapport mal ou non protégé), il faut prendre une pilule sous forme de comprimé, délivrée sans ordonnance, dans un délai maximal de 3 à 5 jours (en fonction du type de pilule).

3. Les structures d'accueil, d'aide et de soutien

Des structures → Le centre de planification ou d'éducation familiale.

Des professionnels → Les infirmières scolaires, les médecins généralistes, les gynécologues, les pharmaciens.

LE MÉMO RÉDIGÉ

foucherconnect.fr/18pc024

 # qcm

8 questions pour réviser

foucherconnect.fr/18pc025

Évaluation 1

Nom : ....

....

Prénom : ....

....

Date : ....

SITUATION

Après deux mois d'activité physique intense à la cueillette des pommes, Lucie est embauchée comme conseillère clientèle dans un centre d'appels téléphoniques. Elle passe ses journées assise à écouter les griefs de clients et à essayer malgré tout de satisfaire ces derniers.

Tous les matins, elle doit se lever à 6 heures pour se rendre sur son lieu de travail situé à une heure et demie de trajet de son domicile. Elle n'a pas le temps de prendre un petit déjeuner, mange une viennoiserie dans la matinée et a besoin de fumer une cigarette au moment de sa pause. Un sandwich, une pâtisserie et un soda composent la plupart du temps son déjeuner.

Le soir, fatiguée physiquement et nerveusement, elle ne prend pas le temps de se préparer un dîner, s'installe devant la télévision et grignote des gâteaux apéritifs, ou mange une pizza. Elle a pris du poids et n'ose plus mettre son maillot de bain. Elle a donc cessé son sport favori, la natation, de peur des moqueries de ses amies.

1 **Cochez** le problème posé dans la situation.

☐ La recherche d'emploi de Lucie.

☐ La prise de poids de Lucie.

☐ Les conséquences d'un surentraînement pour Lucie.

2 À partir de la situation, **renseignez** le diagramme d'Ishikawa.

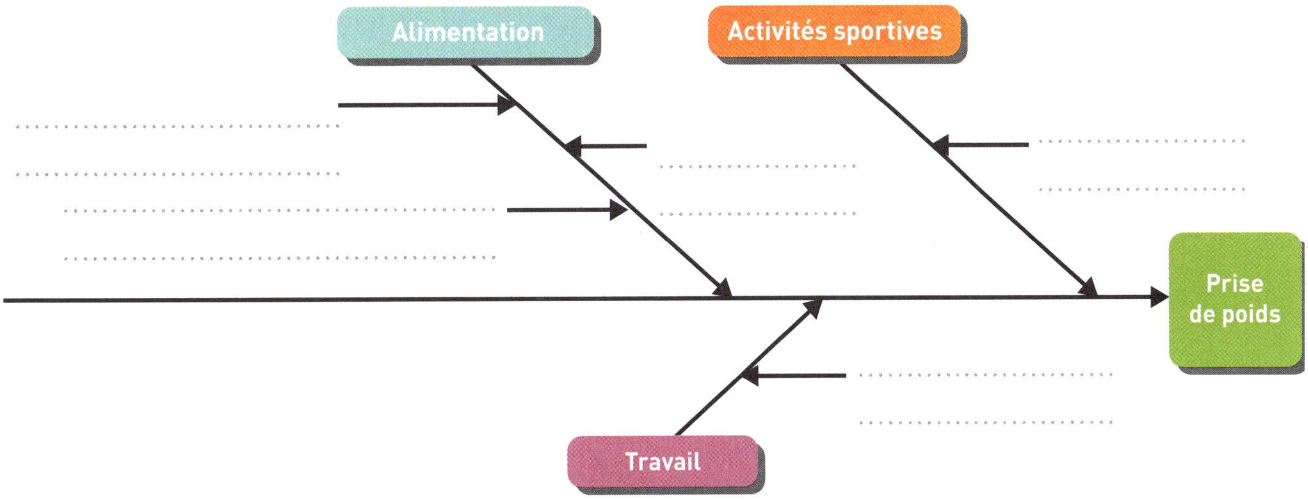

3 **Numérotez**, dans l'ordre, les stades d'un cycle de sommeil et **entourez** celui ou ceux qui favorisent la récupération de la fatigue nerveuse.

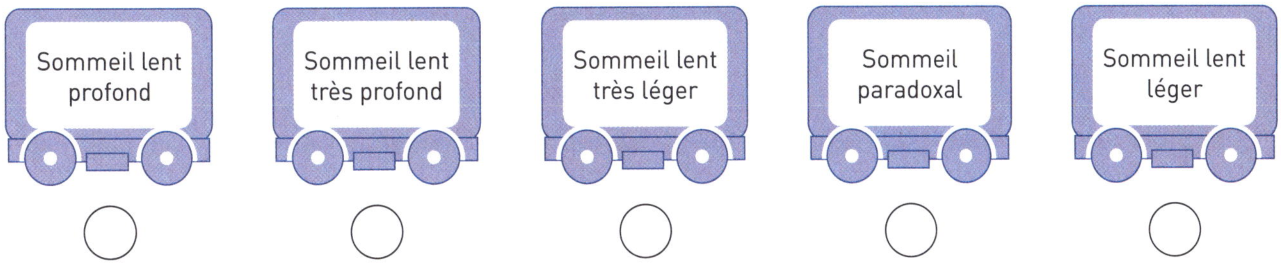
Sommeil lent profond
Sommeil lent très profond
Sommeil lent très léger
Sommeil paradoxal
Sommeil lent léger

4 **Cochez** les aliments nécessaires à la composition d'un petit déjeuner équilibré.

Liste d'aliments		Justification
☐ Pain	☐ Yaourt	Il doit être composé :
☐ Biscottes	☐ Orange	....
☐ Beurre	☐ Café	....
☐ Confiture	☐ Lait	....
☐ Céréales	☐ Thé	....
☐ Pomme	☐ Jus d'orange	....

5 À partir de la situation initiale, **nommez** la substance psychoactive consommée par Lucie.

....

6 **Surlignez**, dans le **document A**, les substances responsables des conduites addictives au travail.

DOC A Les conduites addictives en milieu professionnel

Que ce soit pour pallier le stress ou tout simplement pour améliorer leurs performances, les salariés sont plus 20 millions à consommer des substances illicites au bureau. Un fléau qui pose problème aux entreprises françaises car il cause une forte augmentation des accidents du travail. Les produits les plus consommés seraient l'alcool et le cannabis. Mais on note une hausse considérable de consommation de cocaïne, d'héroïne et même d'amphétamines. L'Observatoire français des drogues et des toxicomanies explique que tous les corps de métiers sont exposés, et à tous les niveaux. Il évoque alors une « souffrance physique aussi bien que psychique ». Face à ce constat, le gouvernement a fait de la prévention des conduites addictives en milieu professionnel une priorité et a mis en place un plan de lutte contre les drogues et les conduites addictives. De nombreuses actions ont été lancées par la Mission interministérielle de lutte contre les drogues et les conduites addictives (MILDECA), allant de la formation des médecins du travail jusqu'à la mise en place d'un site internet dédié aux addictions au bureau.

Source : Centre national de prévention d'études et de recherches sur les toxicomanies (CNPERT), 14/10/2016.

7 À partir du **document A** et de vos connaissances,

7.1 **Citez** quatre conséquences des conduites addictives au travail sur l'entreprise.

....

....

....

....

7.2 **Énoncez** les deux actions de prévention mises en place dans le cadre du plan de lutte contre les drogues et les conduites addictives au travail.

....

....

8 **Indiquez** deux bienfaits de l'activité physique.

....

....

9 **Listez** deux conseils pour aider Lucie à retrouver un poids idéal.

....

....

Le budget et l'épargne

7

Objectif : gérer son budget et choisir une épargne

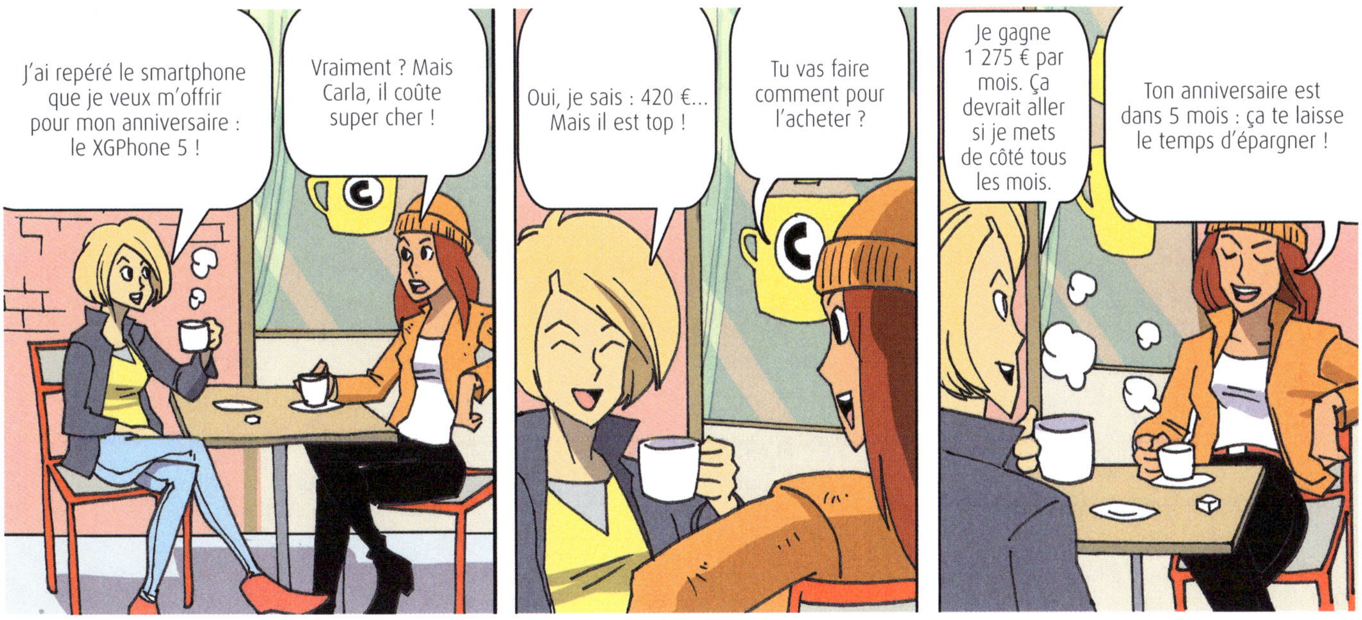
J'ai repéré le smartphone que je veux m'offrir pour mon anniversaire : le XGPhone 5 !
Vraiment ? Mais Carla, il coûte super cher !
Oui, je sais : 420 €... Mais il est top !
Tu vas faire comment pour l'acheter ?
Je gagne 1 275 € par mois. Ça devrait aller si je mets de côté tous les mois.
Ton anniversaire est dans 5 mois : ça te laisse le temps d'épargner !

ANALYSER LA SITUATION

1 **Cochez** le problème posé dans la situation.

- ☐ Le crédit à la consommation.
- ☐ L'organisation d'une fête d'anniversaire.
- ☐ La constitution d'une épargne pour financer un achat.

2 **Identifiez** les éléments de la situation.

Projet de Carla » ....

Montant du projet » ....

Temps pour économiser » ....

Montant de l'épargne mensuelle à constituer » ....

Autre situation TEXTE

foucherconnect.fr/18pc026

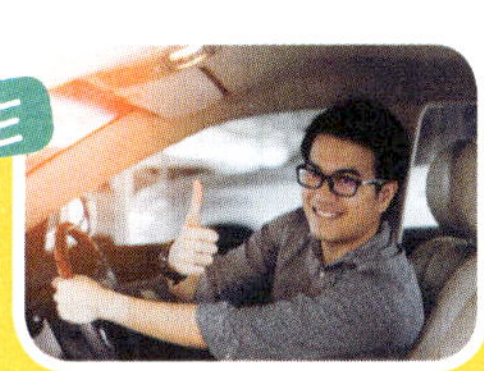

ACTIVITÉ 1 Le budget

3 À l'aide du **document A**, **cochez** la définition du budget.

☐ Organisation des vacances.
☐ Prévision des recettes et des dépenses pour une période donnée.
☐ Rémunération versée au salarié en contrepartie de son travail.

DOC A Un exemple de budget mensuel

Un **budget** est la prévision des recettes et des dépenses pour une période donnée. Pour élaborer un budget, il faut évaluer les **recettes** et les **dépenses** regroupées par poste, en vue de constituer une épargne.

Le budget mensuel de Carla							
Recettes (en €)	Dépenses mensuelles (en €)						Épargne (en €)
1 275	Charges fixes		Dépenses courantes		Dépenses d'équipement et de renouvellement		
	Loyer	315,20	Alimentation	275,00	Habillement	124,00	
	EDF	29,79	Loisirs	74,00	Vacances	–	
	Taxe audiovisuelle	9,50	Hygiène-santé	40,00	Équipement ménager	30,50	
	Impôt sur le revenu	125,00	Entretien/divers	30,50	Cadeaux	18,00	
	Eau	6,33	Carburant	89,00			
	Téléphone	31,50					
	Assurance voiture	48,00					
	Taxe d'habitation	27,95					

4 À l'aide de vos connaissances, **surlignez**, pour chaque situation, les différentes recettes.

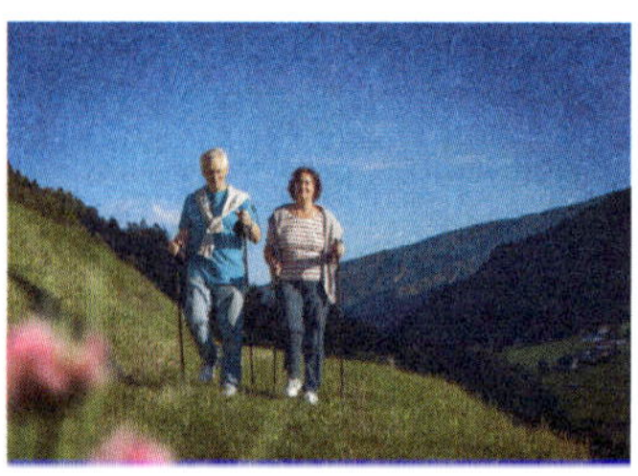

M. et Mme Dupuis, retraités, perçoivent une pension de l'État.

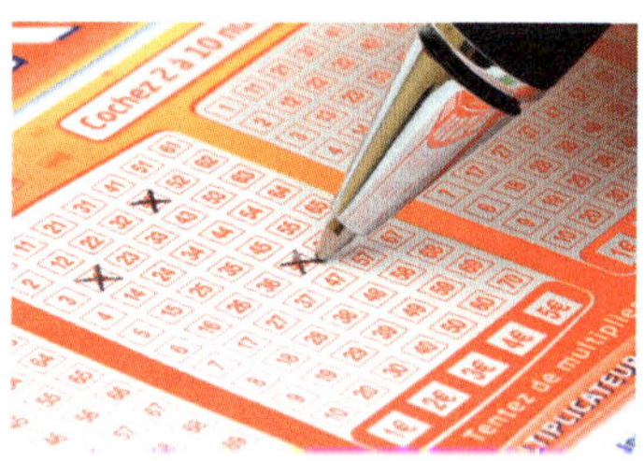

Mme Justy gagne régulièrement aux jeux.

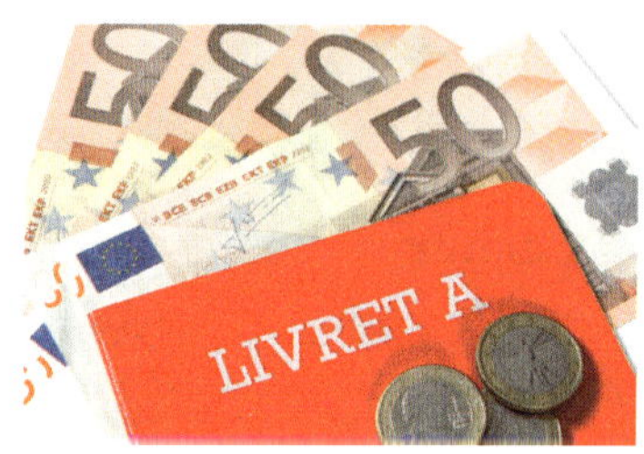

M. Watt touche un salaire de 1 930 €. Il a placé de l'argent sur un livret A qui lui a rapporté 75 euros.

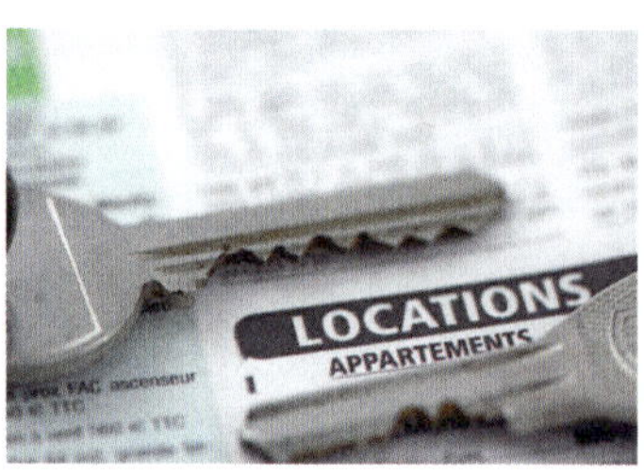

M. Zénon a hérité d'un appartement dont la location lui rapporte 550 € par mois.

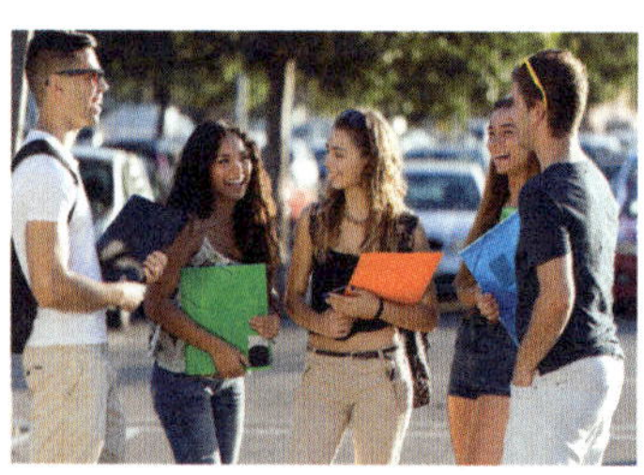

Léa, étudiante, a perçu une bourse d'études de 1 930 € pour l'année scolaire.

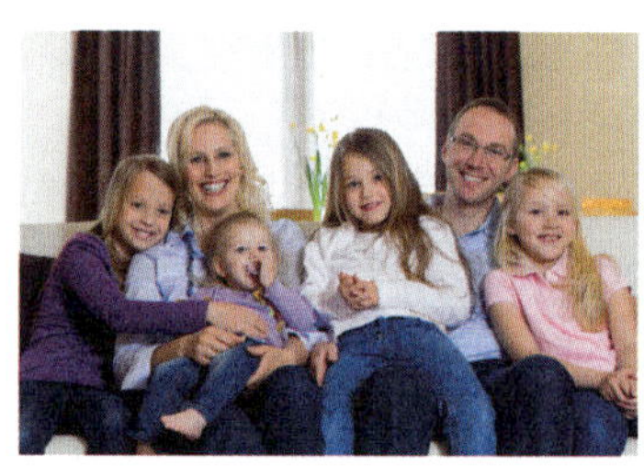

M. et Mme Yale perçoivent 462,62 € d'allocations familiales pour leurs quatre enfants à charge.

5 **Nommez** le type de revenu perçu par Carla.

....

6 À l'aide du **document A**, **complétez** le tableau.

			Montant total (en €)
Recettes (en €)			....
Dépenses (en €)	Charges fixes	....	....
	Dépenses courantes	....	
	Dépenses d'équipement et de renouvellement	....	
Épargne (en €)			....

7 **Reliez** l'état du budget à sa définition.

Équilibré

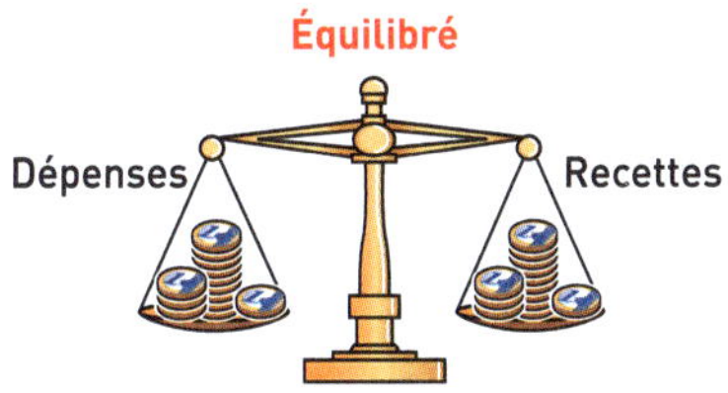

Déficitaire

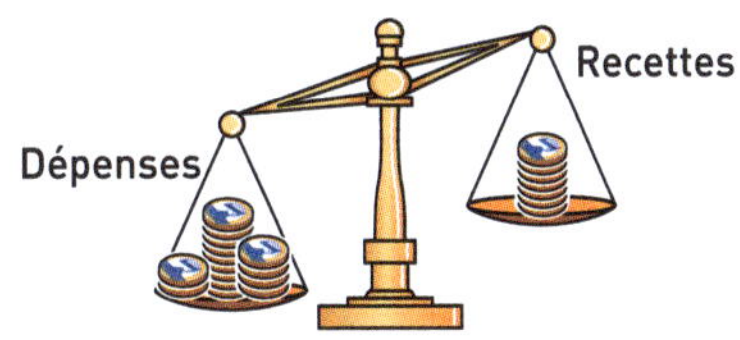

Excédentaire

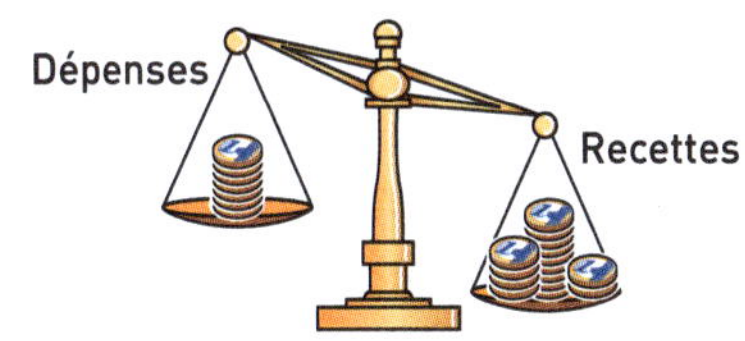

Budget dont les dépenses sont **supérieures** aux recettes (dépenses > recettes).

Budget dont les dépenses sont **inférieures** aux recettes (dépenses < recettes).

Budget dont les dépenses sont **égales** aux recettes (dépenses = recettes).

8 **Reliez** l'état du budget à sa conséquence.

Budget équilibré

Budget déficitaire

Budget excédentaire

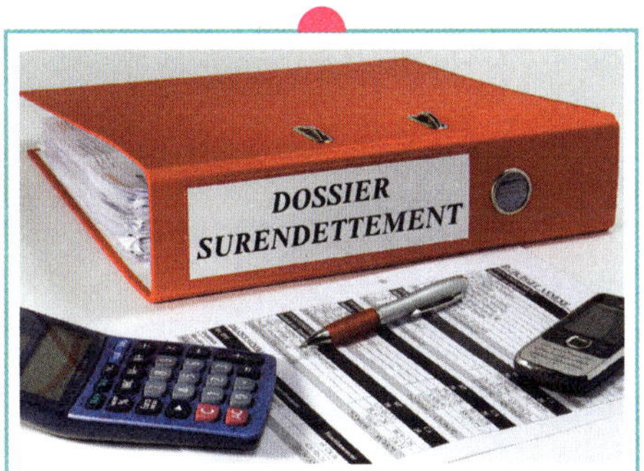

Les factures ne sont pas toutes payées. Il faut trouver une solution pour ne pas être surendetté.

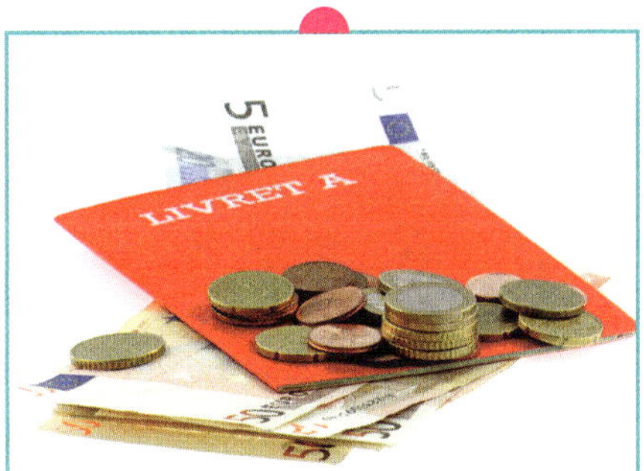

Les factures sont toutes payées. Les économies sont à placer sur un compte qui rapporte des intérêts.

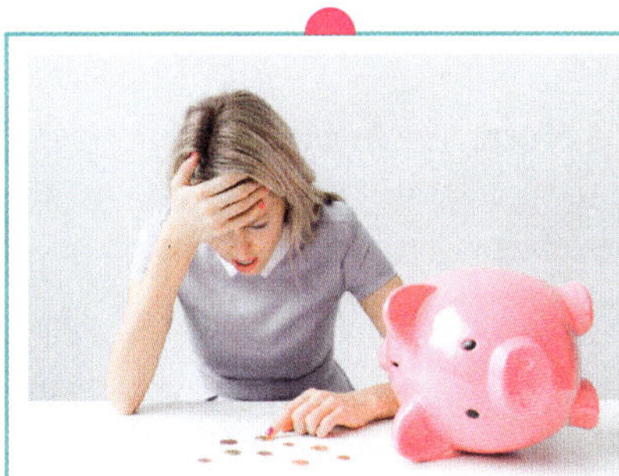

Les factures sont toutes payées, mais il ne reste plus d'argent pour faire face aux imprévus.

9 À partir de chacune des situations, **cochez** les réponses exactes.

Situations	Solde* (en euros)	Caractéristiques des dépenses	État du budget
❶ 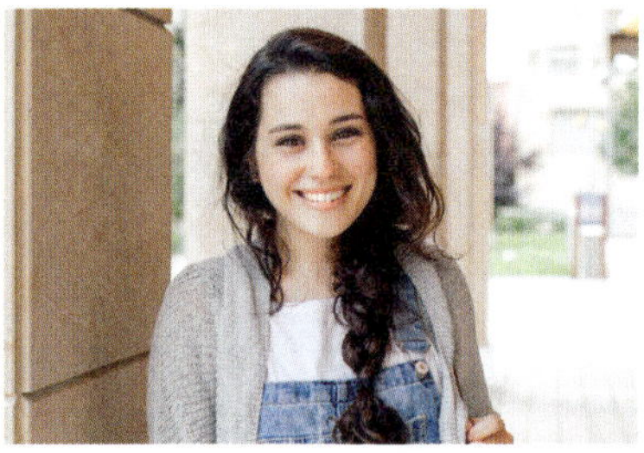 Noémie, 18 ans, met régulièrement 25 € sur son compte épargne à la fin du mois.	Le solde est : ☐ positif ☐ négatif ☐ nul	Les dépenses sont : ☐ supérieures aux recettes. ☐ inférieures aux recettes. ☐ égales aux recettes.	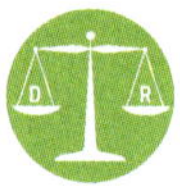 ☐ équilibré  ☐ excédentaire  ☐ déficitaire
❷ 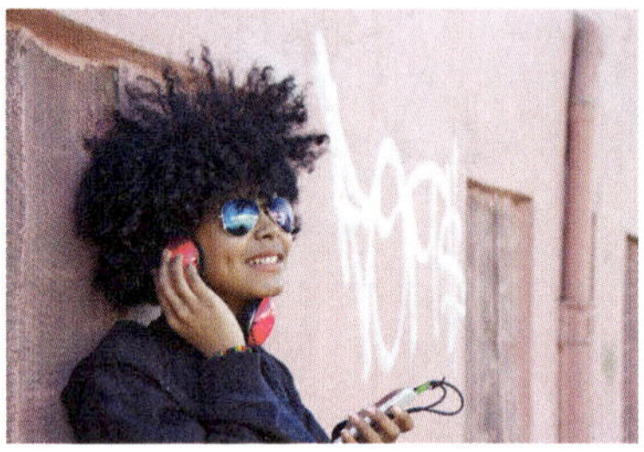 Coumba dépense sans vérifier ses comptes. À la fin du mois, elle n'a plus assez d'argent pour payer toutes ses factures.	Le solde est : ☐ positif ☐ négatif ☐ nul	Les dépenses sont : ☐ supérieures aux recettes ☐ inférieures aux recettes ☐ égales aux recettes	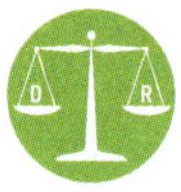 ☐ équilibré  ☐ excédentaire  ☐ déficitaire
❸ 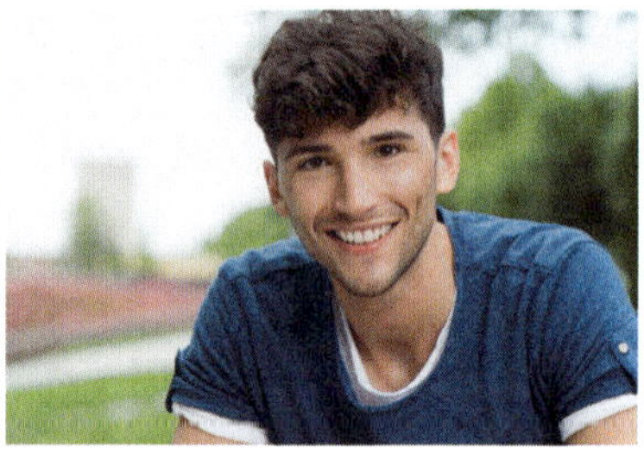 Tristan a dépensé le montant de son salaire à la fin du mois, sans cependant faire appel à ses économies.	Le solde est : ☐ positif ☐ négatif ☐ nul	Les dépenses sont : ☐ supérieures aux recettes ☐ inférieures aux recettes ☐ égales aux recettes	 ☐ équilibré  ☐ excédentaire  ☐ déficitaire

* Solde = différence entre les recettes et les dépenses.

10 **Nommez** la ou les dépenses à supprimer en cas de budget déficitaire.

....

....

11 **Énoncez** la principale règle de gestion d'un budget.

....

....

....

....

ACTIVITÉ 2 L'épargne

12 À partir du **document B**,

12.1 Complétez le tableau à l'aide d'une croix.

	1	2	3	4	5
Placement le plus rentable					
Placements dont les sommes sont disponibles à tout moment					

12.2 Citez deux critères de choix d'une épargne.

....

....

DOC B Les différentes épargnes (au 1er août 2017)

	Épargne	Montant des dépôts		Taux d'intérêt	Conditions d'ouverture	Disponibilité de l'épargne
		Minimum	Maximum			
1	Livret A	10 € (1,50 € pour un livret ouvert à la Banque postale)	22 950 € hors intérêts	0,75 %	Toute personne mineure ou majeure	Argent disponible à tout moment
2	Livret jeune	10 €	1 600 € hors intérêts	Dépend de la banque (au moins égal à 0,75 %)	Tous les jeunes de 12 à 25 ans	Argent disponible à tout moment
3	Plan épargne logement	Versement initial minimum : 225 € Versement annuel minimum : 540 €	61 200 € hors intérêts	1 % + prime d'État	Toute personne mineure ou majeure	Montant bloqué pour 4 ans
4	Livret de développement durable et solidaire	15 €	12 000 € hors intérêts	0,75 %	Toute personne majeure ayant un domicile fiscal en France	Argent disponible à tout moment
5	Livret épargne populaire	30 €	7 700 € hors intérêts	1,2 %	Toute personne majeure sous condition de revenus	Argent disponible à tout moment

PROPOSER DES SOLUTIONS

13 Cochez le type de dépenses qui peut être supprimé momentanément par Carla pour lui permettre de réaliser des économies.

☐ Les charges fixes. ☐ Les dépenses courantes. ☐ Les dépenses d'équipement et de renouvellement.

14 Précisez le nom de l'épargne la plus adaptée au projet de Carla et **justifiez** votre réponse.

....

....

MÉMO 7 Le budget et l'épargne

1. Le budget

Définition du budget : **prévision des recettes et des dépenses** pour une période donnée.

Recettes

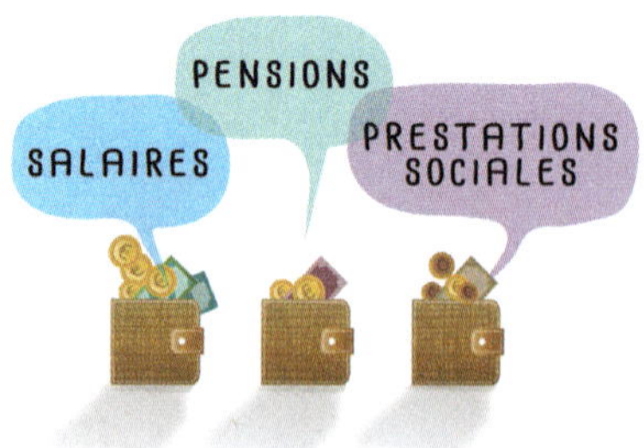

Dépenses

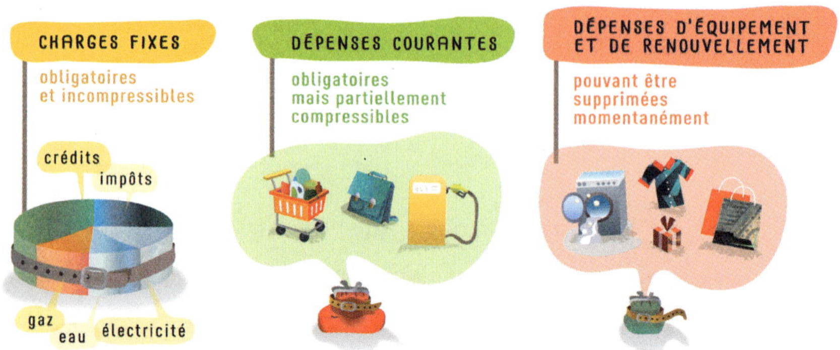

Principale règle de la gestion du budget : les recettes doivent toujours être supérieures aux dépenses.

État du budget et ses conséquences

Budget exédentaire

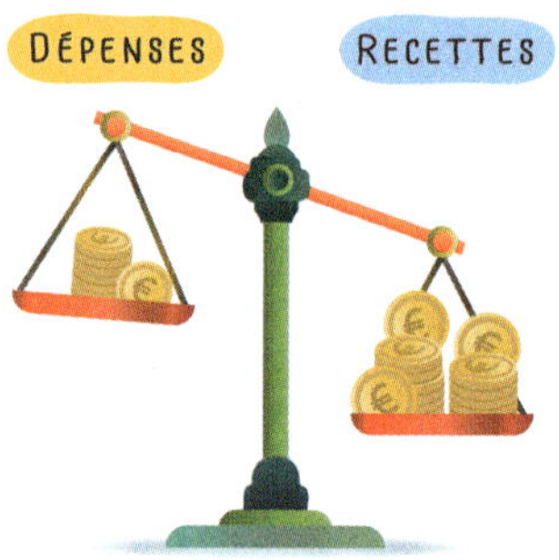

Possibilité d'épargner

Budget équilibré

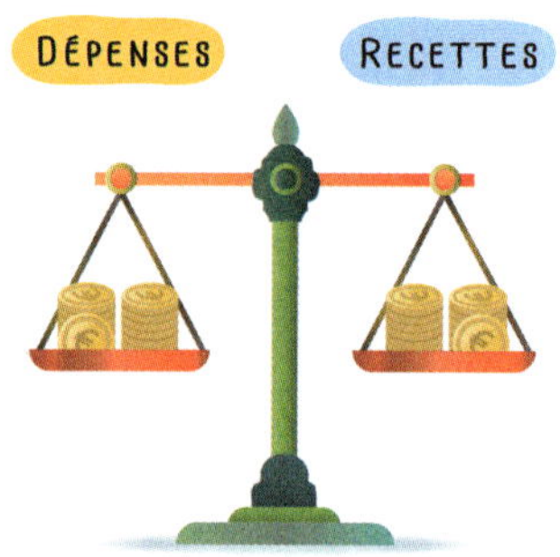

Ne pas s'engager dans un crédit

Budget déficitaire

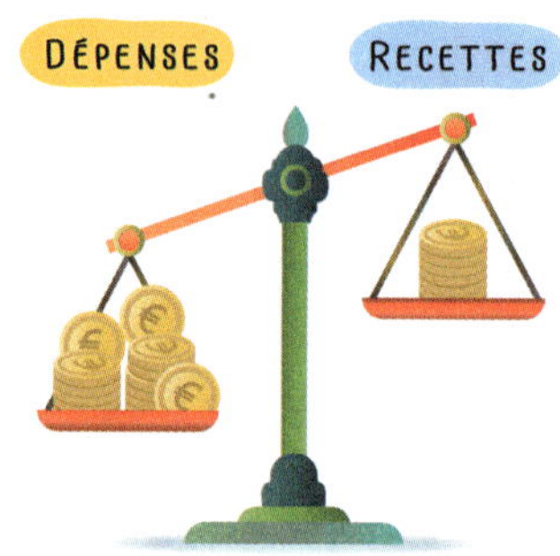

Risque de surendettement

2. L'épargne

- **Principe**

Mettre de l'argent **en réserve** lorsque le budget est excédentaire.

- **Critères de choix**

Rentabilité

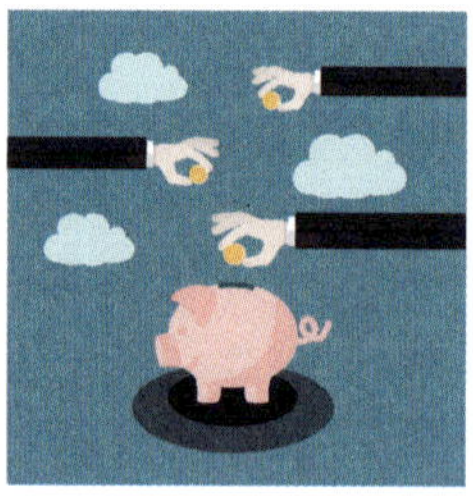

Disponibilité

Sécurité du placement

- **Différentes sortes d'épargne**

– Livret A. – Livret jeune. – Plan épargne logement. – Livret de développement durable. – Livret épargne populaire.

LE MÉMO RÉDIGÉ

foucherconnect.fr/18pc027

qcm

8 questions pour réviser

foucherconnect.fr/18pc028

8

Objectif : prévenir le surendettement

Le crédit et le surendettement

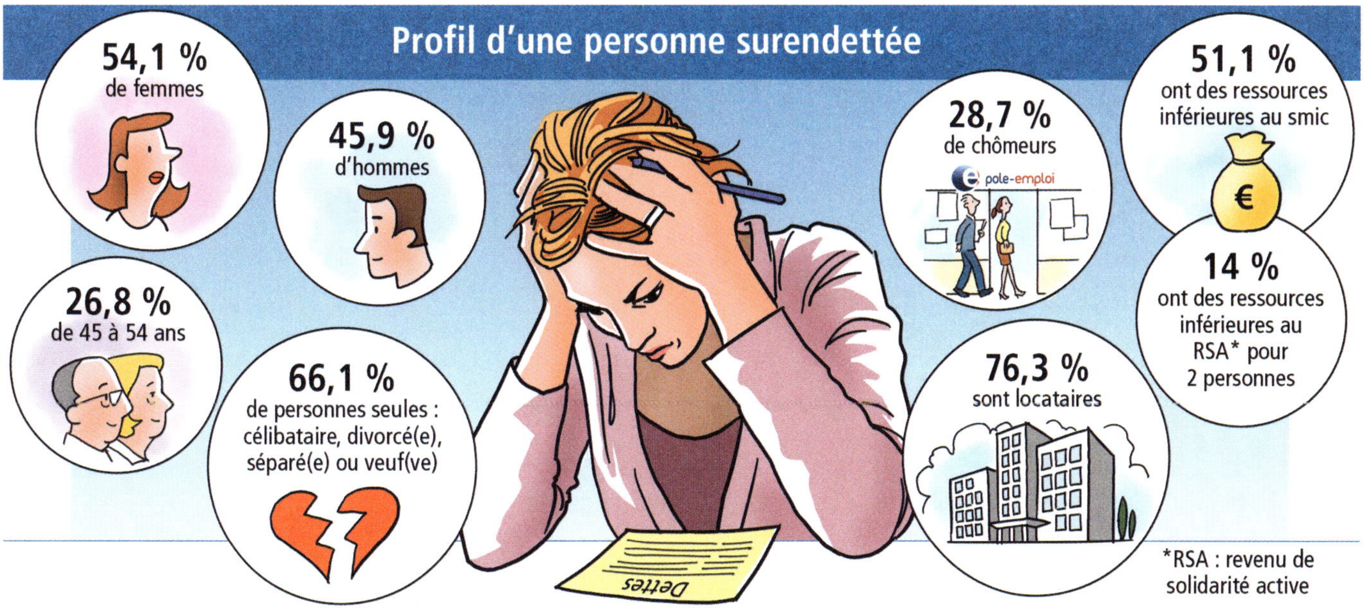
Profil d'une personne surendettée
54,1 % de femmes
45,9 % d'hommes
26,8 % de 45 à 54 ans
66,1 % de personnes seules : célibataire, divorcé(e), séparé(e) ou veuf(ve)
28,7 % de chômeurs
pole-emploi
51,1 % ont des ressources inférieures au smic
€
14 % ont des ressources inférieures au RSA* pour 2 personnes
76,3 % sont locataires
Dettes
*RSA : revenu de solidarité active

42 334 € : endettement global moyen des ménages surendettés
217 919 : nombre de personnes surendettées

Source des chiffres : Banque de France, 2016.

ANALYSER LA SITUATION

1 **Cochez** le problème posé dans la situation (infographie).

- ☐ Le montant des ressources des Français.
- ☐ Le surendettement des Français.
- ☐ Le taux de chômage en France.

2 À partir de la situation, **caractérisez** les personnes les plus touchées en France par le surendettement.

Tranche d'âge ›› ....

Sexe ›› ....

Revenus ›› ....

Situation matrimoniale ›› ....

Poste occupé ›› ....

Autre situation BD

foucherconnect.fr/18pc029

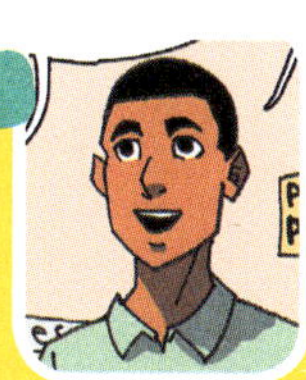

ACTIVITÉ 1 Le crédit

3 À partir du **document A**,

3.1 Cochez le crédit le moins coûteux.

☐ Crédit A ☐ Crédit B

3.2 Nommez deux des éléments qui font varier le montant total dû par l'emprunteur.

....

....

4 Indiquez le principe du crédit.

....

....

....

....

DOC A Deux propositions de crédit à la consommation

BANQUE PRETATOUT

Crédit	A	B
Montant du prêt	500 €	500 €
Montant de chaque mensualité	44,91 €	31,57 €
Durée du crédit	12 mois	18 mois
Montant total dû	538,92 €	568,26 €
Taux nominal[1] (taux débiteur fixe)	14,06 %	16,58 %
TAEG fixe[2]	15 %	17,90 %
Intérêts	38,92 €	68,26 €

1. Le taux nominal permet de calculer le montant des intérêts.
2. Le taux annuel effectif global est égal au taux nominal auquel on ajoute tous les frais de dossier et d'assurances.

5 À partir du **document B**,

5.1 Indiquez le coût du scooter si Juliette effectue son achat :

– comptant : ....

– à crédit : ....

5.2 Comparez les résultats obtenus et **formulez** un commentaire.

....

DOC B La situation de Juliette

« Je voudrais acheter un scooter d'un montant de 1 250 €. Mon revenu mensuel net est de 1 650 €. J'ai un apport de 500 €. Mon loyer s'élève à 450 € et j'ai un crédit en cours d'un montant de 70 €. Pour financer le projet, le vendeur m'a proposé d'emprunter 750 € en remboursant 69,80 € sur 12 mois, intérêts et assurances comprises. »

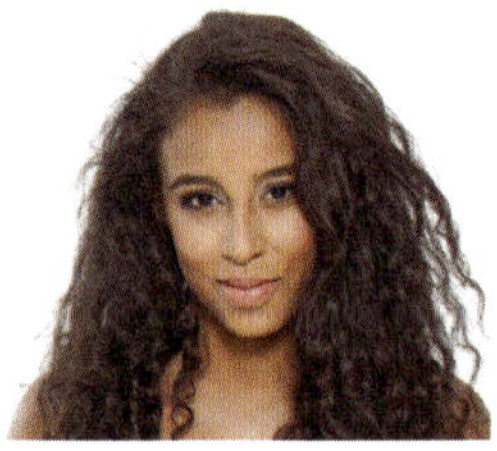

DOC C Le calcul du taux d'endettement

$$\text{Taux d'endettement} = \frac{\text{Charges mensuelles}^2}{\text{Revenus mensuels}^1} \times 100$$

Revenus mensuels[1] : salaire mensuel + allocations familiales (prises en compte ou non suivant les banques).
Charges mensuelles[2] : loyer + crédit en cours.

⚠ **Risque de surendettement** si le taux est supérieur à 33 %

6 À partir des **documents B** et **C**,

6.1 Calculez :

– le taux d'endettement actuel de Juliette :

....

– le taux d'endettement si elle achète à crédit le scooter :

....

6.2 Formulez un commentaire.

....

....

7 À partir du **document D** et de vos connaissances,

7.1 Renseignez le tableau.

Les engagements	de l'emprunteur	
	du prêteur	

7.2 Indiquez le délai dont dispose l'emprunteur pour se rétracter après la signature du contrat de crédit.

....

7.3 Nommez le document à envoyer si le consommateur souhaite se rétracter.

....

DOC D Les démarches pour obtenir un crédit à la consommation

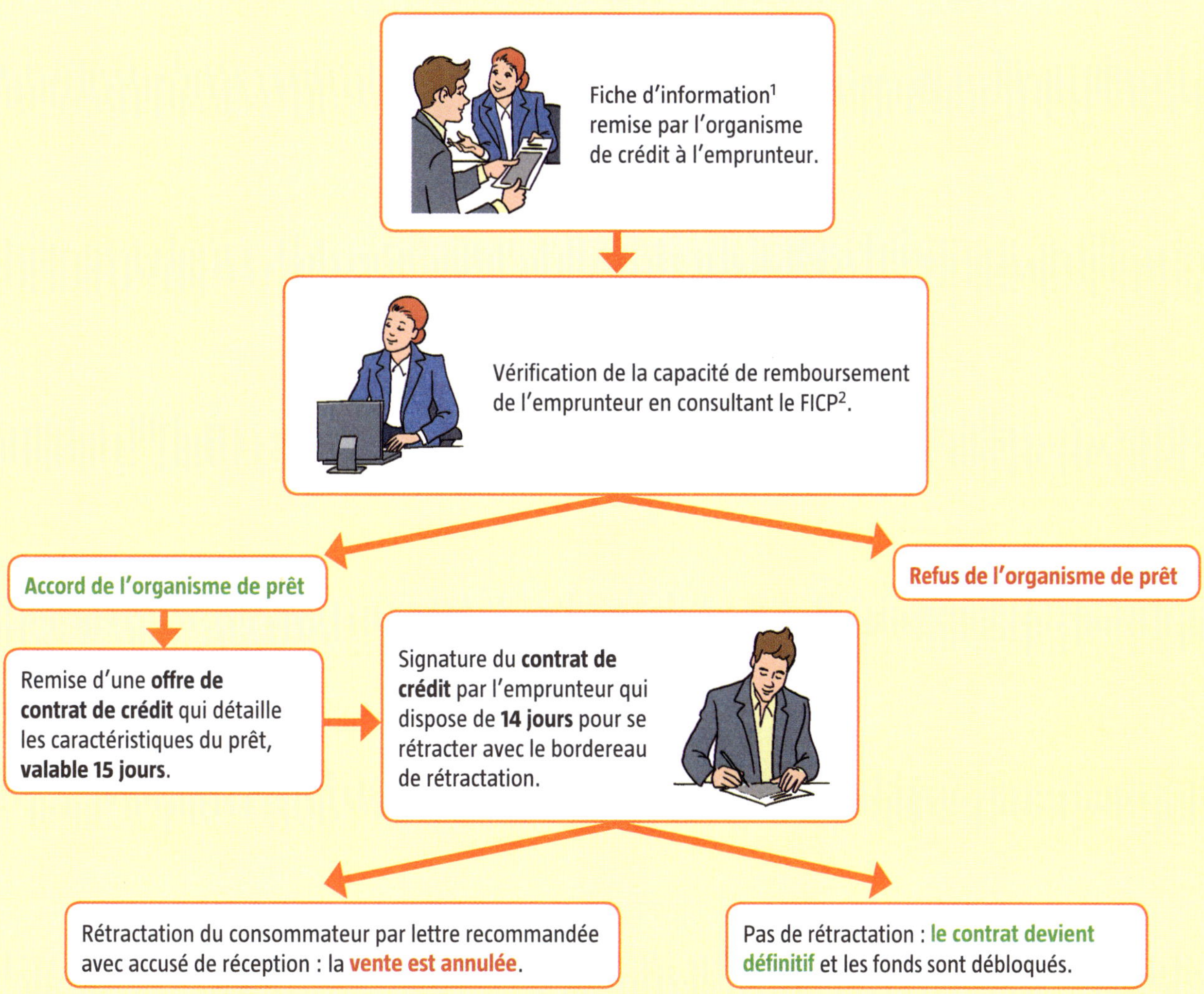

1. Elle précise toutes les informations utiles pour comparer différentes offres de crédit.
2. Le FICP (Fichier national des incidents de remboursement des crédits aux particuliers) recense les informations sur les incidents de paiement caractérisés, liés aux découverts et aux crédits accordés à des personnes physiques, pour des besoins non professionnels, ainsi que les informations relatives aux situations de surendettement.

7.4 Après lecture du bordereau de rétractation complété par Noémie, **indiquez** :
– la date limite à laquelle elle doit renvoyer ce bordereau :

....

– le mode d'envoi du bordereau :

....

N° de dossier : FFI106040774

BORDEREAU DE RÉTRACTATION

À renvoyer au plus tard 14 jours après la date de votre signature de l'offre. Si ce délai expire un samedi, dimanche ou un jour férié chômé, il sera prorogé jusqu'au premier jour ouvrable suivant. Le délai commence à courir à partir du jour suivant votre signature de l'offre de contrat de crédit.
Cette rétractation n'est valable que si elle est adressée, lisiblement et parfaitement remplie, avant l'expiration des délais rappelés ci-dessus, par lettre recommandée avec accusé de réception.

Je soussigné(e) Noémie Massois demeurant n° 4 Rue des Acacias
Code postal 49000 Ville ANGERS déclare renoncer à l'offre de prêt personnel
de (*) 1500 euros de la Banque Casse-Noisette
que j'avais signée le (*) 10/04/2018 pour l'acquisition de (*) prêt personnel (précisez le bien acheté ou le service fourni) chez (*) .... (vendeur ou prestataire de services, nom et ville).

Le ....../....../......

Date et signature de l'emprunteur (et du coemprunteur)

(*) Mentions de la main de l'emprunteur

Massois

ACTIVITÉ 2 Le surendettement

 # vidéo
Le surendettement : des solutions sont possibles - 2,13 min
foucherconnect.fr/18pc030

8 À partir du **document E** et de la **vidéo**,

8.1 Définissez le surendettement.

....

....

....

8.2 Indiquez la caractéristique des dettes propres au surendettement.

....

....

8.3 Cochez la personne qui doit saisir la commission de surendettement.
- ☐ Le créancier (la personne qui a prêté de l'argent).
- ☐ Le débiteur (la personne qui a emprunté de l'argent).

8.4 Indiquez le rôle de la commission de surendettement.

....

....

....

8.5 Cochez les actions possibles de la commission de surendettement.
- ☐ Rechercher un accord amiable avec les créanciers.
- ☐ Prêter de l'argent pour racheter les crédits.
- ☐ Accorder des subventions.
- ☐ Déposer le dossier chez le juge en cas de difficultés financières importantes.

8.6 Précisez où le dossier de surendettement peut être :

– retiré : ....

....

– déposé : ....

....

8.7 Relevez les coordonnées de la Banque de France de votre département.

....

....

DOC E La procédure pour faire face au surendettement

Tout emprunt établit une dette d'une personne appelée débiteur, envers son créancier, le prêteur. Si le débiteur, de bonne foi, se trouve dans une situation de surendettement, pour des dettes non professionnelles (arriérés de loyers, prêts...), il peut se faire aider.

Vous ne pouvez plus payer vos crédits, vos factures, vos loyers ?

ÉTAPE 1

Vous déposez un dossier auprès de la commission de surendettement.

- ✔ Demandez le formulaire de déclaration auprès de la Banque de France, ou téléchargez-le sur le site de la Banque de France (www.banque-france.fr).
- ✔ Complétez-le, au besoin avec l'aide d'un travailleur social ou d'une association.
- ✔ Joignez tous les documents demandés.
- ✔ Déposez le dossier ou envoyez-le à la Banque de France de votre département.

Dès remise de votre dossier, une attestation de dépôt vous est délivrée.

Vous êtes inscrit au **Fichier national des incidents de remboursement des crédits aux particuliers (FICP)** durant toute la procédure.

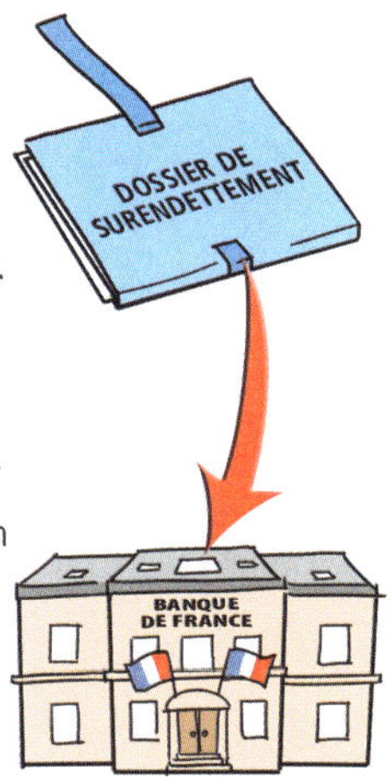

ÉTAPE 2

La commission de surendettement analyse votre situation.

La commission dispose de trois mois pour étudier le dossier et se prononcer sur la recevabilité.

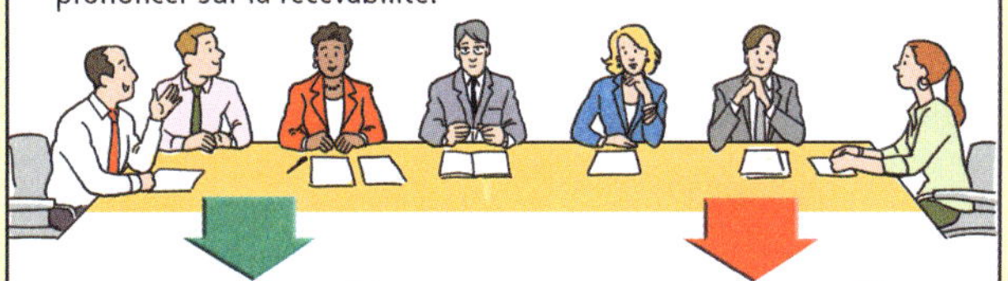

Dossier recevable
La commission propose la solution la plus adaptée à votre situation.

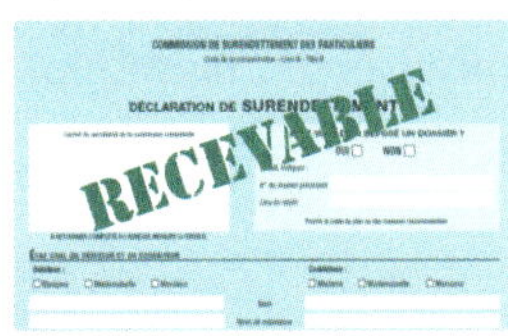

Dossier irrecevable
Vous pouvez faire appel auprès du tribunal d'instance.

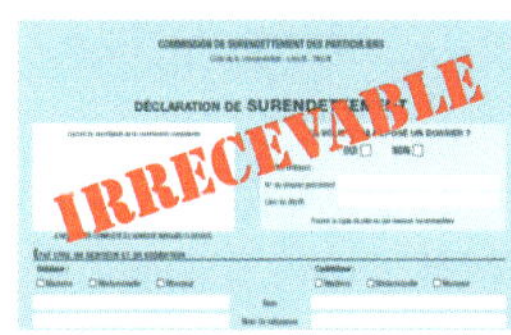

PROPOSER DES SOLUTIONS

9 Précisez le taux d'endettement à ne pas dépasser pour éviter le surendettement lorsque l'on veut souscrire un crédit.

....

....

10 Indiquez la démarche à effectuer en cas de surendettement.

....

....

MÉMO 8 Le crédit et le surendettement

1. Le crédit

Le principe du crédit

L'organisme de crédit

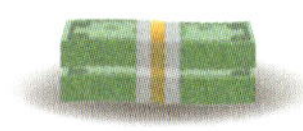

L'acheteur

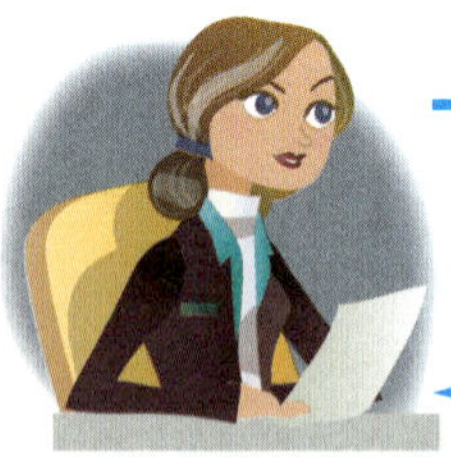

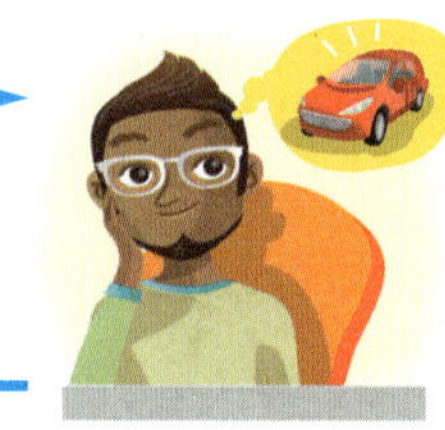

Verse une somme d'argent pour l'achat d'un bien

Rembourse cette somme à laquelle s'ajoutent des **intérêts**, de manière échelonnée sur une période donnée

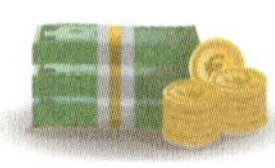

Les conditions et engagements d'un crédit

L'organisme de crédit

- Remettre une fiche d'information et vérifier la capacité de remboursement.
- Remettre une offre descriptive du contrat de crédit (valable 15 jours).
- Faire signer le contrat de crédit.
- Mettre à disposition la somme d'argent.

L'acheteur

- Signer le contrat de crédit.
- Disposer de 14 jours pour se rétracter *via* le bordereau de rétractation.
- Rembourser les sommes dues selon les modalités du contrat.

2. Le surendettement

Définition : impossibilité de rembourser des dettes non professionnelles, les charges étant plus importantes que les revenus.

Des mesures de prévention du surendettement

- Gérer son budget

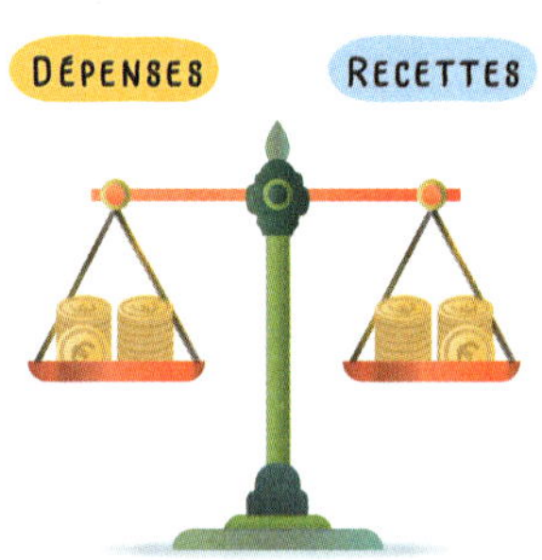

- Ne pas dépasser un taux d'endettement de 33 % de ses revenus

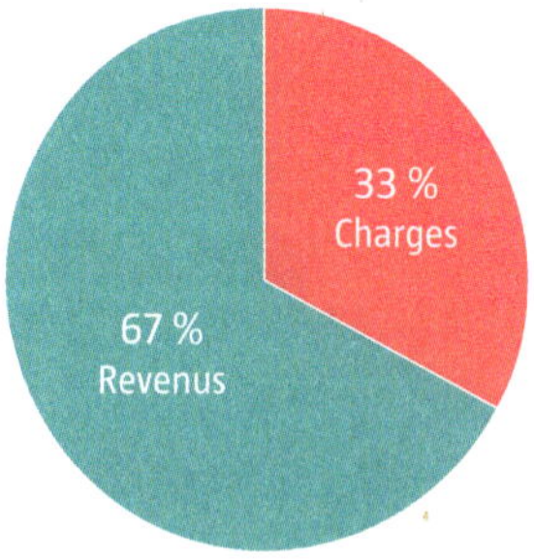

- Être attentif au taux effectif global (TEG) des organismes de prêt

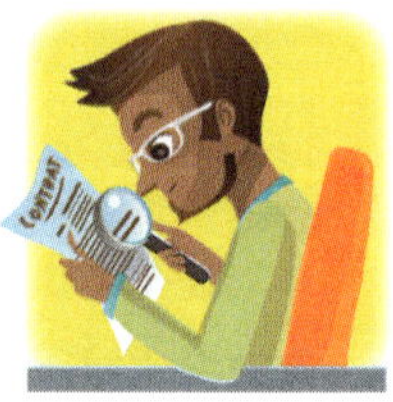

En cas de déficit budgétaire prolongé, déposer un dossier à la **commission de surendettement** pour trouver des solutions au règlement des créances.

LE MÉMO RÉDIGÉ

foucherconnect.fr/18pc031

 # qcm

8 questions pour réviser

foucherconnect.fr/18pc032

Les achats

9

Objectif : gérer ses achats

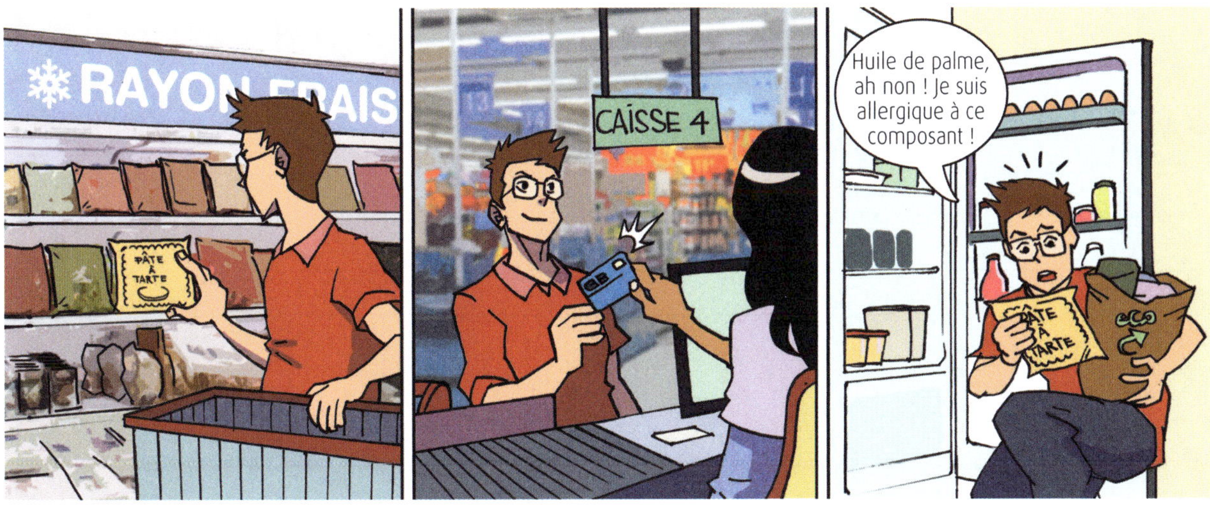
RAYON
PÂTE À TARTE
CAISSE 4
Huile de palme, ah non ! Je suis allergique à ce composant !
PÂTE À TARTE

ANALYSER LA SITUATION

1 **Cochez** le problème posé dans la situation.

- ☐ L'augmentation du nombre de personnes allergiques aux produits alimentaires.
- ☐ La difficulté d'acheter des produits alimentaires issus du commerce équitable.
- ☐ Le choix des produits alimentaires.

2 **Identifiez** les éléments de la situation.

Quoi ? *Quelle est la nature du problème ?* » ....

Qui ? *De qui s'agit-il ?* » Lucas.

Où ? *Où fait-il ses achats ?* » ....

Quand ? *À quel moment prend-il connaissance du problème ?* » ....
....

Comment ? *Comment s'aperçoit-il du problème ?* » ....
....

Pourquoi ? *Pourquoi est-ce important de régler le problème ?* » ....
....

Autre situation TEXTE

foucherconnect.fr/18pc033

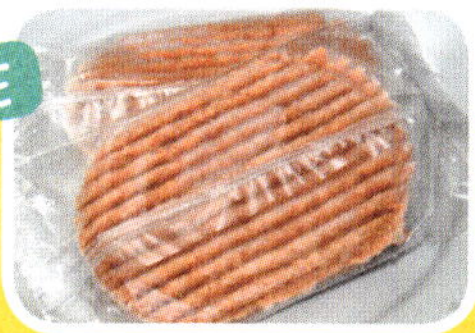

MOBILISER SES CONNAISSANCES

ACTIVITÉ 1 Les circuits de distribution

3 À partir du **document A**, **identifiez** sur le schéma chaque circuit de distribution en coloriant les flèches selon la légende.

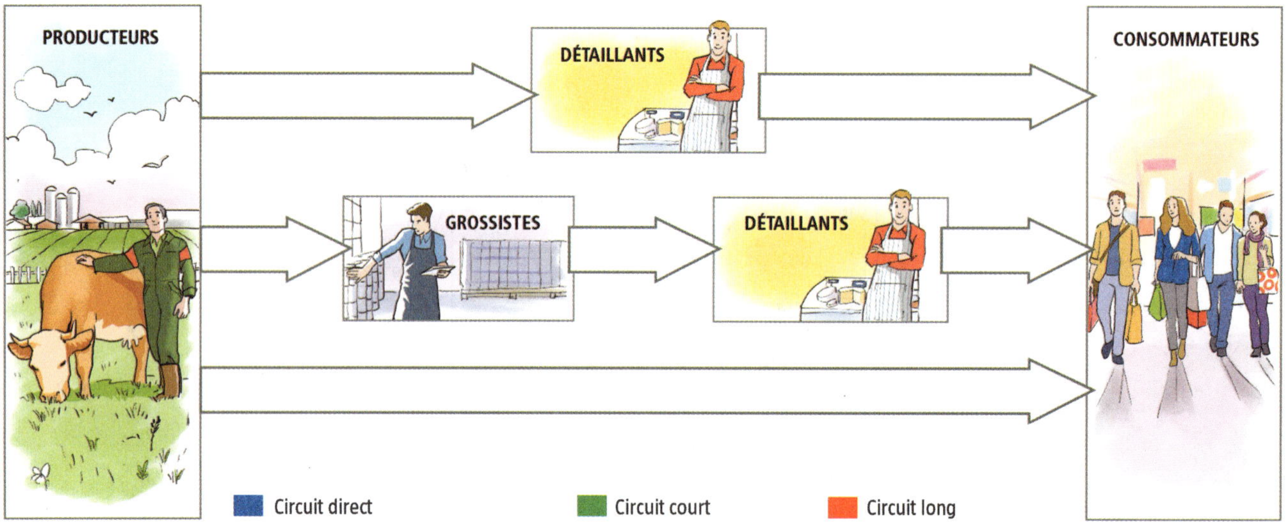

DOC A Les circuits de distribution

Les circuits de distribution permettent de commercialiser un produit. Ils se distinguent par le nombre d'intermédiaires (grossistes et détaillants) qui se placent entre le producteur et le consommateur.
L'écoulement des produits peut emprunter :
- un circuit direct : aucun intermédiaire ;
- un circuit court : un seul intermédiaire (le détaillant) ;
- un circuit long : au moins deux intermédiaires (le grossiste et le détaillant).

ACTIVITÉ 2 Les différents lieux d'achat

4 À partir du **document B**, **indiquez** les deux premiers lieux d'achat privilégiés par les Français aujourd'hui.

....

....

DOC B Les lieux privilégiés pour faire les courses alimentaires

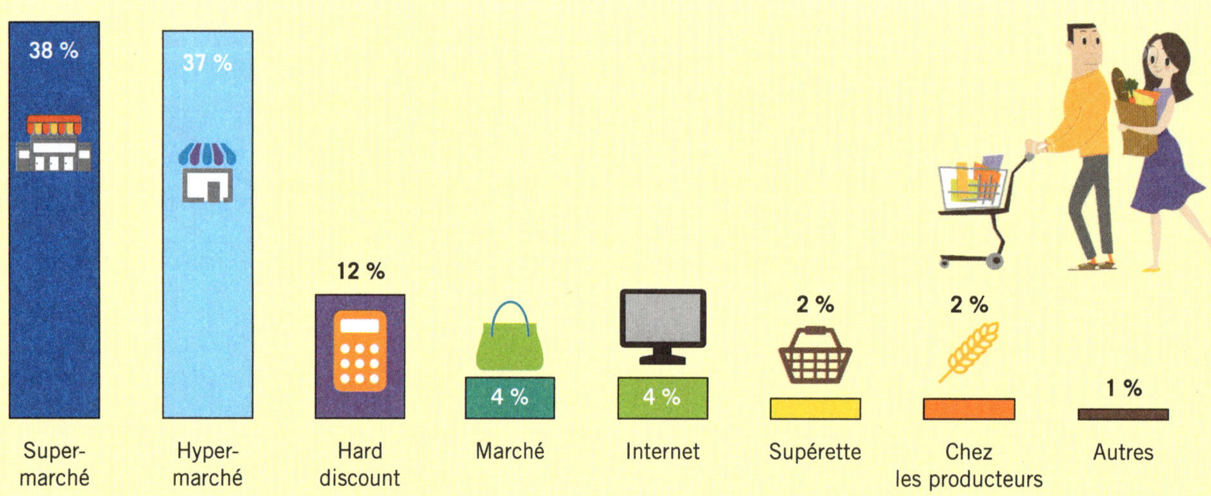

Source : « Les Français et leur budget dédié à l'alimentation », enquête menée par Opinion Way, février 2017.

5 À partir de vos connaissances, **renseignez** le tableau.

Les différents lieux d'achat	Avantages	Inconvénients
Les grandes surfaces (hypermarchés, supermarchés, magasins spécialisés) 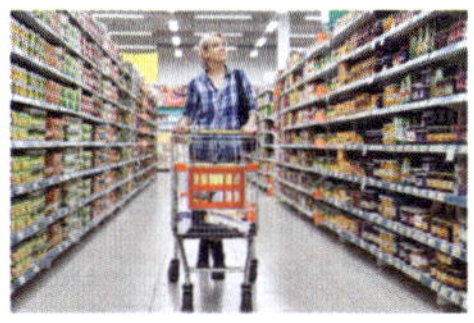	....	....
Les commerces de proximité 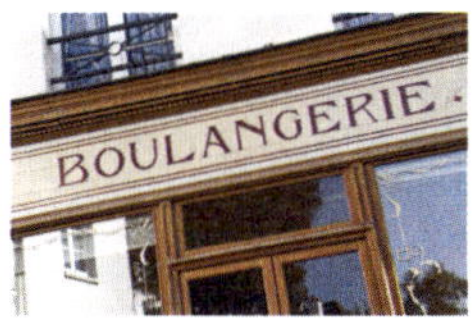	....	....
Les commerces en ligne 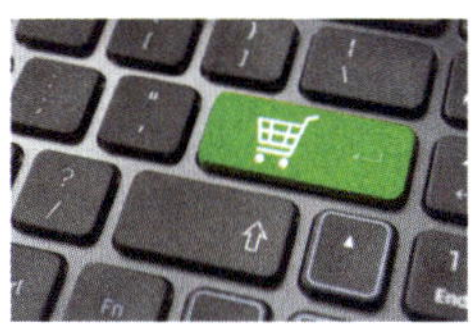	....	....

ACTIVITÉ 3 Les caractéristiques du commerce équitable

 # site internet
Commerce équitable France
www.commercequitable.org

6 Après avoir consulté le **site internet**,

6.1 Cochez la définition qui correspond au commerce équitable.

- ☐ Système permettant de suivre un produit alimentaire de son lieu de production jusqu'à son lieu de distribution.
- ☐ Forme de commerce mondial qui a pour objectif de payer un prix décent aux producteurs du Sud, de protéger les droits fondamentaux des personnes et de respecter l'environnement.

6.2 Complétez le tableau.

	Pour les consommateurs	Pour les producteurs
Avantages du commerce équitable (ALTER ECO COMMERCE ÉQUITABLE)	....	....

7 À partir du **site internet** et de vos connaissances, **indiquez** les caractéristiques du label suivant.

 # site internet
Les labels du commerce équitable
foucherconnect.fr/18pc034

Producteurs Paysans
www.SPP.coop®

....
....
....
....

ACTIVITÉ 4 Les critères de choix d'un produit lors de l'achat

8 À partir du **document C**,

8.1 Renseignez le tableau.

Type de produits	Critères de choix	
	Premier critère	Deuxième critère
Produit alimentaire	....	....
Équipement high-tech	....	....

8.2 Formulez un commentaire.

....

....

DOC C Les critères de choix pour l'achat de produits

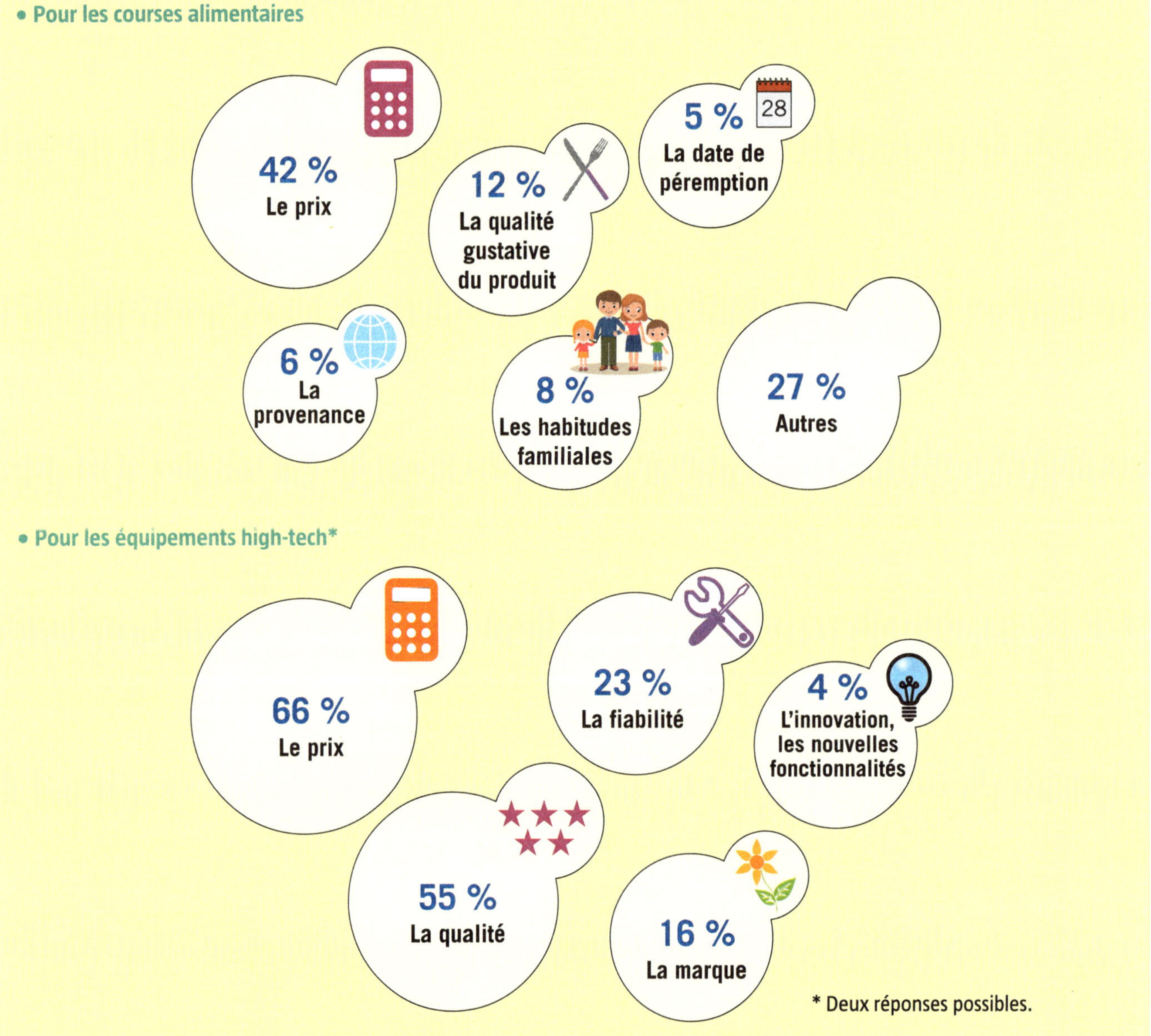

* Deux réponses possibles.

Source : « Les Français et leur budget dédié à l'alimentation », « Les Français et leur budget Technologies », enquêtes menées par Opinion Way, 2016-2017.

ACTIVITÉ 5 L'étiquetage d'un produit alimentaire

9 À partir du **document D**, **identifiez** les mentions obligatoires portées sur l'étiquette du produit alimentaire en reportant dans chaque cercle le numéro concerné.

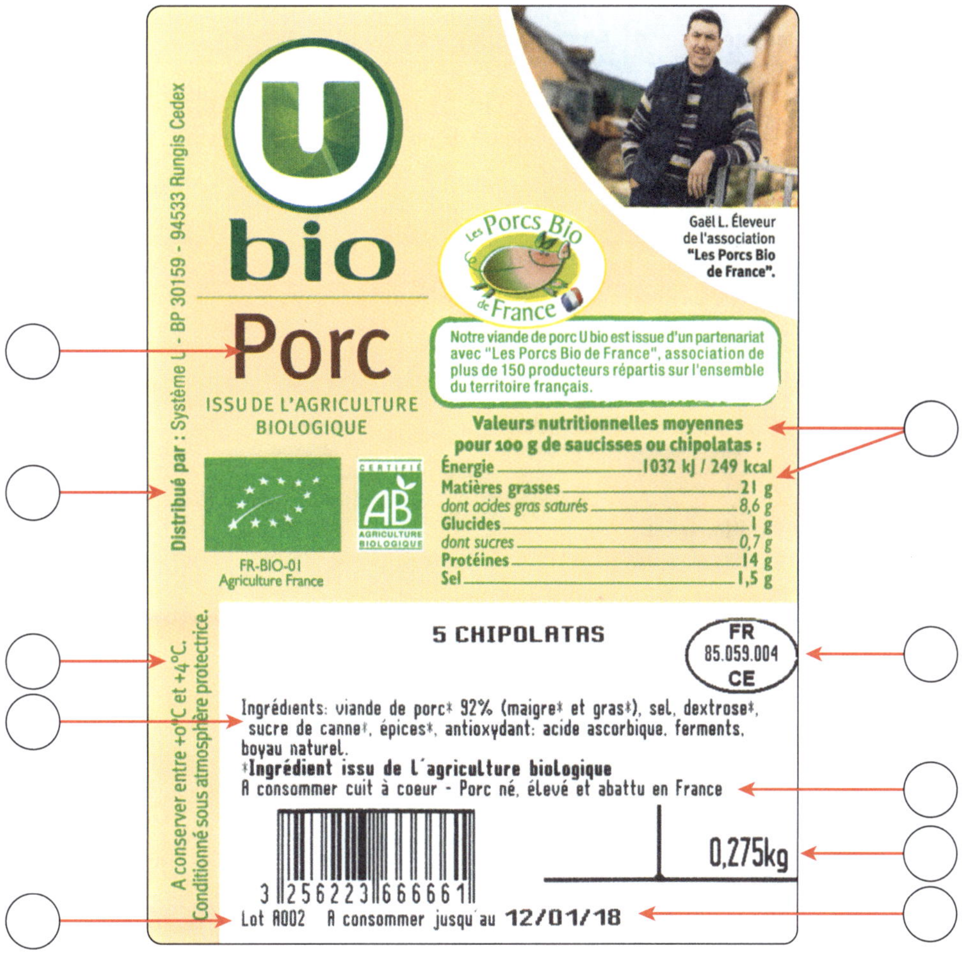

10 À partir du **document D** et du **site internet**, **indiquez** la signification des deux sigles de qualité qui figurent sur l'étiquette de ce produit alimentaire.

 # site internet
Site de la DGCCRF
foucherconnect.fr/18pc035

Étiquette alimentaire	Signes de qualité	Signification
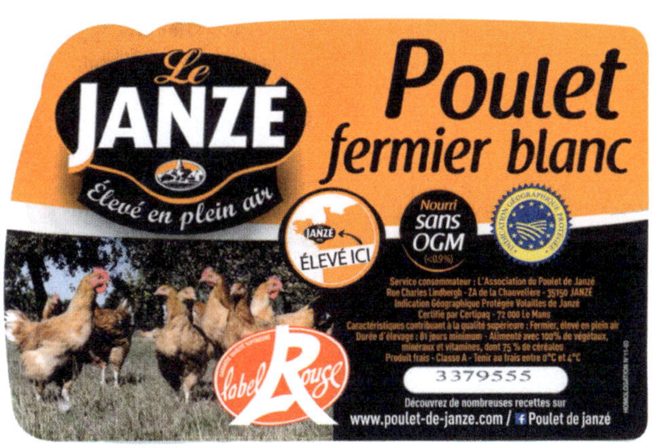	Label Rouge	....
	Indication Géographique Protégée	....

DOC D Les informations portées sur l'étiquette d'un produit alimentaire préemballé

- **Les informations obligatoires**

1	La **dénomination de vente** : le nom du produit.
2	La **liste des ingrédients** : ils sont énumérés par ordre décroissant de quantité avec les additifs. Est mentionné tout ingrédient présent dans le produit susceptible de provoquer des intolérances ou des allergies.
3	La **quantité nette de produit** (poids).
4	Le **nom** ou la raison sociale et l'adresse du fabricant ou du conditionneur ou du vendeur établi à l'intérieur de l'Union européenne.
5	L'**estampille sanitaire** (ou marque de salubrité).
6	La **date limite de consommation** (DLC) pour les produits périssables et les semi-conserves signalés par la mention « à consommer avant le... », la **date de durabilité minimale** (DDM) pour les produits non périssables signalés par la mention « à consommer de préférence avant le... ».
7	Le **numéro de lot de fabrication** (si nécessaire).
8	Les conditions particulières de **conservation** ou de stockage.
9	Le **lieu d'origine** ou de provenance.
10	Les **valeurs énergétiques et nutritionnelles.**

- **Les informations facultatives**

11	Le **code-barres**.
12	Le **service consommateur**.
13	Des **signes officiels** de la qualité alimentaire.

11 **Indiquez** l'intérêt d'apposer une étiquette sur l'emballage d'un produit alimentaire.

....

....

....

ACTIVITÉ 6 Les modes de paiement

12 **Surlignez**, dans le **document E**, pour les différents modes de paiement :

– en vert, les avantages ;
– en rouge, les limites ou les inconvénients de leur utilisation.

13 À partir de la situation initiale et du **document E**,

13.1 **Nommez** le mode de paiement utilisé par Lucas pour régler ses achats.

....

13.2 **Proposez** un autre mode de paiement que peut utiliser Lucas pour régler ses achats.

....

DOC E Des modes de paiement

1 Les espèces

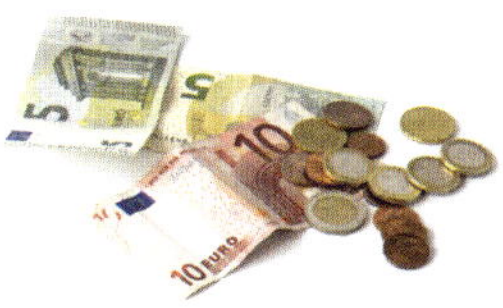

Pratiques pour les petits budgets et pour garder le contrôle de ses dépenses, les espèces permettent le règlement des achats d'un montant inférieur à 3 000 €.

2 Le chèque

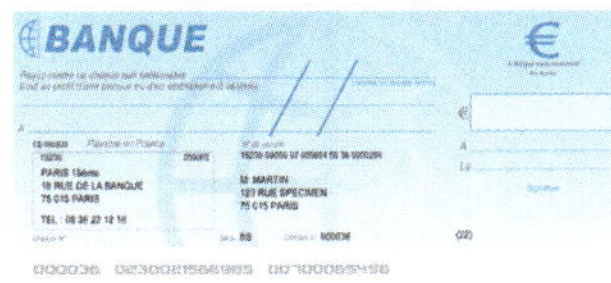

Le chèque évite d'avoir des sommes d'argent importantes sur soi. Tout compte doit être approvisionné pour émettre un chèque afin d'éviter l'interdiction bancaire.

3 La carte bancaire

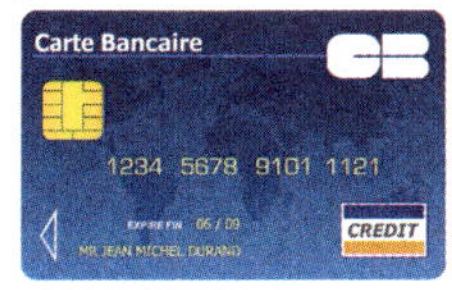

Délivrée contre une cotisation annuelle, la carte bancaire s'utilise avec un code confidentiel. Elle permet à la fois de retirer de l'argent dans les distributeurs et de régler ses achats chez les commerçants.

4 Le prélèvement automatique

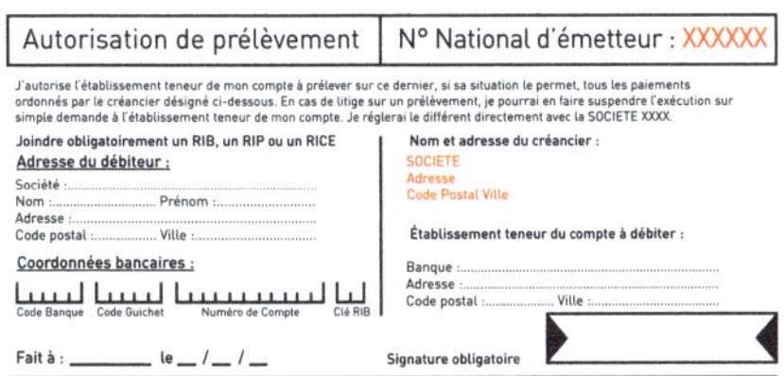

Il est facile à mettre en place et permet d'éviter les oublis ou les retards de paiement. En cas de désaccord sur le montant, il faut faire opposition.

5 Le titre interbancaire de paiement (TIP)

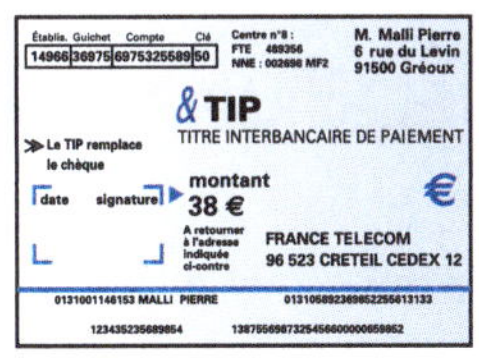

Le paiement reste à l'initiative du débiteur qui peut contrôler la somme due. Il permet de régler ses factures sans faire de chèque ; il est facile à remplir puisqu'il suffit de le dater, de le signer et de l'envoyer à l'adresse indiquée. Il n'évite pas les retards ou les oublis de paiement.

6 La carte privative

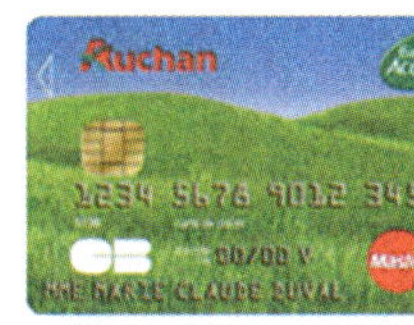

Carte payante liée à la banque du magasin qui la propose, elle permet de bénéficier d'avantages dans le magasin concerné. Elle donne la possibilité d'utiliser une réserve d'argent soumise à un taux de crédit élevé.

PROPOSER DES SOLUTIONS

14 À partir de ces deux produits alimentaires, **entourez** celui adapté aux besoins de Lucas et **justifiez**.

Justification : ....

....

Produit alimentaire n° 1	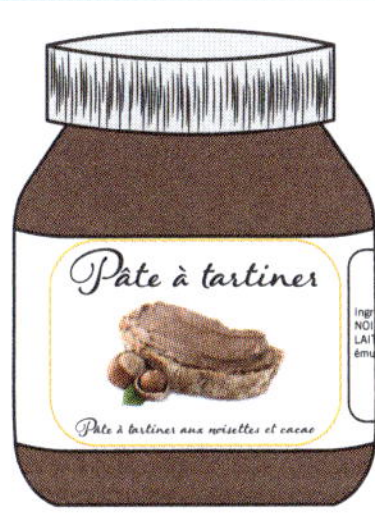	**Ingrédients** : sucre, huile de palme, NOISETTES 13 %, cacao maigre 7,4 %, LAIT écrémé en poudre 6,6 %, LACTOSERUM en poudre, émulsifiants : lécithine (SOJA), vanilline. Sans gluten.
Produit alimentaire n° 2	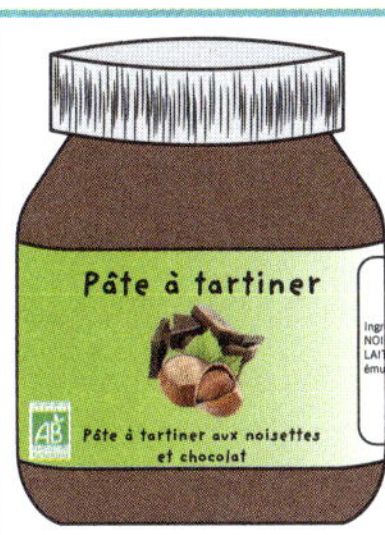	**Ingrédients** : sucre de canne*, huile de tournesol*, chocolat* 16,5 % (sucre de canne*, poudre de cacao maigre*, beurre de cacao*), purée de **noisettes*** 10 %, poudre de **lait** écrémé*, farine de **soja***, émulsifiants : lécithine (**soja**), extrait de vanille Bourbon*. * Produits issus de l'agriculture biologique. Peut contenir des traces d'autres **fruits à coque** et **lupin**.

MÉMO 9 Les achats

1. Les circuits commerciaux, les lieux et les systèmes d'achat

Le circuit commercial permet aux fabricants et aux producteurs de vendre leurs produits. Il se distingue par son nombre d'intermédiaires.

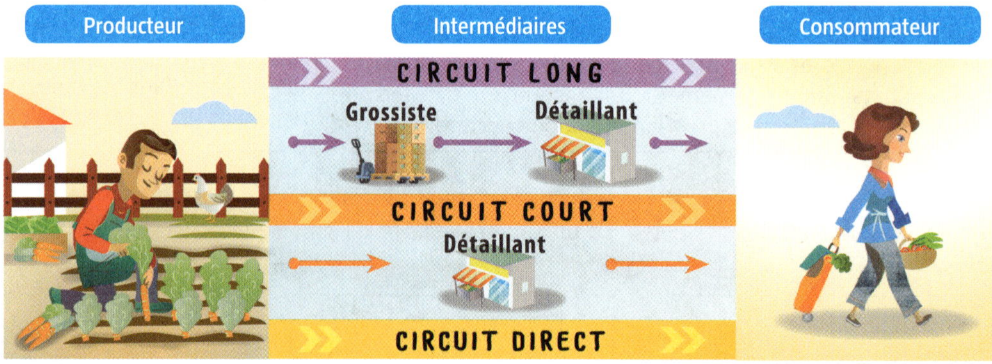

Les lieux d'achat du consommateur

- Les **grandes surfaces** qui proposent un choix important de produits.
- Les **commerces de proximité** souvent spécialisés.
- Les **commerces en ligne**.

Les caractéristiques du commerce équitable

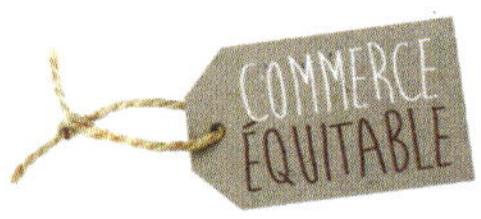

- Une meilleure rémunération pour les producteurs du Sud
- Des producteurs qui décident de leur avenir
- Un environnement respecté
- Des produits de qualité

2. Les achats

Les critères de choix de l'achat d'un produit

Ils **varient** d'un consommateur à l'autre selon le produit acheté : le prix, la qualité, la couleur, la marque...

L'étiquetage d'un produit alimentaire

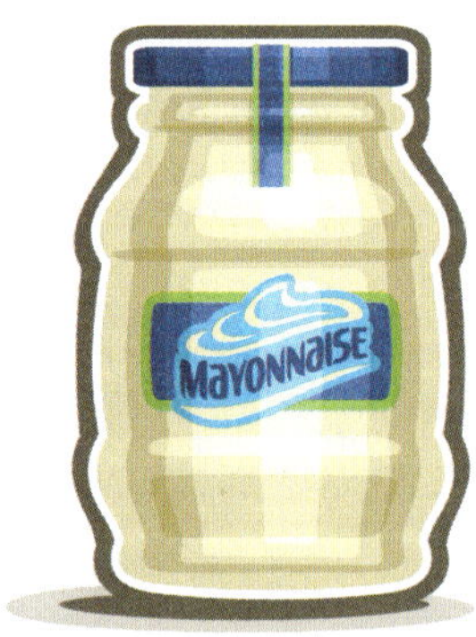

Les **mentions obligatoires** d'une étiquette :
- dénomination de vente,
- liste des ingrédients,
- quantité nette de produit,
- date limite de consommation (DLC) ou date de durabilité minimale (DDM),
- nom ou raison sociale du fabricant,
- numéro de lot de fabrication,
- valeurs énergétique et nutritionnelle,
- estampille sanitaire sur les produits d'origine animale,
- origine du produit,
- conditions particulières de stockage.

3. Les modes de paiement

- Espèces
- Chèque
- Carte bancaire
- Prélèvement automatique
- Titre interbancaire de paiement (TIP)
- Carte privative

LE MÉMO RÉDIGÉ

foucherconnect.fr/18pc036

#qcm

8 questions pour réviser

foucherconnect.fr/18pc037

10

Les contrats et les assurances

Objectif : utiliser les systèmes de protection et de défense du consommateur

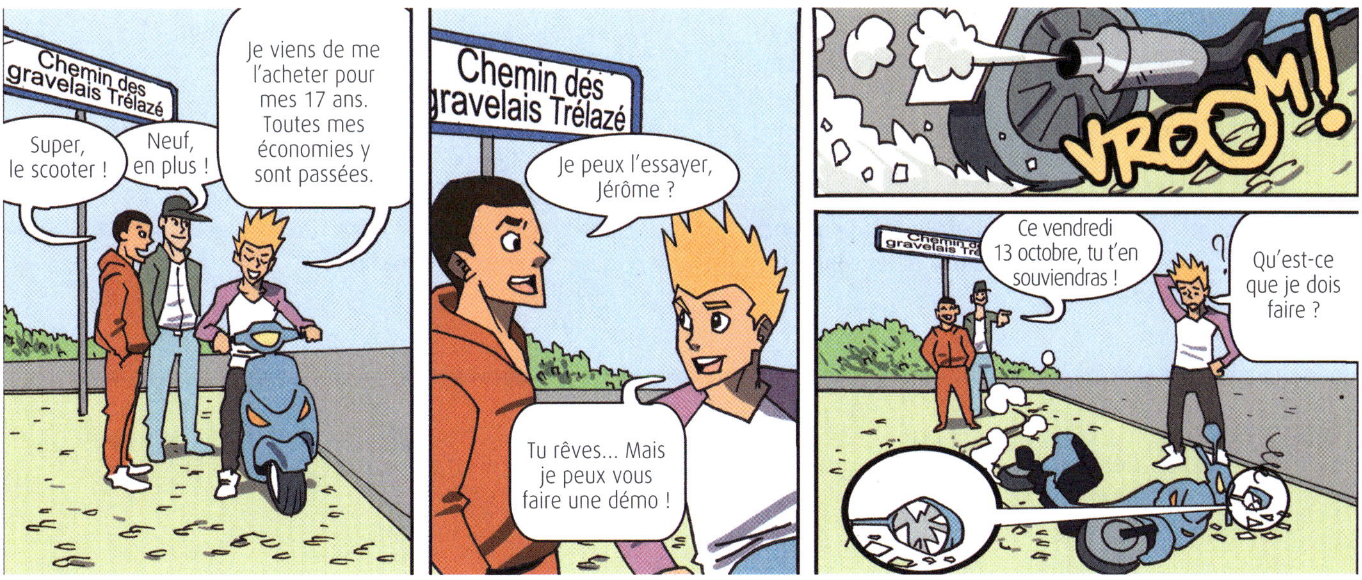
Chemin des gravelais Trélazé
Super, le scooter !
Neuf, en plus !
Je viens de me l'acheter pour mes 17 ans. Toutes mes économies y sont passées.
Chemin dés gravelais Trélazé
Je peux l'essayer, Jérôme ?
Tu rêves... Mais je peux vous faire une démo !
VROOM!
Ce vendredi 13 octobre, tu t'en souviendras !
Qu'est-ce que je dois faire ?

ANALYSER LA SITUATION

1 **Cochez** le problème posé dans la situation.

- ☐ Le choix d'une assurance.
- ☐ Les démarches en cas d'accident.
- ☐ La nature du permis pour conduire un scooter.

2 **Identifiez** les éléments de la situation.

Quoi ? *Que s'est-il passé ?* ›› ....

Qui ? *De qui s'agit-il ?* ›› ....

Où ? *Où cela s'est-il passé ?* ›› ....

Quand ? *Quand cela s'est-il passé ?* ›› ....

Comment ? *Comment cela s'est-il passé ?* ›› ....

Pourquoi ? *Pourquoi cela pose-t-il problème ?* ›› ....
....

Autre situation TEXTE

foucherconnect.fr/18pc109

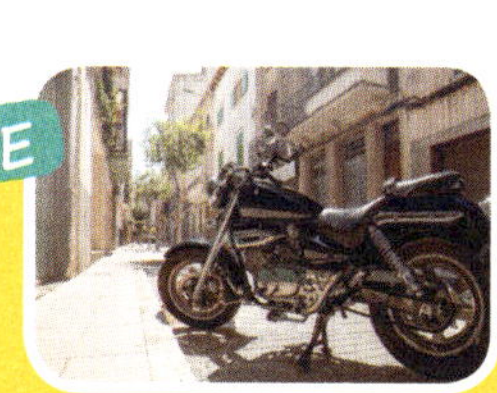

MOBILISER SES CONNAISSANCES

ACTIVITÉ 1 Les contrats de consommation

3 À partir du **document A**, **nommez** les parties concernées par un contrat de consommation.

....

....

DOC A Les contrats de consommation

Un contrat de consommation est un accord par lequel le consommateur acquiert, loue, emprunte ou se procure une marchandise ou des prestations de services auprès d'un professionnel. Ce contrat peut être oral si la valeur du bien n'excède pas 750 €.
Différents types de contrats sont proposés au consommateur :
– le contrat de vente qui récapitule l'accord du vendeur et de l'acheteur sur le bien, le prix et les conditions de vente et atteste la vente ;
– le contrat de location qui fixe les conditions de la location à respecter entre le propriétaire et le locataire ;
– le contrat de location avec option d'achat (LOA), également appelé location avec promesse de vente, crédit-bail ou leasing, qui permet à un consommateur de disposer d'un bien, en payant chaque mois un loyer, et, à la fin du contrat, de l'acheter à un prix déterminé ou de le restituer.

4 **Indiquez**, dans chaque bulle, le numéro du contrat dont il s'agit en vous aidant de la liste suivante :
1 contrat de vente
2 contrat de location
3 contrat de location avec option d'achat.

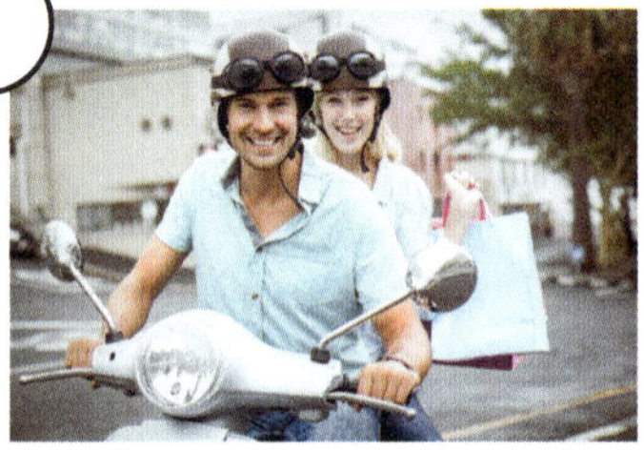
Karim et Louisa viennent d'acheter un scooter.

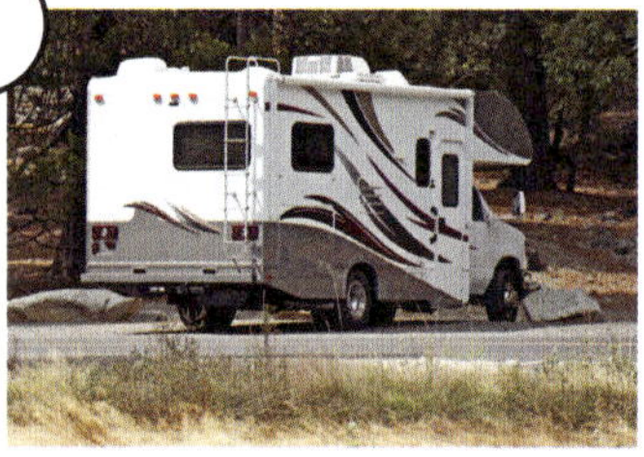
Éva et Léo ont fait l'acquisition d'un camping-car. Ils vont verser un loyer mensuel durant deux ans et le solde à l'issue de cette période.

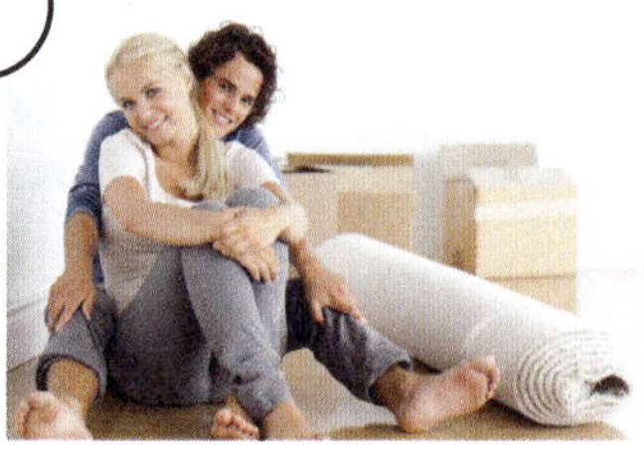
Nicolas et Karina emménagent dans un T3. Ils ont signé un contrat de location pour trois ans.

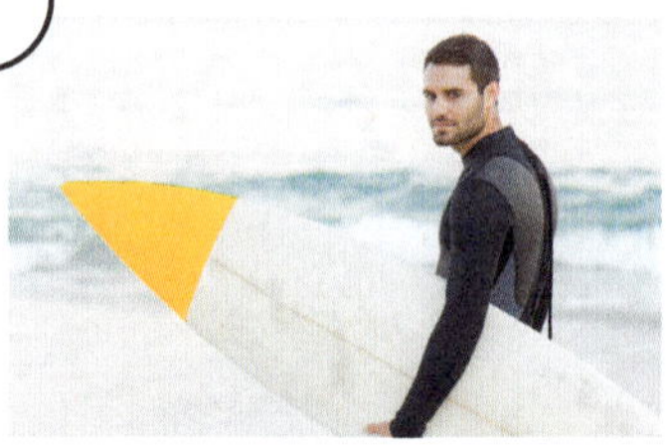
Arthur a loué une planche de surf pour la journée.

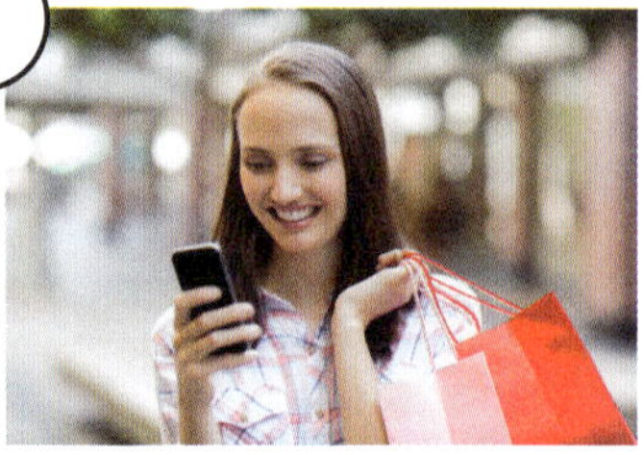
Alice vient de souscrire un abonnement de téléphonie mobile pour deux ans.

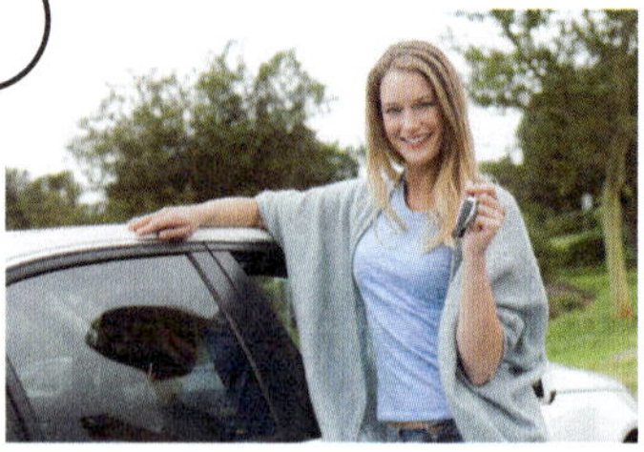
Zelda vient de louer une voiture. Elle a signé un contrat qui l'engage à acheter la voiture à la fin de la location.

5 **Reliez** chaque obligation du contrat de vente à la personne concernée.

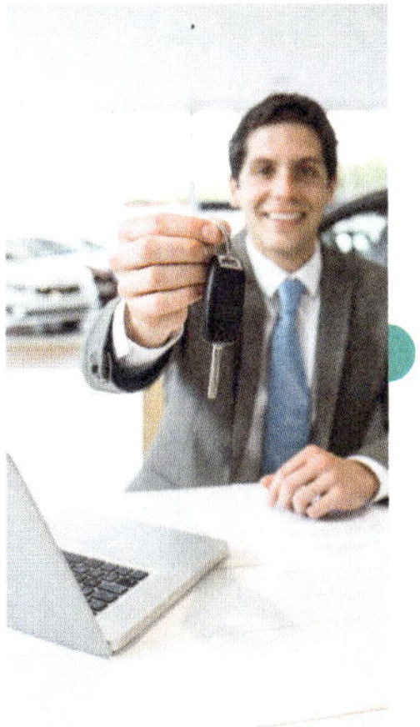

Vendeur

- Payer le produit acheté aux jour et lieu prévus.
- Délivrer le produit à l'origine du contrat.
- Garantir la qualité du produit acheté.
- Prendre livraison du produit acheté aux jour et lieu prévus.
- Délivrer toutes les informations sur le produit : nature, prix, etc.
- Respecter la nature de la commande.

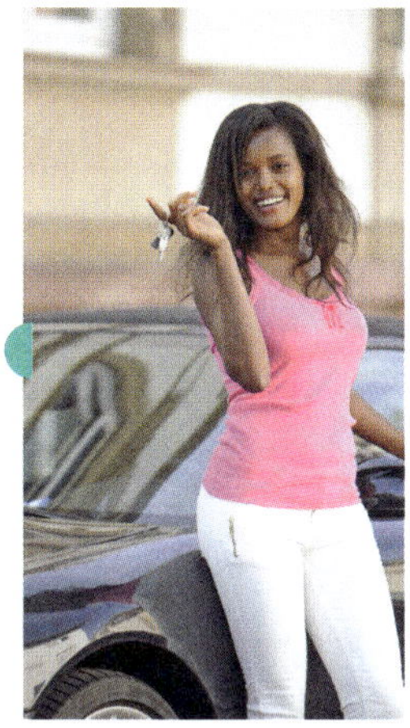

Cliente

6 À partir du **document B**,

6.1 **Nommez** le type de règlement dont il s'agit.

....

6.2 **Indiquez** l'intérêt de ce type de règlement.

....

DOC B Le règlement des litiges à l'amiable

Le consommateur a un **litige** avec un professionnel suite à un achat.

↓

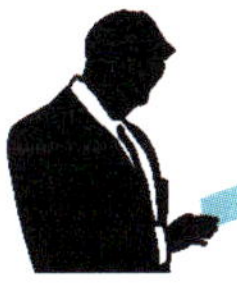

Contacter le professionnel et lui exposer **par écrit** (lettre recommandée avec accusé réception) les faits et les attentes.

↙ ↘

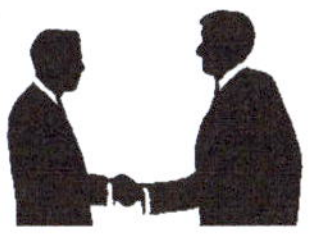

Accord du professionnel pour régler le litige.

Absence ou refus de réponse du professionnel pour régler le litige.

↓

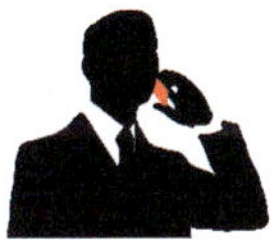

Contacter le **médiateur** dont le champ de compétences correspond au litige.

↙ ↘

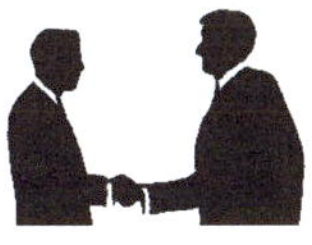

Résolution du litige.

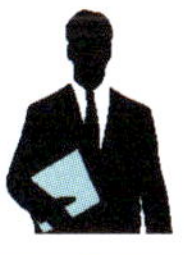

Litige non résolu.
Dans ce cas, une action en justice pourra être menée.

Le médiateur peut être le conciliateur de justice ou les services de la direction départementale de la protection des populations (DDPP).

ACTIVITÉ 2 Les assurances

7 À partir du **document C**,

7.1 Indiquez le principe sur lequel repose l'assurance.

....

7.2 Complétez le schéma en reportant dans chaque encadré les termes notés en gras.

DOC C Le principe de l'assurance

L'assurance est un service qui fait appel à la solidarité. Le contrat d'assurance est un contrat par lequel un organisme dit assureur s'engage envers un assuré à lui verser des indemnités en cas de sinistre. En contrepartie, l'assuré verse une somme d'argent appelée prime d'assurance pour garantir des risques déterminés dans le contrat.

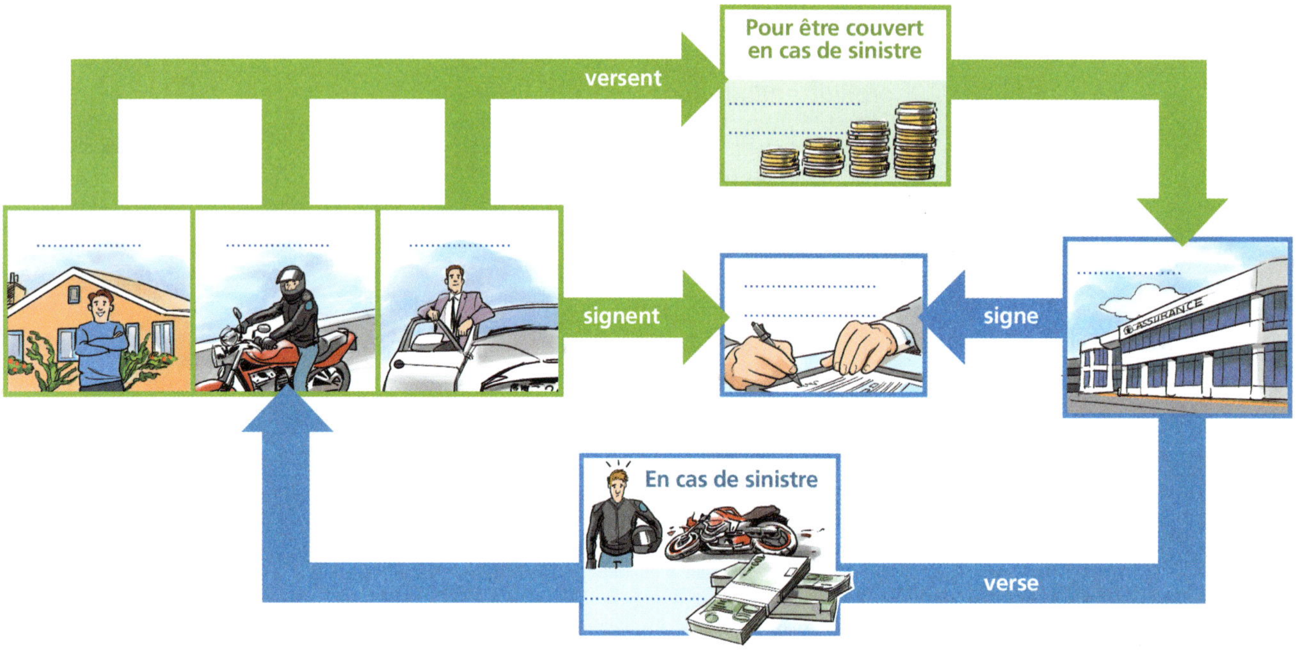

8 À partir du **document D** et de la **vidéo**, **nommez** l'assurance automobile :

– obligatoire : ....

– facultative qui garantit une indemnisation quasi-totale : ....

....

 # vidéo
L'assurance au tiers et l'assurance tous risques, comment ça marche ? - 2,23 min
foucherconnect.fr/18pc038

9 **Surlignez**, dans le **document D**, l'assurance obligatoire pour un locataire.

DOC D Les assurances obligatoires et les assurances facultatives

- Certaines assurances sont obligatoires :
  – l'assurance responsabilité civile vie privée : elle correspond à l'obligation de réparer le dommage corporel et/ou matériel causé à autrui ;
  – l'assurance habitation : elle couvre tous les dommages causés par le locataire au propriétaire (incendie, dégât des eaux). C'est la garantie risques locatifs ;
  – l'assurance automobile (assurance au tiers encore appelée garantie responsabilité civile) : elle couvre les dommages que le véhicule assuré peut occasionner à une personne ou à ses biens. Le conducteur du véhicule et le responsable de l'accident ne sont pas indemnisés pour les dommages qu'ils ont subis.
- Des assurances facultatives (assurance décès...) peuvent compléter les assurances obligatoires. Par exemple, le propriétaire d'un véhicule peut souhaiter opter pour une garantie plus étendue des risques que celle proposée par l'assurance au tiers. Dans ce cas, il peut choisir « l'**assurance tous risques** ». Celle-ci prévoit le remboursement de tous les dommages subis par son véhicule, quel que soit le type de responsabilité du conducteur ou quel que soit le type d'accident.

10 **Surlignez**, dans le **document E**, pour chaque sinistre, les délais à respecter pour transmettre la déclaration à l'assureur.

11 À partir du **document E**, **indiquez** où l'on peut se procurer un constat amiable « constat européen d'accident ».

....

DOC E Les démarches à effectuer en cas de sinistre

Sinistre	Démarches
Accident automobile 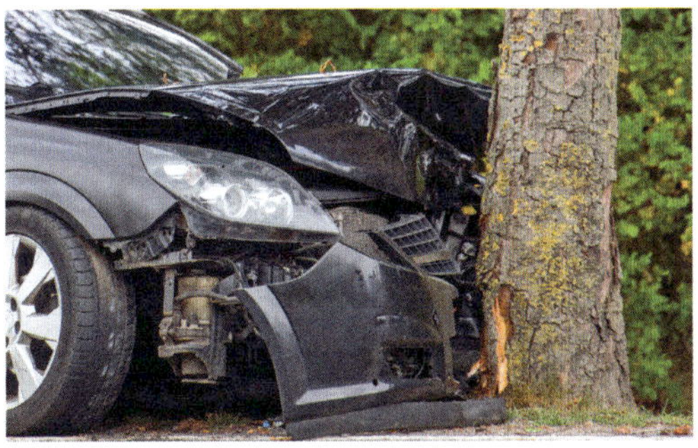	Remplir un constat amiable « constat européen d'accident » (remis par l'assureur à la signature du contrat) et lui transmettre dans les cinq jours par lettre recommandée avec accusé de réception. En cas de blessure, faire établir par l'hôpital ou le médecin un certificat médical précisant les dommages.
Dégât des eaux 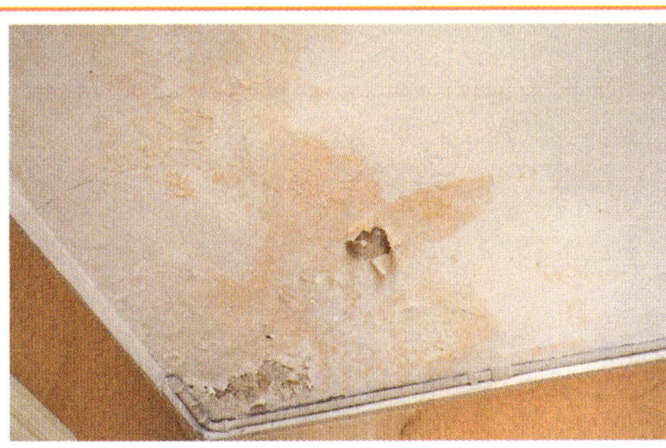	Remplir un constat amiable « dégât des eaux » disponible auprès de l'assurance et le transmettre dans les cinq jours par lettre recommandée avec accusé de réception. Prévenir le propriétaire si vous êtes locataire.
Vol 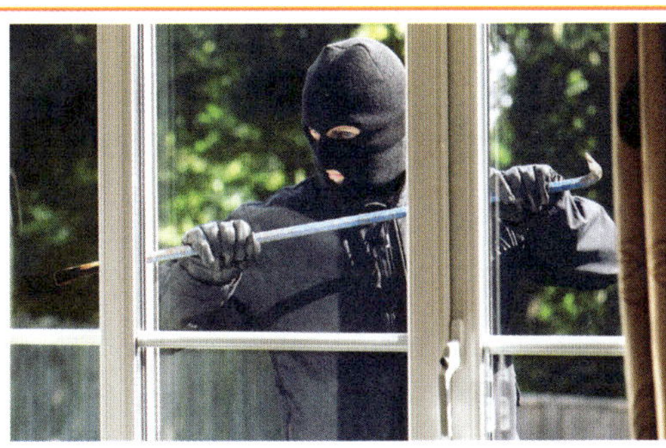	Déposer une plainte dans un commissariat ou une gendarmerie dans les 24 heures. Déclarer ce vol auprès de l'assureur dans les deux jours pour pouvoir être indemnisé, en lui transmettant une copie du récépissé ou du procès-verbal de plainte.

PROPOSER DES SOLUTIONS

12 **Nommez** et **justifiez** l'assurance que Jérôme doit avoir souscrit à l'achat de son scooter pour être indemnisé suite à son accident.

....

....

13 **Indiquez** les démarches à effectuer par Jérôme après son accident pour être indemnisé.

....

....

1. Les contrats de consommation

Les différents types de contrat

Contrat de vente	Contrat de location	Contrat de location avec option d'achat
• J'achète.	• Je loue.	• Je loue pour le moment, j'achèterai peut-être plus tard.

Les droits et les obligations en matière de vente

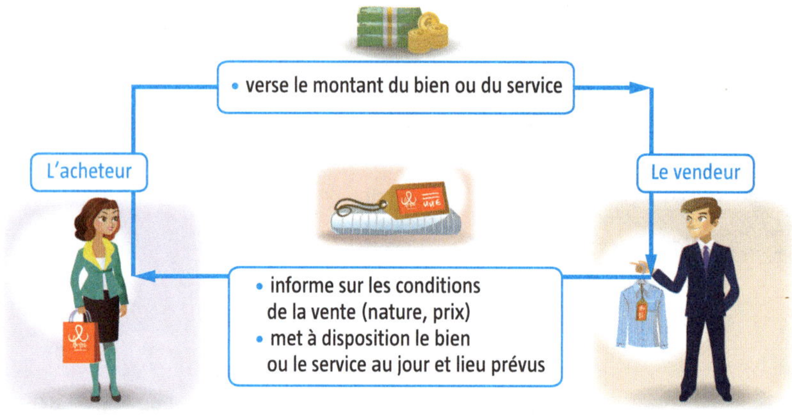

En cas de litige, le consommateur peut le régler **à l'amiable** en contactant directement le professionnel. Si celui-ci refuse, il peut alors faire intervenir un **médiateur**.

2. Les assurances

L'assurance repose sur le **principe de la solidarité**.

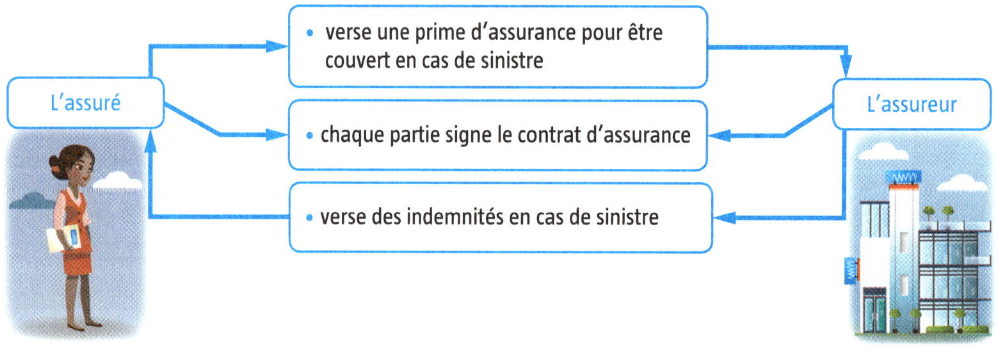

Les assurances obligatoires et facultatives

Assurances obligatoires

- Assurance responsabilité civile vie privée.
- Assurance habitation.
- Assurance automobile (assurance au tiers ou garantie responsabilité civile).

Assurances facultatives

- Assurance automobile tous risques.
- Assurance vie.

En cas de sinistre (vol, accident, dégât des eaux), faire une **déclaration** à son assurance en respectant les délais et la marche à suivre.

LE MÉMO RÉDIGÉ

foucherconnect.fr/18pc039

#qcm

8 questions pour réviser

foucherconnect.fr/18pc040

La protection et la défense du consommateur

11

Objectif : s'informer sur les moyens de défense et de protection du consommateur

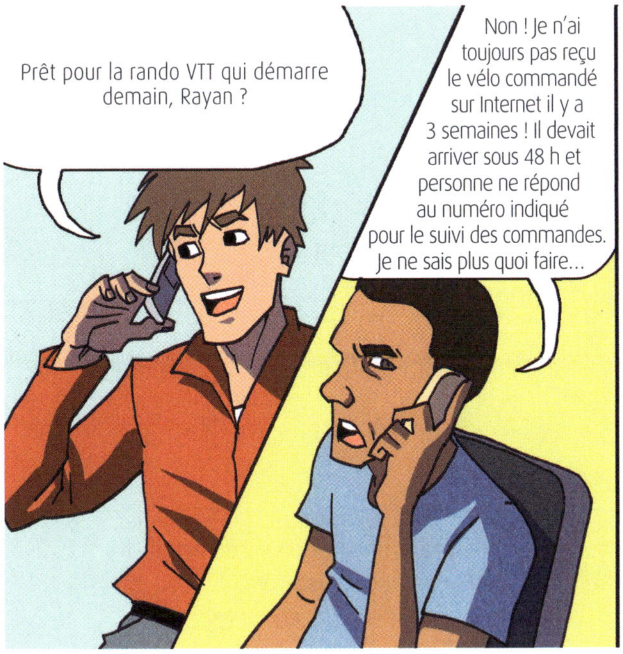
Prêt pour la rando VTT qui démarre demain, Rayan ?
Non ! Je n'ai toujours pas reçu le vélo commandé sur Internet il y a 3 semaines ! Il devait arriver sous 48 h et personne ne répond au numéro indiqué pour le suivi des commandes. Je ne sais plus quoi faire...

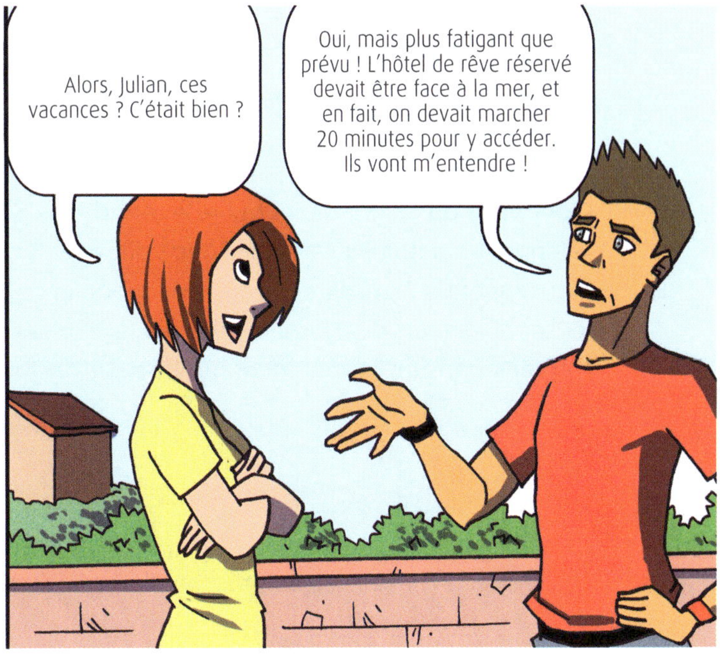
Alors, Julian, ces vacances ? C'était bien ?
Oui, mais plus fatigant que prévu ! L'hôtel de rêve réservé devait être face à la mer, et en fait, on devait marcher 20 minutes pour y accéder. Ils vont m'entendre !

ANALYSER LA SITUATION

1 **Cochez** le problème posé dans les deux situations.

- ☐ Les consommateurs face aux dangers liés à la circulation en VTT.
- ☐ Le choix d'un lieu de vacances.
- ☐ Les consommateurs face à un litige lié à la consommation.

2 **Cochez** la nature du litige liée à chaque situation.

	Rayan 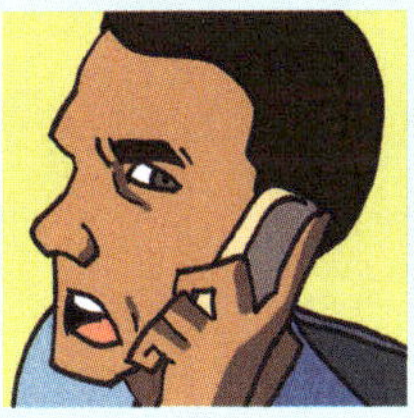	Julian 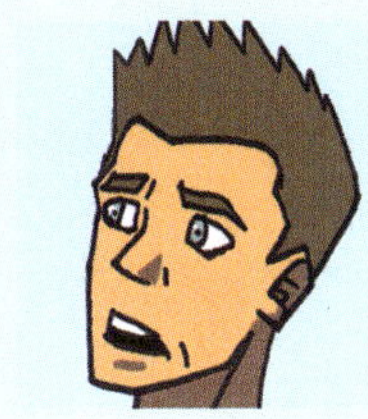
Délai de livraison non respecté		
Publicité mensongère		

MOBILISER SES CONNAISSANCES

ACTIVITÉ 1 Les organismes et les associations d'information et/ou de défense des consommateurs

3 À partir du **document A** et de la **vidéo**, **citez** quatre missions de la DGCCRF.

 # vidéo
Les missions de la DGCCRF
- 1,40 min
foucherconnect.fr/18pc041

4 À partir du **document A**,

4.1 Nommez l'organisme qui vérifie le bon fonctionnement de la concurrence entre les entreprises.

4.2 Cochez la ou les missions qui relèvent de la DDPP.

- ☐ Défendre un automobiliste qui a une contravention pour stationnement gênant.
- ☐ Sanctionner un magasin qui vend des produits de contrefaçon.
- ☐ Réaliser des tests comparatifs de produits alimentaires.
- ☐ Intervenir dans un restaurant pour effectuer des prélèvements alimentaires suite à la plainte d'un client.

DOC A Les différentes structures de contrôle

En France, l'État garantit un haut niveau de protection aux consommateurs en assurant une importante mission de contrôle confiée à différents organismes sous l'autorité du ministère de l'Économie et des Finances.

Au niveau national

Direction générale de la concurrence, de la consommation et de la répression des fraudes

DGCCRF

Missions :
- **Vérification** de la loyauté de l'information fournie au consommateur.
- **Contrôle** de la bonne application des règles d'étiquetage, de composition et de dénomination des produits de toute nature.
- **Lutte** contre les falsifications et tromperies.

Au niveau régional

Direction régionale des entreprises, de la concurrence, de la consommation, du travail et de l'emploi

Liberté • Égalité • Fraternité
République Française

DIRECCTE

Missions :
- **Vérification** du bon fonctionnement de la concurrence entre les entreprises.
- **Coordination** et pilotage de l'action des DDPP.

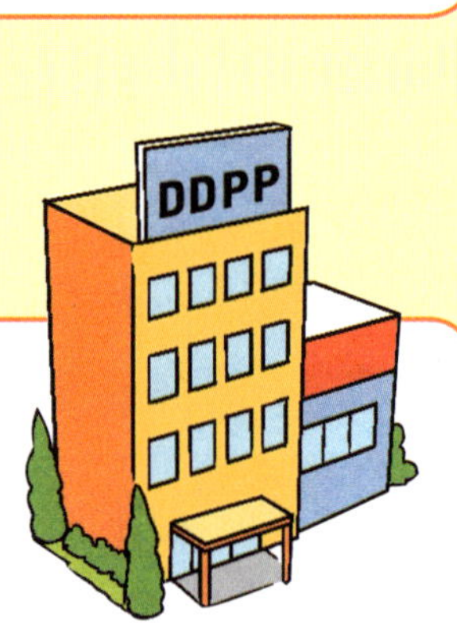

Au niveau départemental

Direction départementale de la protection des populations (DDPP)
ou DDCSPP (Direction départementale de la cohésion sociale et de la protection des populations)

Missions :
- **Conseils et informations** sur la réglementation en matière de qualité et sécurité de l'alimentation, protection de la santé animale, sécurité des consommateurs, protection de la vie économique des entreprises.
- **Relevés** des infractions signalées et **contrôles**.
- Pas d'intervention dans le règlement des litiges individuels des consommateurs.

5 **Surlignez**, dans le **document B**, les trois missions essentielles de l'INC.

6 À partir du **document B**, du **site internet** et de vos connaissances,

 # site internet
Site de l'INC
www.inc-conso.fr

6.1 Nommez :

– le magazine édité par l'INC : ....

– l'émission télévisée produite par l'INC : ....

6.2 Cochez la réponse exacte.

☐ L'INC est un organisme du secteur privé.
☐ L'INC est un organisme du secteur public.

DOC B L'Institut national de la consommation (INC)

L'INC est un établissement public national à caractère industriel et commercial au service de tous les consommateurs et de leurs associations.
Il informe les consommateurs sur leurs droits, procède à des essais comparatifs, à des études techniques pour obtenir l'amélioration ou le retrait de certains produits estimés dangereux. Il conduit également des actions de formation auprès des associations de consommateurs.
Il édite un magazine mensuel – *60 millions de consommateurs* –, et produit l'émission de télévision « Conso mag ». En revanche, il n'assure pas la défense des consommateurs. Pour toute information et documentation, le consommateur peut consulter le site internet www.inc-conso.fr.

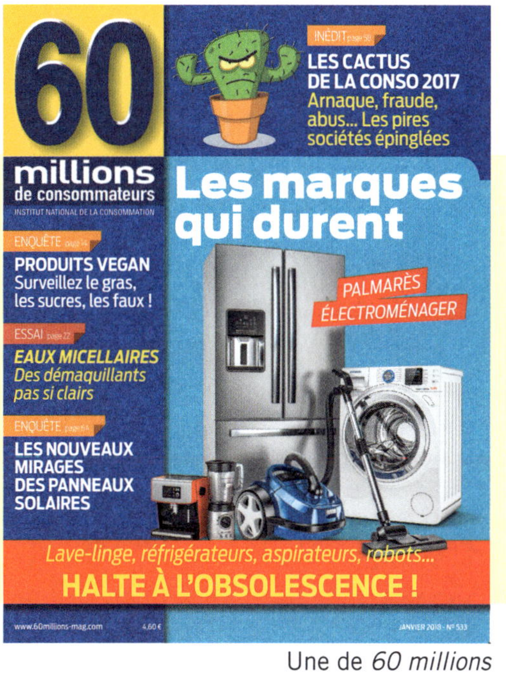

Une de *60 millions de consommateurs*

7 À partir du **document C**,

7.1 Cochez les missions exercées par les associations de consommateurs.

☐ Mission d'information auprès des consommateurs.
☐ Mission de répression vis-à-vis des consommateurs.
☐ Mission de défense en justice de l'intérêt des consommateurs.

7.2 Indiquez deux moyens utilisés par l'UFC-Que choisir pour informer les consommateurs.

– ....

– ....

8 À partir du **site internet** (rubrique « Nous contacter »), **recherchez** les coordonnées de l'association UFC-Que choisir la plus proche de chez vous.

 # site internet
Site de UFC-Que Choisir
www.quechoisir.org

....

DOC C Les associations de consommateurs

Dans le secteur privé, les consommateurs se regroupent en associations pour **représenter** et **défendre** leurs intérêts économiques et sociaux. Il existe des associations à vocation généraliste et des associations spécialisées (par exemple : défense des locataires, défense des usagers des services publics...).
Parmi elles, **UFC-Que choisir**, dont les domaines de compétences se situent autour des thèmes de la consommation et de l'environnement, a pour objectifs d'informer, de défendre les consommateurs et de représenter leurs intérêts collectifs auprès des pouvoirs publics et des professionnels devant les tribunaux. Elle édite une revue mensuelle de presse et chaque consommateur peut consulter son site internet www.quechoisir.org.

ACTIVITÉ 2 La sécurité sanitaire

9 À partir des **documents D** et **E**,

9.1 Nommez l'organisme qui assure la veille sanitaire au niveau :

– national :

– régional :

– départemental :

DOC D Un article de presse

28 CAS D'INTOXICATION ALIMENTAIRE À LA CANTINE

L'ARS a reçu un signalement de premiers cas d'une suspicion d'une toxi-infection alimentaire collective. Dès mardi après-midi 25 avril, les premiers maux de ventre et vomissements sont apparus chez les collégiens et les lycéens dans deux établissements scolaires. L'ARS et la Direction départementale de la protection des populations (DDPP) ont diligenté une inspection des locaux de restauration, vendredi après-midi.

Source : *Ouest-France*, 28/04/2017.

9.2 Indiquez l'action mise en œuvre dans le cadre de la veille sanitaire en cas d'intoxication alimentaire.

DOC E L'Agence nationale de santé publique (ANSP)

Parmi les missions qui lui sont attribuées, l'Agence nationale de santé publique est chargée de la veille sur les risques sanitaires menaçant les populations. Cette **veille sanitaire** correspond à l'ensemble des actions qui visent à recueillir, valider et analyser tous les signaux sanitaires et environnementaux pouvant représenter une menace de santé publique. Pour faciliter la mise en œuvre du système national de veille et de surveillance sanitaire, l'ANSP peut s'appuyer sur des cellules d'intervention en région, notamment les Agences régionales de santé (ARS).

Santé publique France

ars Agence Régionale de Santé

10 À partir du **document F**, **cochez** l'objectif du principe de précaution.

- ☐ Principe qui impose un arrêt de travail face à un danger réel et immédiat entraînant des conséquences pour la santé mentale du sujet.
- ☐ Principe qui impose de définir des mesures immédiates face à un possible danger pour la santé humaine, animale, végétale ou pour la protection de l'environnement.

DOC F Le principe de précaution

Contrairement au principe de prévention qui s'applique dans un contexte de certitude (on connaît les risques qui sont clairement identifiés, et la seule chose qu'on ne sait pas est le moment où ils vont se produire), le principe de précaution s'applique dans un contexte d'incertitude. On a identifié des risques possibles, mais il n'y a pas de preuves scientifiques suffisantes pour qu'ils soient avérés, principalement dans le domaine de l'environnement et de la santé. Cette précaution est donc prise même si la preuve formelle d'un lien de cause à effet entre cette activité ou ce produit et les conséquences redoutées n'a pu être établie.

11 À partir du **document F**, dans le tableau,

11.1 Cochez, pour chaque exemple d'action, s'il s'agit d'un principe de précaution.

11.2 Justifiez dans le tableau la mise en application du principe de précaution.

11.3 Indiquez l'action mise en place pour appliquer le principe de précaution.

....

....

Exemples d'action		Principe de précaution	Justification (si oui)
❶ Une procédure de suspension de la commercialisation de l'Uvestérol D a été engagée le 4 janvier 2017 après le décès d'un nourrisson. Cette décision a été prise par l'Agence nationale de sécurité du médicament et des produits de santé (ANSM). Celle-ci voit un « lien probable » entre ce produit et la mort du nourrisson de dix jours qui avait reçu une dose de ce médicament.	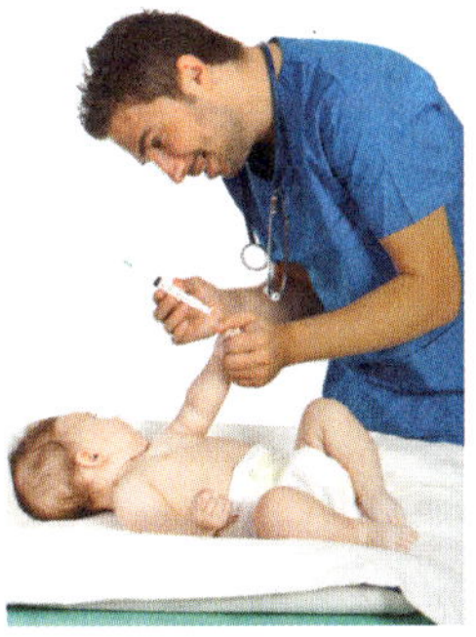	☐ Oui ☐ Non	
❷ Depuis le 22 mars 2017, tous les enfants à vélo de moins de 12 ans, qu'ils pédalent ou qu'ils soient passagers, doivent porter un casque certifié.	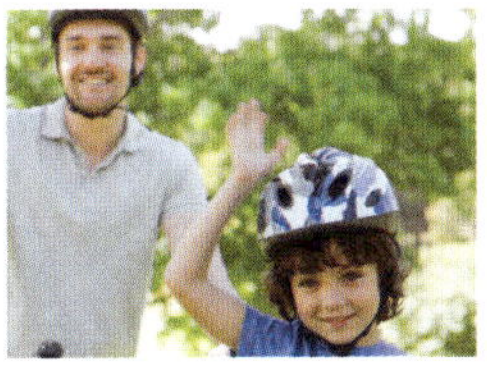	☐ Oui ☐ Non	
❸ Malgré les doutes importants qui pèsent et le défaut de preuves irréfutables, les députés ont voté une interdiction d'utiliser à partir de 2018 des néonicotinoïdes, cette famille de pesticides reconnus nocifs pour les abeilles et les insectes pollinisateurs et, plus généralement, pour l'environnement et la santé.	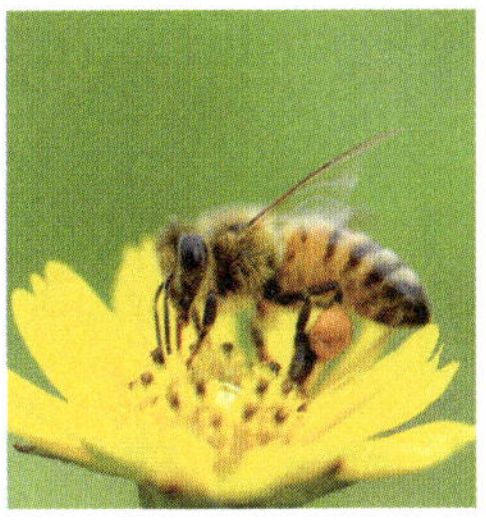	☐ Oui ☐ Non	
❹ Une réglementation impose le non-accès des piscines privées aux enfants de moins de cinq ans. Des dispositifs physiques et des alarmes doivent être installés selon les normes en vigueur.	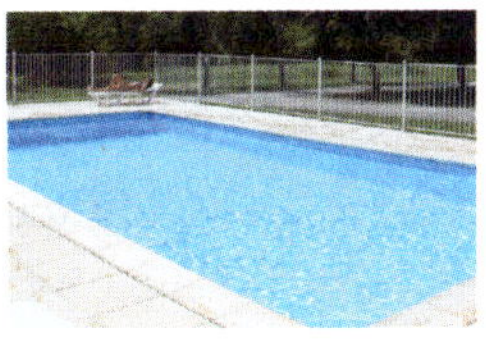	☐ Oui ☐ Non	

PROPOSER DES SOLUTIONS

12 Renseignez le tableau en indiquant le nom des organismes qui vont conseiller et informer Rayan et Julian, et ceux qui vont les défendre suite à leur litige.

Les organismes qui conseillent et informent	Les organismes qui défendent et règlent les litiges

La protection et la défense du consommateur

1. Les organismes et les associations d'information et/ou de défense des consommateurs

Les organismes publics

Au niveau national	Au niveau régional	Au niveau départemental
Direction générale de la concurrence, de la consommation et de la répression des fraudes (DGCCRF)	Direction régionale des entreprises, de la concurrence, de la consommation, du travail et de l'emploi (DIRECCTE)	Direction départementale de la protection des populations (DDPP)

- **Rôles :** conseiller, informer et contrôler le respect des textes réglementaires qui protègent les consommateurs, les animaux et l'environnement.
  Elles n'interviennent pas pour régler les litiges individuels.

Institut national de la consommation (INC)

- **Rôles :** conseiller et informer les consommateurs grâce à des émissions télévisées, un magazine, un site internet.
  Il n'assure pas la défense des consommateurs.

Quelques organismes privés

Associations de consommateurs

- **Rôles :** informer, conseiller et défendre les consommateurs.

2. La sécurité sanitaire

La veille sanitaire : dispositif de contrôle des risques qui peuvent altérer l'état de santé, individuel ou collectif.

Quelques organismes de veille sanitaire : l'**Agence régionale de santé** (ARS) assure la veille sanitaire avec l'appui de **Santé publique France**, agence chargée notamment de la surveillance sanitaire.

Le principe de précaution

Risque → **Suspicion de risque**

→ **Risque avéré** Danger scientifiquement confirmé → **Principe de prévention**

→ **Pas de risque avéré** Danger scientifiquement plausible → **Principe de précaution**

LE MÉMO RÉDIGÉ

foucherconnect.fr/18pc042

#qcm

8 questions pour réviser

foucherconnect.fr/18pc043

Nom : ....

....

Prénom : ....

....

Date : ....

Évaluation 2

SITUATION

Anne fait ses courses tous les jours au supermarché. Elle est particulièrement attentive aux produits qu'elle achète. D'une part, parce qu'elle est allergique aux produits alimentaires à base d'arachide, et, d'autre part, parce qu'elle craint d'avoir un budget déficitaire à la fin du mois si elle achète des produits trop chers.

1 **Cochez** le problème posé dans la situation.

- ☐ La qualité des aliments.
- ☐ Le choix des produits alimentaires.
- ☐ Les lieux d'achat.

2 À partir de la situation, **indiquez** pour les produits achetés :

– le lieu d'achat : ....

– les deux critères d'achat : ....

....

3 **Annotez** l'étiquette de produit alimentaire et **entourez** les mentions obligatoires.

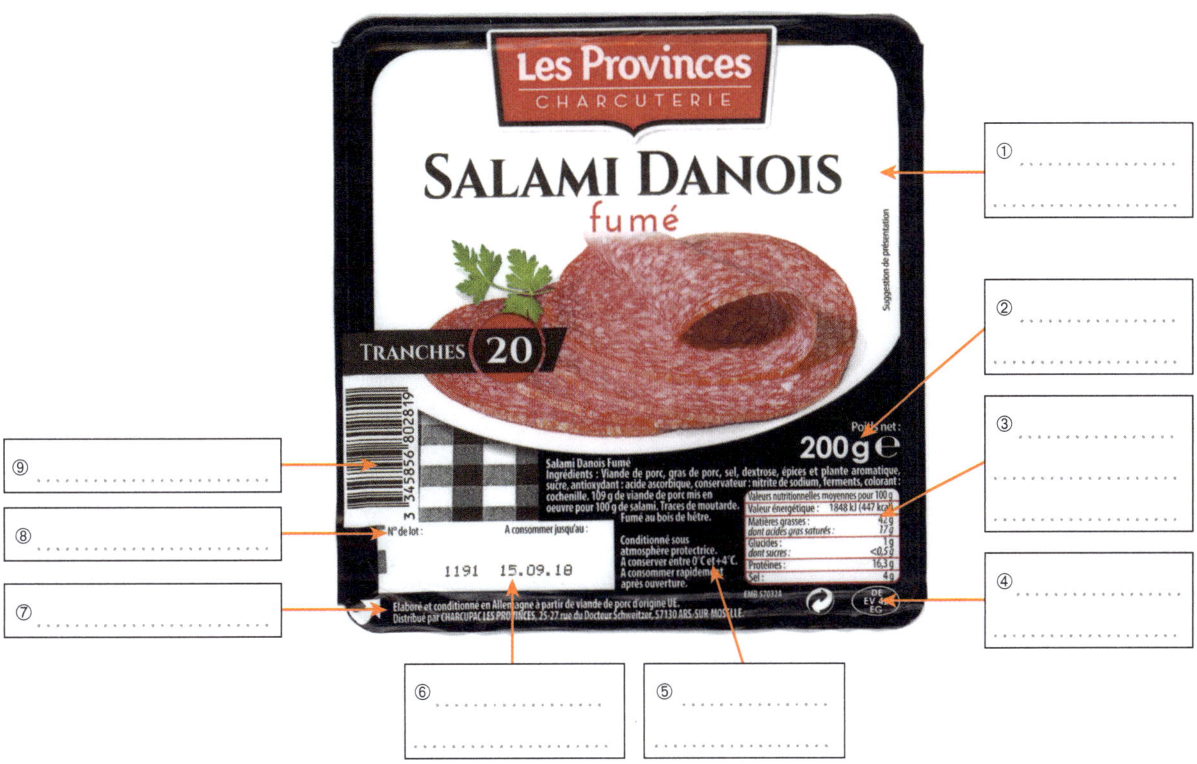

4 **Indiquez** l'intérêt du numéro du lot.

....

5 **Cochez** le circuit de distribution correspondant aux achats alimentaires d'Anne et **justifiez** votre réponse.

- ☐ Circuit direct.
- ☐ Circuit court.
- ☐ Circuit long.

6 **Citez** un avantage et un inconvénient des grandes surfaces.

Avantage :

Inconvénient :

7 **Nommez** le poste du budget qui correspond aux dépenses d'alimentation.

8 **Citez** deux autres dépenses pour ce poste.

9 **Définissez** un budget déficitaire.

10 À partir des critères de choix d'Anne, **entourez**, pour chaque produit, l'étiquette choisie et **justifiez**.

Boudoirs

n° 1 — 1,05 €

BOUDOIRS AUX ŒUFS FRAIS

INGRÉDIENTS

Sucre, farine de blé, œufs frais 29%, sirop de glucose - fructose de blé, poudre à lever : carbonate acide d'ammonium, protéines de lait, arôme, correcteur d'acidité : acide citrique.
Traces éventuelles d'arachide.

VALEURS NUTRITIONNELLES MOYENNES

POUR 100 g		POUR UN SACHET DE 10 BOUDOIRS SOIT 58,33g	
Energie :	1622 kJ soit 383 kcal	Energie :	946 kJ soit 223 kcal
Protéines :	7,9 g	Protéines :	4,6 g
Glucides :	79,7 g	Glucides :	46,5 g
Lipides :	3,6 g	Lipides :	2,1 g

n° 2 — 1,05 €

Boudoirs aux œufs frais

Ingrédients

Sucre, farine de blé, œufs frais 29%, sirop de glucose - fructose de blé, poudre à lever : carbonate acide d'ammonium, protéines de lait, arôme, correcteur d'acidité : acide citrique.

Valeurs nutritionnelles

	Pour 1 sachet de 58 g environ :	Pour 100 g :
énergie :	966 kJ / **228 kcal**	1668 kJ / **394 kcal**
graisses	2,7 g	4,7 g
dont acides gras saturés	*0,6 g*	*1 g*
glucides	46,3 g	79,9 g
dont sucres	*31,6 g*	*54,5 g*
fibres alimentaires	1 g	1,7 g
protéines	4,2 g	7,2 g
sel	0,05 g	0,09 g

Justification :

Potage

n° 1 — 1,71 €

Mouliné de légumes variés

Ingrédients

Légumes 45,5% (pommes de terre, carottes, oignons, céleri-rave, choux-fleurs, navets, poireaux, haricots verts), eau, lait entier en poudre reconstitué, amidon transformé de maïs, beurre, sel, persil, arôme naturel, extrait de levure, arôme naturel de poivre.

Valeurs nutritionnelles

	Pour 1 brique de 30 cl :	Pour 100 ml :
énergie :	455 kJ / **108 kcal**	152kJ/**36kcal**
graisses	3 g	1 g
dont acides gras saturés	*2,1 g*	*0,7 g*
glucides	17,1 g	5,7 g
dont sucres	*2,1 g*	*0,7 g*
fibres alimentaires	1,5 g	0,5 g
protéines	2,4 g	0,8 g
sel	2,3 g	0,78 g

n° 2 — 1,80 €

Velouté de Légumes

Ingrédients

Légumes 52,8% (purée de tomate à base de concentré, carotte, courgette, oignon, poivron rouge, céleri-rave, poireau, haricot vert), eau, huile d'olive vierge extra, amidon transformé de maïs, sel, sucre, basilic, arômes naturels, extrait de levure, ail, lait écrémé en poudre.

Valeurs nutritionnelles

	Pour 1 briquette de 30 cl :	Pour 100 ml :
énergie :	453 kJ / **108 kcal**	151 kJ / **36 kcal**
graisses	4,5 g	1,5 g
dont acides gras saturés	*0,6 g*	*0,2 g*
glucides	12,6 g	4,2 g
dont sucres	*7,8 g*	*2,6 g*
fibres alimentaires	3,3 g	1,1 g
protéines	2,7 g	0,9 g
sel	2,4 g	0,8 g

Justification :

La formation initiale

12

Objectif : différencier les deux voies de la formation initiale

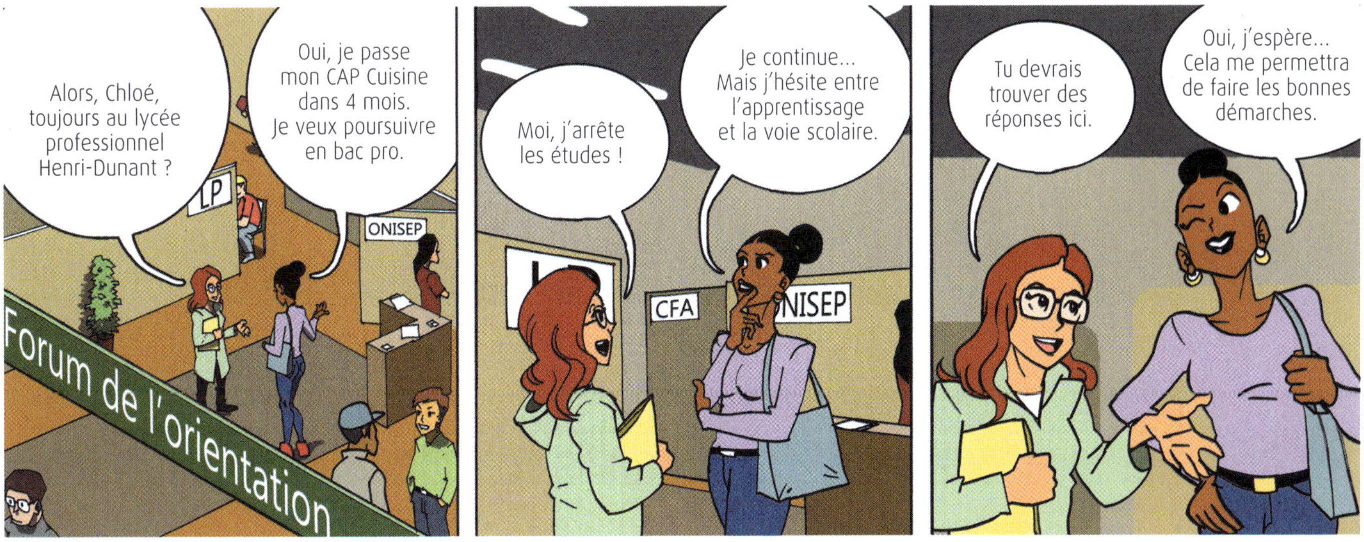
Alors, Chloé, toujours au lycée professionnel Henri-Dunant ?
Oui, je passe mon CAP Cuisine dans 4 mois. Je veux poursuivre en bac pro.
LP
ONISEP
Forum de l'orientation
Moi, j'arrête les études !
Je continue... Mais j'hésite entre l'apprentissage et la voie scolaire.
CFA
NISEP
Tu devrais trouver des réponses ici.
Oui, j'espère... Cela me permettra de faire les bonnes démarches.

ANALYSER LA SITUATION

1 **Cochez** le problème posé dans la situation.

- ☐ Les démarches pour trouver une entreprise d'accueil pour les PFMP.
- ☐ Les orientations possibles après la classe de troisième.
- ☐ La préparation d'un diplôme par la voie scolaire ou l'apprentissage.

2 **Identifiez** les éléments de la situation.

Quoi ? *De quoi s'agit-il ?* ›› ....

Qui ? *Qui est concerné ?* ›› ....

Où ? *Où s'informe la personne ?* ›› ....

Quand ? *À quel moment le problème se pose-t-il ?* ›› ....

....

Pourquoi ? *Pourquoi est-ce important de régler le problème ?* ›› ....

....

Autre situation VIDÉO

foucherconnect.fr/18pc110

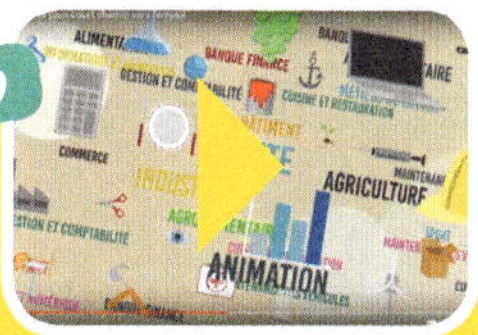

ACTIVITÉ 1 Les cursus de formation initiale dans le secteur professionnel

3 Sur le **document A**, **hachurez** le cursus que vous devrez suivre pour préparer un baccalauréat professionnel.

4 À partir des fiches métiers de l'Onisep sur le **site internet**, **nommez** les spécialités des diplômes propres à votre secteur professionnel.

site internet
Fiches métiers de l'Onisep
foucherconnect.fr/18pc044

– Bac pro : .... – BTS : ....

DOC A Les différentes formations après le CAP

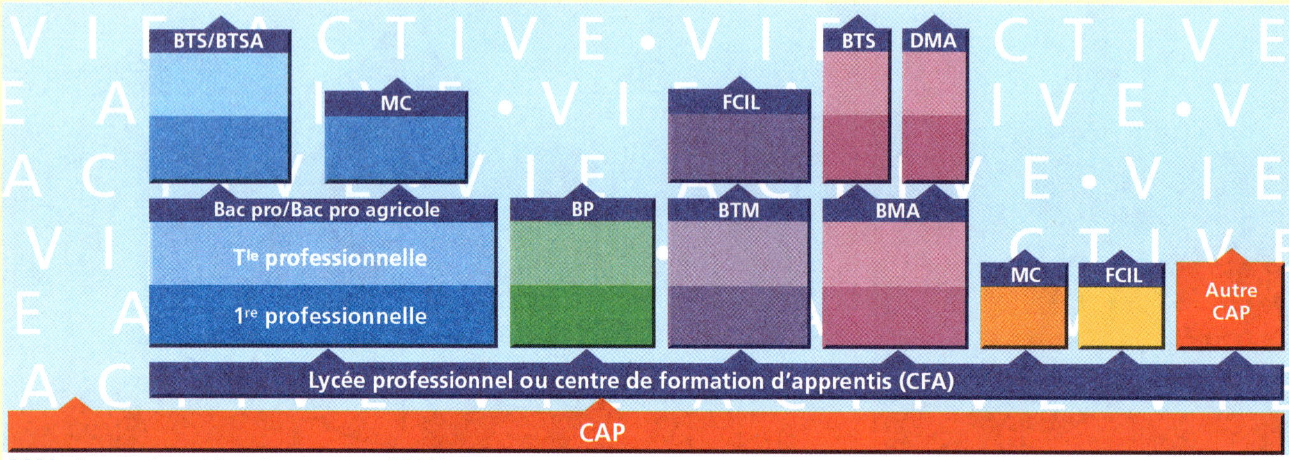

BMA : brevet des métiers d'art
BP : brevet professionnel
BTM : brevet technique des métiers
BTS/A : brevet de technicien supérieur/agricole
CAP : certificat d'aptitude professionnelle
DMA : diplôme des métiers d'art
FCIL : formation complémentaire d'initiative locale
MC : mention complémentaire

ACTIVITÉ 2 Les niveaux de qualification professionnelle

5 Dans le **document B**, **soulignez** la signification du diplôme que vous préparez actuellement et votre niveau de qualification lorsque vous l'aurez obtenu.

DOC B Les diplômes et les niveaux de qualification

Les six niveaux de qualification permettent d'indiquer le type de formation nécessaire pour occuper un emploi dans le monde professionnel.

Niveaux	Diplômes
VI	Aucun diplôme
V	CAP (certificat d'aptitude professionnelle) BEP (brevet d'études professionnelles)
IV	Baccalauréats professionnel, général et technologique Brevet professionnel
III	**Bac + 2** : DUT (diplôme universitaire technologique) BTS (brevet de technicien supérieur)
II	**Bac + 3 ou 4** : licence, maîtrise
I	**Bac + 4 ou 5** : master, doctorat, diplôme de grande école

ACTIVITÉ 3 Les caractéristiques de la voie scolaire et de l'apprentissage

6 À partir des **documents C** et **D** et de vos connaissances, **renseignez** le tableau.

	Voie scolaire	Apprentissage
Statut du jeune	....	....
Lieux de la formation	....	....
Rémunération	....	....
Durée des congés	....	....
Nombre de semaines de formation en entreprise	De 12 à 16 semaines.	Environ 62 (avec une alternance de 2 semaines en entreprise et 1 semaine au CFA).
Document signé avec l'entreprise	....	....

DOC C La formation en centre de formation d'apprentis (CFA)

Le témoignage de Romain, 17 ans

"J'ai signé mon contrat d'apprentissage avec un restaurateur pour préparer un CAP Cuisine en deux ans. Mon rythme de vie va changer puisque je vais alterner deux semaines en entreprise et une semaine au CFA. Je commence début septembre et, fin septembre, je vais percevoir mon premier salaire. Actuellement, je profite pleinement de mes dernières vacances scolaires car désormais j'aurai seulement 5 semaines de congés payés comme tous les salariés."

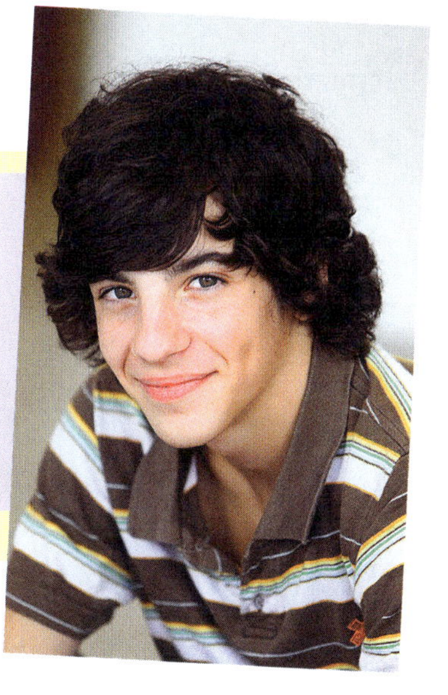

DOC D La rémunération de l'apprenti

Ancienneté du contrat	16-17 ans	18-20 ans	21 ans et plus
1re année	25 % du Smic	41 % du Smic	53 % du Smic
2e année	37 % du Smic	49 % du Smic	61 % du Smic
3e année	53 % du Smic	65 % du Smic	78 % du Smic

Smic : Salaire minimum interprofessionnel de croissance.

7 À partir des **documents E** et **F**, **renseignez** le tableau.

		Convention de formation en entreprise	Contrat d'apprentissage
Définition		....	....
Personnes ayant signé le document		....	....
Obligations (devoirs)	Entreprise d'accueil	....	Respecter les obligations du contrat, les horaires. Verser un salaire à l'apprenti. Lui garantir les mêmes droits qu'aux autres salariés. Lui faire suivre la formation dispensée au CFA. Lui assurer une formation en relation avec le diplôme préparé.
	Jeune en formation	....	....
Droits	Entreprise d'accueil	....	Résilier le contrat pendant la période d'essai. Imposer le règlement intérieur.
	Jeune en formation	....	Bénéficier de : – la protection sociale ; – 5 semaines de congés payés ; – 5 jours de congés spécifiques à prendre pendant le mois précédant ses examens afin de se préparer aux épreuves ; – une carte nationale d'apprenti qui lui permet de bénéficier des mêmes avantages tarifaires que les étudiants ; – un suivi par un professeur référent en CFA et un maître d'apprentissage dans l'entreprise ; – une rémunération ; – une allocation chômage et la couverture sociale en fin de contrat s'il ne trouve pas de travail.

DOC E Un extrait de la convention de formation en entreprise

Entre l'entreprise BLEAS représentée par S. DUJO directeur,

Et le lycée professionnel DUNANT représenté par C. VIET chef d'établissement d'autre part,

Il a été convenu ce qui suit :

Article 4 - Statut et obligations de l'élève

L'élève demeure, durant ces périodes de formation en milieu professionnel, sous statut scolaire. Il reste sous la responsabilité du chef d'établissement scolaire. Il ne peut prétendre à aucune rémunération de l'entreprise. Toutefois, il peut lui être alloué une gratification. [...] L'élève ne doit pas être pris en compte dans le calcul de l'effectif de l'entreprise. Il ne peut participer aux éventuelles élections professionnelles. L'élève est soumis aux règles générales en vigueur dans l'entreprise, notamment en matière de sécurité, d'horaires et de discipline, sous réserve des dispositions des articles 5 et 6 de la présente convention. L'élève est soumis au secret professionnel. Il est tenu d'observer une entière discrétion sur l'ensemble des renseignements qu'il pourra recueillir à l'occasion de ses fonctions ou du fait de sa présence dans l'entreprise. En outre, l'élève s'engage à ne faire figurer dans son rapport de stage aucun renseignement confidentiel concernant l'entreprise.

Article 12 - Couverture accidents du travail

En application de l'article L. 412-8 modifié du Code de la Sécurité sociale, l'élève bénéficie de la législation sur les accidents du travail. [...]

Fait à Angers, le 15 mai 2018.

Le représentant de l'entreprise	*L'élève ou son représentant légal*	*Le chef d'établissement*

DOC F Les obligations et droits de l'apprenti

Le **contrat d'apprentissage** est un contrat de travail particulier avec une durée déterminée. Il est signé par un employeur et un jeune de 16 à 25 ans (et les parents pour les mineurs). Il précise les engagements des deux parties.

Du fait de son statut de salarié, l'apprenti bénéficie des **droits** suivants :
- la protection sociale ;
- 5 semaines de congés payés ;
- 5 jours de congés spécifiques à prendre pendant le mois précédant ses examens afin de se préparer aux épreuves ;
- une carte nationale d'apprenti qui lui permet de bénéficier des mêmes avantages tarifaires que les étudiants ;
- le suivi par un professeur référent en CFA et un maître d'apprentissage dans l'entreprise ;
- une rémunération ;
- une allocation chômage et la couverture sociale en fin de contrat s'il ne trouve pas de travail.

En contrepartie, l'apprenti a aussi des **obligations**. En effet, il doit :
- respecter les obligations du contrat de travail ainsi que les horaires prévus ;
- respecter le règlement intérieur du CFA et de l'entreprise ;
- travailler pour l'employeur et suivre la formation au CFA et en entreprise ;
- se présenter à l'examen.

PROPOSER DES SOLUTIONS

8 Pour chaque voie de formation, **complétez** le tableau.

	Deux avantages	Démarches pour y accéder
Voie scolaire 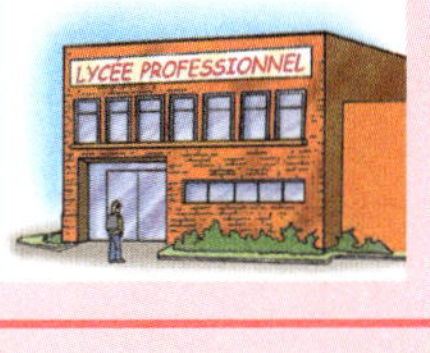		– Saisir mes vœux sur Affelnet. – Confirmer mon inscription auprès de l'établissement lorsque je reçois mon affectation.
Apprentissage 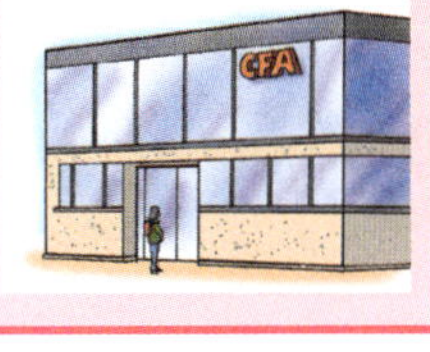		– Trouver un employeur. – S'inscrire au CFA qui propose ce diplôme.

MÉMO 12 La formation initiale

1. Les cursus de formation initiale dans le secteur professionnel

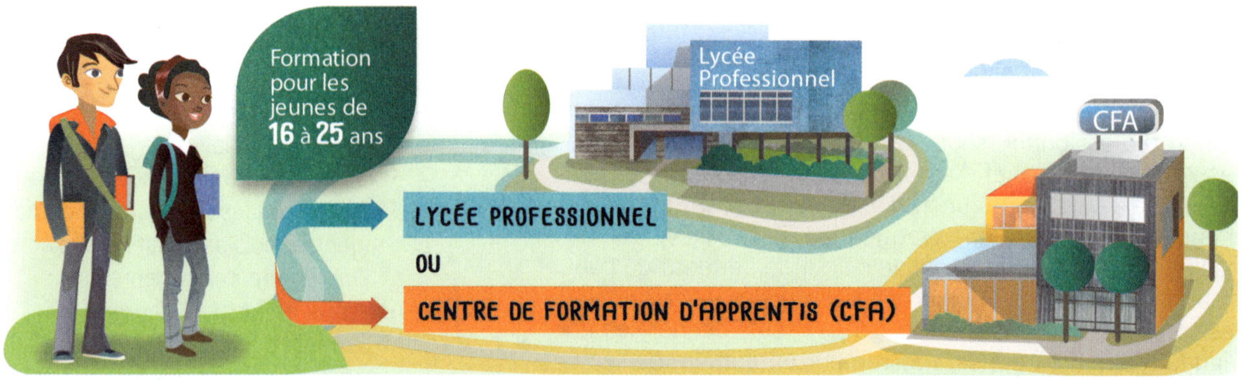

2. Les niveaux de qualification professionnelle

Chaque diplôme correspond à un **niveau de qualification de I à VI**. Le niveau I correspond au niveau de qualification le plus élevé. Les détenteurs d'un CAP ont un niveau de qualification V.

3. Les caractéristiques de la voie scolaire et de l'apprentissage

Voie scolaire (LP + stage en entreprise)

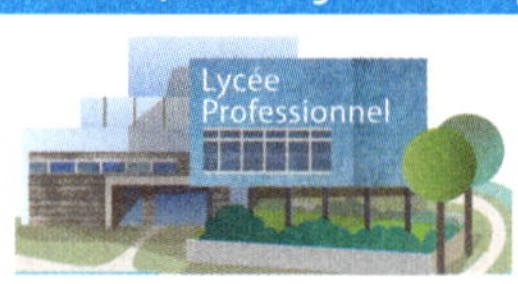

Statut scolaire

- Congés scolaires.
- Convention de stage.

Obligations :
Respecter le règlement intérieur du LP et des entreprises d'accueil lors des PFMP.

Apprentissage (CFA + entreprise)

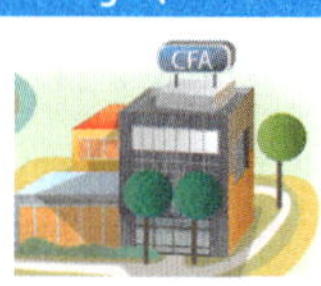

Statut d'apprenti

- 5 semaines de congés payés.
- Contrat de travail.
- Salaire en fonction de l'âge et du niveau de formation.

Obligations :
- Respecter le règlement intérieur du CFA et de l'entreprise.
- Se présenter à l'examen.

LE MÉMO RÉDIGÉ

foucherconnect.fr/18pc045

#qcm

8 questions pour réviser

foucherconnect.fr/18pc046

13

La formation continue et la VAE

Objectif : gérer sa formation professionnelle tout au long de sa vie

Mathilde, 26 ans, est titulaire d'un CAP Esthétique-cosmétique-parfumerie. Elle a été embauchée en contrat à durée indéterminée il y a six ans dans un institut de beauté, en tant qu'esthéticienne. Elle souhaite obtenir un baccalauréat professionnel Esthétique-cosmétique-parfumerie en valorisant son expérience professionnelle.

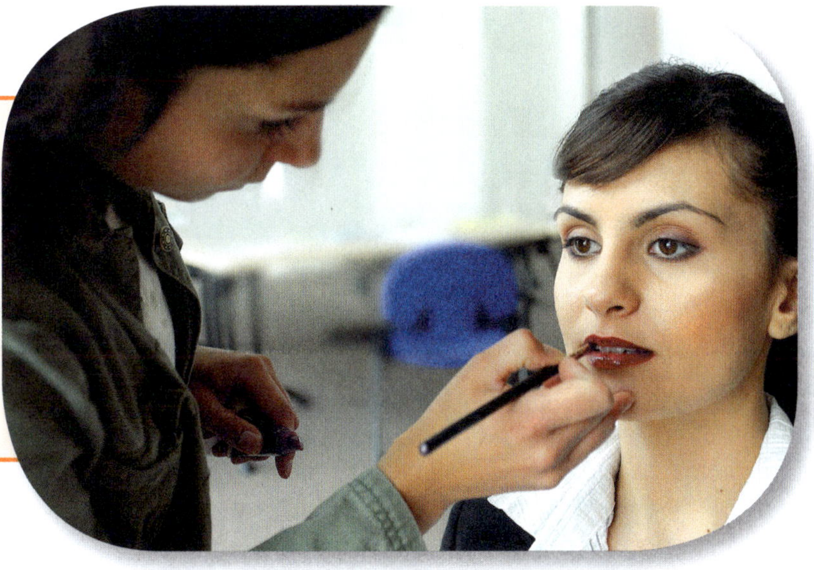

ANALYSER LA SITUATION

1 **Cochez** le problème posé dans la situation.

- ☐ L'augmentation de salaire.
- ☐ L'obtention d'un diplôme lorsque l'on est déjà dans la vie active.
- ☐ Les inconvénients du contrat à durée indéterminée.

2 **Identifiez** les éléments de la situation.

Personne concernée » ....

Âge » ....

Statut » ....

Diplôme obtenu » ....

Expérience professionnelle » ....

Projet » ....

MOBILISER SES CONNAISSANCES

ACTIVITÉ 1 Les objectifs de la formation continue et les personnes concernées

3 À partir du **document A**, **renseignez** le tableau.

Personnes concernées par la formation continue	....
Objectifs de la formation continue	....

DOC A La formation professionnelle tout au long de la vie

Selon l'article L900-1 du Code du travail, « la formation professionnelle tout au long de la vie constitue une **obligation nationale**. Elle comporte une formation initiale et des formations ultérieures destinées aux adultes et aux jeunes déjà engagés dans la vie active ou qui s'y engagent. Ces formations ultérieures constituent la **formation professionnelle continue** ».

Elle recouvre divers objectifs à l'attention des salariés et demandeurs d'emploi :
- favoriser leur insertion ou leur réinsertion professionnelle ;
- permettre leur maintien dans l'emploi ;
- favoriser le développement de leurs compétences et l'accès aux différents niveaux de la qualification professionnelle.

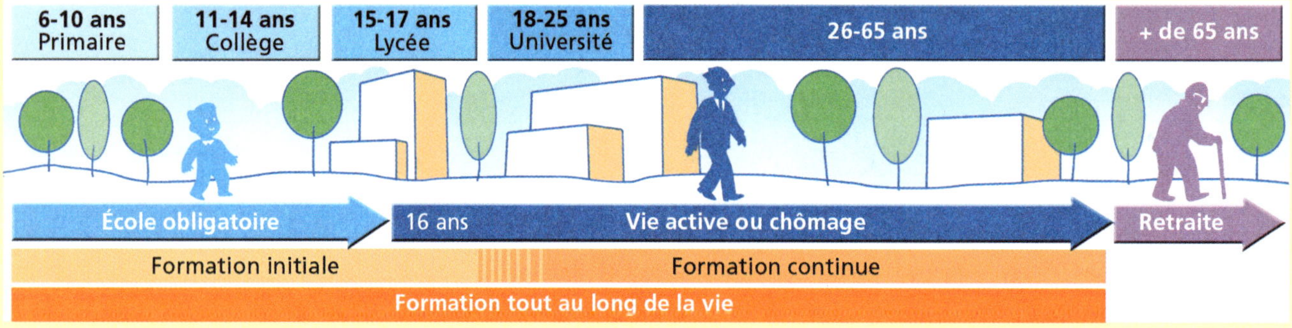

ACTIVITÉ 2 Les dispositifs de formation continue

4 À partir du **document B**,

4.1 Cochez les affirmations exactes.

- ☐ Le CIF est accordé à tous les salariés quelle que soit leur ancienneté au poste de travail.
- ☐ Le CPF est à l'initiative de l'employeur.
- ☐ Un jeune demandeur d'emploi de 27 ans peut signer un contrat de professionnalisation pour préparer un CAP Esthétique-cosmétique-parfumerie.

4.2 Nommez le dispositif qu'un salarié ayant plusieurs années d'ancienneté peut solliciter pour se reconvertir dans un autre secteur professionnel.

....

DOC B Les dispositifs de la formation continue

Les salariés ont accès à plusieurs dispositifs de formation. Certains leur permettent de choisir librement leurs formations, d'autres sont encadrés par l'employeur.

Pourquoi ?	Favoriser l'insertion ou la réinsertion professionnelle des demandeurs d'emploi	Favoriser le maintien dans l'emploi des salariés	Adapter, faire évoluer et développer les compétences des salariés	Permettre à l'individu d'être acteur de son évolution professionnelle	Permettre aux salariés de se qualifier, évoluer ou se reconvertir
Qui ?	Jeunes de 16 à 25 ans ou demandeurs d'emploi de 26 ans et plus	Salariés en CDI relevant de catégories prioritaires	Tous salariés de l'entreprise	Demandeurs d'emploi ou salariés	Salariés *(sous réserve de respecter une condition d'ancienneté)*
Quoi ?	Contrat de professionnalisation	Période de professionnalisation	Plan de formation	Compte personnel de formation (CPF)	Congé individuel de formation (CIF)
	Formations à l'initiative de l'employeur			Formations à l'initiative du salarié	

ACTIVITÉ 3 La validation des acquis de l'expérience (VAE)

 # site internet
Le portail de la validation des acquis de l'expérience
www.vae.gouv.fr

5 À partir du **site internet**, **renseignez** le tableau.

L'intérêt de la VAE	....	
Ses conditions d'accès	....	
Les démarches à effectuer	**Étape 1 :**	Pour identifier le diplôme le plus adapté à l'expérience acquise.
	Étape 2 :	Pour vérifier si les critères d'accès à la certification par la VAE sont respectés.
	Étape 3 :	Pour expliciter comment connaissances, compétences et aptitudes en rapport avec la certification visée ont été acquises.
	Étape 4 :	Pour fournir au jury des compléments d'informations ou confirmer les éléments mentionnés dans le dossier.
	Le jury procède ensuite à une validation totale ou une validation partielle ou refuse la validation.	

PROPOSER DES SOLUTIONS

6 **Indiquez** et **justifiez** le nom du ou des dispositifs pour concrétiser le projet de Mathilde.

....

MÉMO 13 La formation continue et la VAE

1. Les objectifs de la formation continue et les personnes concernées

Qui est concerné ?

- Les salariés.
- Les demandeurs d'emploi.

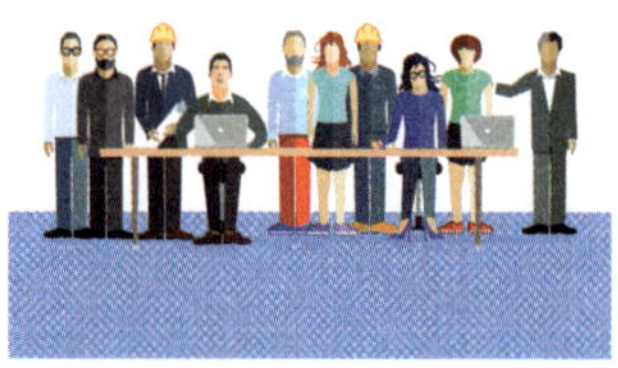

Quels sont les objectifs ?

- Favoriser leur insertion ou leur réinsertion professionnelle.
- Permettre leur maintien dans l'emploi.
- Favoriser le développement de leurs compétences et l'accès aux différents niveaux de la qualification professionnelle.

2. Les dispositifs de formation continue

Le droit à la formation continue est inscrit dans le Code du travail.

À l'initiative de l'employeur

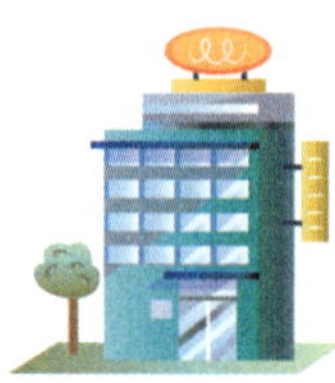

- Le contrat de professionnalisation.
- La période de professionnalisation.
- Le plan de formation de l'entreprise.

À l'initiative du salarié

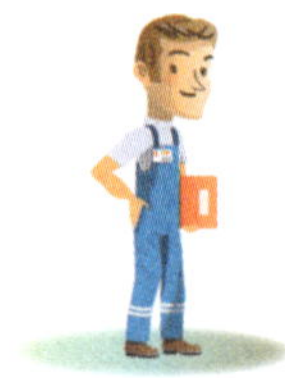

- Le compte personnel de formation (CPF).
- Le congé individuel de formation (CIF).

3. La validation des acquis de l'expérience (VAE)

Objectif : obtenir une qualification, un diplôme.
Conditions de recevabilité : justifier d'au moins 1 an d'expérience en lien avec la certification visée.
Démarches :

Étape 1
S'informer pour identifier le diplôme le plus adapté à l'expérience acquise.

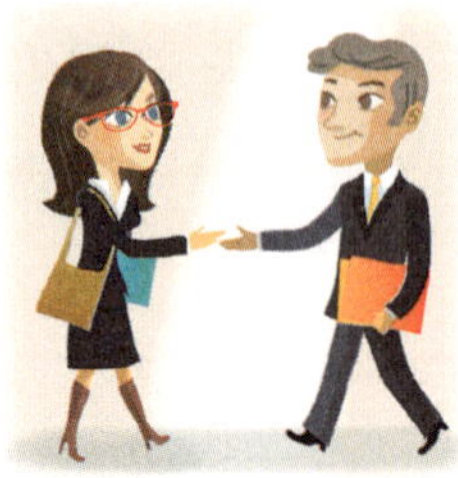

Étape 2
Constituer un dossier de recevabilité.

Étape 3
Constituer un dossier en détaillant son expérience professionnelle.

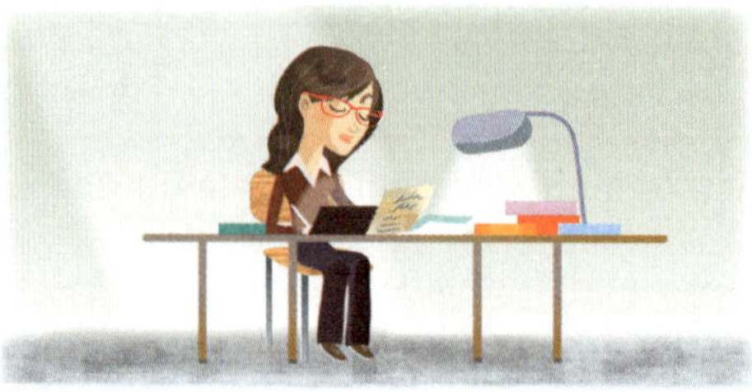

Étape 4
Valider son dossier de VAE lors d'un entretien avec un jury composé de professionnels et d'enseignants.

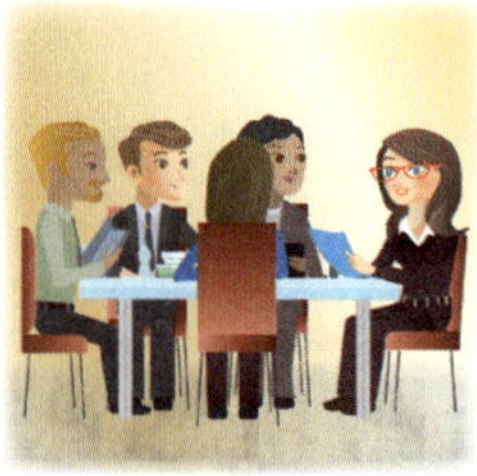

LE MÉMO RÉDIGÉ
foucherconnect.fr/18pc047

#qcm
8 questions pour réviser
foucherconnect.fr/18pc048

La recherche d'emploi

14

Objectif : rechercher un emploi

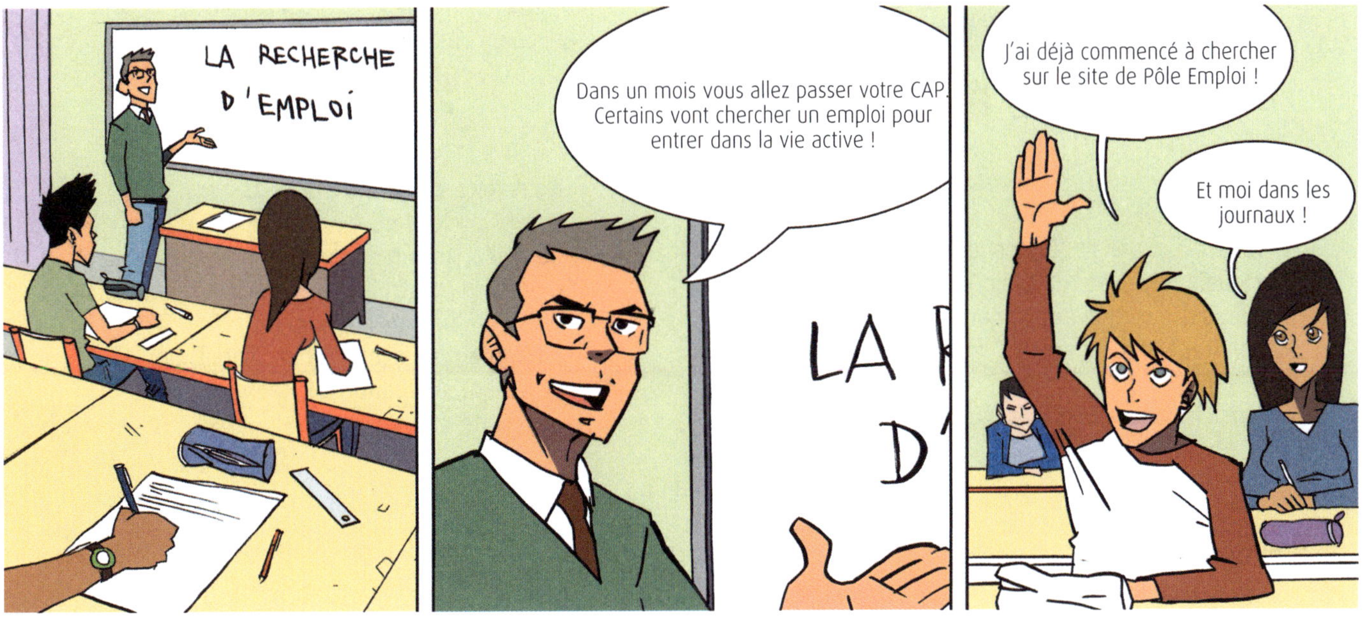
LA RECHERCHE D'EMPLOI
Dans un mois vous allez passer votre CAP. Certains vont chercher un emploi pour entrer dans la vie active !
J'ai déjà commencé à chercher sur le site de Pôle Emploi !
Et moi dans les journaux !

ANALYSER LA SITUATION

1 **Cochez** le problème posé dans la situation.

- ☐ Les démarches à effectuer pour trouver un premier emploi.
- ☐ Les démarches à effectuer pour poursuivre des études après le CAP.
- ☐ Les démarches à effectuer pour trouver une période de formation en milieu professionnel.

2 **Identifiez** les éléments de votre situation.

Quoi ? *Quel est le problème ?* ›› ....

Qui ? *Quelle est la personne concernée ?* ›› Moi, élève de CAP.

Où ? *Dans quelle région ?* ›› ....

Quand ? *À quel moment ?* ›› ....

Comment ? *De quelle manière ?* ›› ....

Pourquoi ? *Dans quel but ?* ›› ....

MOBILISER SES CONNAISSANCES

ACTIVITÉ 1 Les structures et les outils d'aide à la recherche d'emploi

3 Dans le **document A**, **entourez** la structure qui s'adresse particulièrement aux jeunes.

DOC A Des structures d'aide à la recherche d'emploi

pôle emploi

- **Au service des employeurs et des demandeurs d'emploi, Pôle Emploi :**
  - assure l'accueil et l'inscription des demandeurs d'emploi ;
  - recueille les offres d'emploi des entreprises ;
  - met à disposition des demandeurs d'emploi plusieurs services : offres d'emploi, outils gratuits (téléphone, accès Internet...) ;
  - verse les allocations des demandeurs d'emploi.

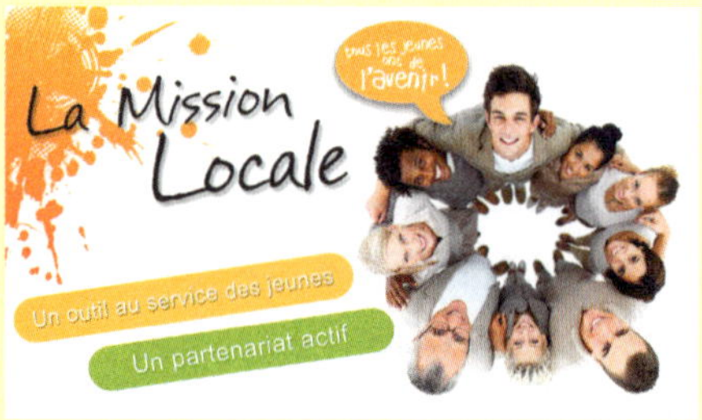

- **Au service des jeunes de 16-25 ans, la mission locale :**
  - accueille, informe, oriente et accompagne les jeunes en construisant avec eux leur parcours personnalisé vers l'emploi ;
  - accompagne les jeunes dans l'accès au logement, à la santé, à la mobilité, à la citoyenneté.

 # vidéo
Les objectifs de la mission locale
- 4,36 min
foucherconnect.fr/18pc049

4 **Nommez**, sous chaque illustration, les outils d'aide à la recherche d'emploi.

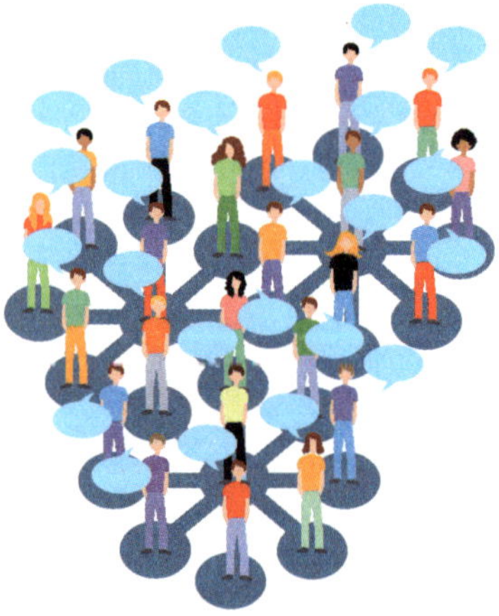

....
....

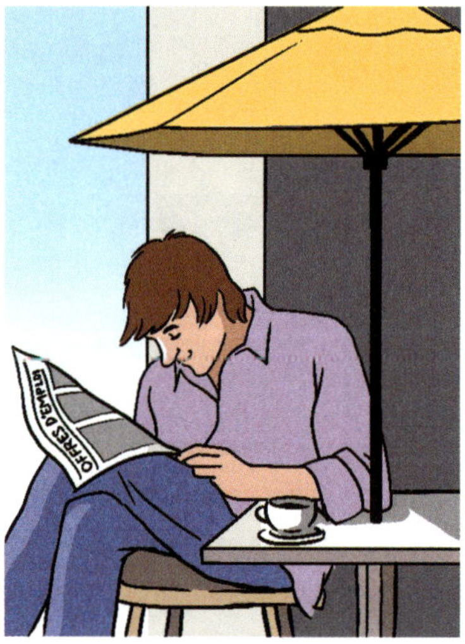

....
....

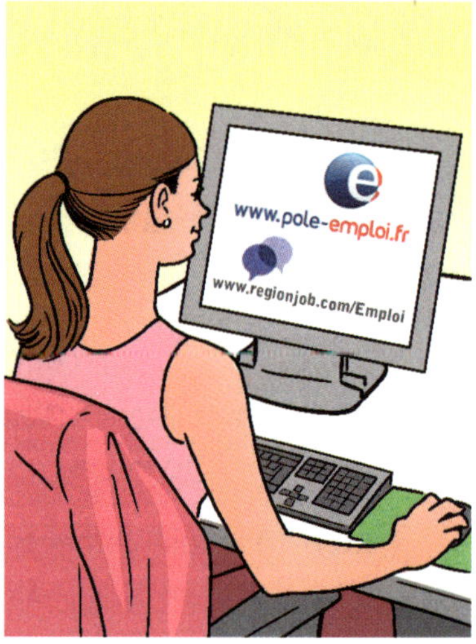

....
....

ACTIVITÉ 2 Les démarches pour obtenir un emploi

5 Dans l'annonce de la page suivante, **soulignez** :
- en rouge, les informations sur le poste à pourvoir ;
- en vert, les informations sur le candidat ;
- en bleu, les démarches à effectuer pour répondre à l'annonce.

Aide à domicile / Auxiliaire de vie (H/F)

AMA - Localiser avec Mappy

Annonce actualisée le 24 octobre - offre n° 062TSW

Vous assurez au quotidien les actes essentiels de la vie courante (aide à la toilette, à l'habillage, préparation et distribution des repas, entretien du linge et du logement, aide aux courses…). Déplacements à prévoir au niveau local. Interventions avec coupures.

Contrat à durée indéterminée
Contrat de travail

20 h horaires normaux

Salaire horaire de 9,76 € à 10,45 € sur 12 mois

PROFIL SOUHAITÉ

Expérience Au moins un mois

Qualités professionnelles Autonomie | Rigueur | Réactivité

Formation CAP, BEP ou équivalent souhaité | DEAVS

INFORMATIONS COMPLÉMENTAIRES

- Secteur d'activités : aide à domicile

ENTREPRISE : AMA- 50 à 99 salariés

Répondre à cette offre

Veuillez adresser votre CV et une lettre de motivation en précisant le numéro de l'offre : 062TSW.

À partir de votre espace personnel :

SE CONNECTER | CRÉER UN COMPTE

Ou par courriel

AMA – Mme Martin

vmartin@ama.fr

6 À partir du **document B**,

6.1 Justifiez l'intérêt des différentes rubriques du CV dans chaque encadré orange.

6.2 Indiquez le rôle d'un curriculum vitæ.

....

....

DOC B Un exemple de curriculum vitæ

....

....

Agent de prévention et de sécurité

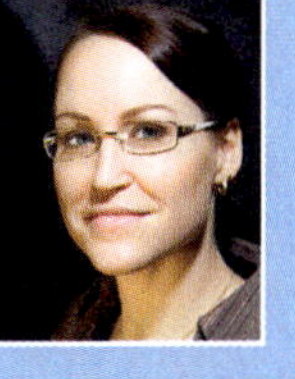

Adeline Major

ÉTAT CIVIL

23 ans
Nationalité française

COORDONNÉES

17, rue Léon Blum
49000 Angers
02 41 06 08 06
06 26 43 56 02
amajor@mail.com

LANGUES

Anglais : bon niveau

SPORTS

Judo (ceinture noire)

INFORMATIQUE

Word Excel

AUTRE

Permis B

EXPÉRIENCE PROFESSIONNELLE

2018 **Agent contractuel au centre hospitalier d'Angers**
- Confection et pose de panneaux de signalisation
- Vérification de la pression des poteaux d'incendie
- Accueil et prise en charge des stagiaires

2017 **Agent spécialisé chez Bâtisecurit**
- Remise à jour des consignes en cas d'incendie dans l'établissement

2014 **Agent de surveillance à la gare Saint-Laud à Angers**
- Tenue du poste de vidéosurveillance

FORMATION

2015 CAP Agent de prévention et de sécurité

2014 Attestation de compétences Prévention et secours civiques de niveau 1 (PSC1)

7 À partir du **document C**,

7.1 Cochez le type de lettre de motivation dont il s'agit :

- ☐ Candidature spontanée
- ☐ Candidature répondant à une annonce

7.2 Indiquez l'objectif de la lettre de motivation.

....

7.3 Listez deux conseils concernant la forme de la lettre.

....

....

....

8 Reportez, dans les cercles du **document C**, le numéro correspondant aux différentes informations.

1. Proposition d'une rencontre
2. Ce que l'on peut apporter à l'entreprise
3. Objet de la lettre
4. Formule de politesse

DOC C Un exemple de lettre de motivation

Adeline Major
17, rue Léon Blum
49000 Angers
Tél : 02 41 06 08 06
amajor@mail.com

Entreprise Larue
4, rue du Moulin
ZI du Cadre noir
49000 Angers

À l'attention du Directeur des ressources humaines

◯

Objet : réponse annonce n° 123AB

Angers, le 1er septembre 2018

Monsieur,

Votre annonce parue sur le site www.net.fr en date du 30 août 2018 pour le poste d'agent de prévention et de sécurité a retenu toute mon attention.

◯ *Au cours de mes trois années d'expériences en tant qu'agent de sécurité et de prévention, j'ai appris à surveiller efficacement un lieu, en conservant une position fixe et/ou en effectuant des rondes régulières dans ce dernier. En contact constant avec le public, j'ai eu l'opportunité de développer mes capacités relationnelles. J'ai également appris à faire appliquer les règles de sécurité aux personnes que j'ai rencontrées dans le cadre de mes fonctions, tout en restant courtois et ce, même dans les situations les plus délicates.*

◯ *Je me tiens à votre disposition pour un entretien qui me permettra de développer davantage mes motivations.*

◯ *Dans cette attente, je vous prie d'agréer, Monsieur, l'expression de mes salutations respectueuses.*

Major

DOC D Qu'attendent les employeurs d'un entretien d'embauche ?

L'entretien est la dernière phase d'une procédure de recrutement. Pour l'employeur, c'est le moyen de :

- compléter son information sur le candidat ;
- découvrir une personne et pas seulement un diplôme ;
- évaluer des qualités, un potentiel ;
- expliquer les missions, les tâches à accomplir ;
- apprécier son degré de motivation ;
- vérifier que les conditions de travail conviennent au candidat ;
- négocier les conditions du contrat.

D'après *Comment réussir un entretien*, guide pour agir Pôle Emploi.

9 Après lecture du **document D**, **cochez** parmi les propositions suivantes celles qui contribuent à la réussite d'un entretien d'embauche.

- ☐ S'entraîner pour répondre à des questions de différentes natures.
- ☐ Aller au rendez-vous sans rien savoir sur l'entreprise.
- ☐ Se présenter dans une tenue négligée ou excentrique.
- ☐ Préparer avant l'entretien un argumentaire adapté à l'emploi.
- ☐ Se munir de son curriculum vitæ et de la copie de ses diplômes.
- ☐ Laisser son portable allumé.
- ☐ Arriver cinq minutes en avance.
- ☐ Soigner son attitude corporelle (ex. : se tenir droit).
- ☐ S'exprimer avec clarté.
- ☐ N'avoir aucune question à poser.

PROPOSER DES SOLUTIONS

10 **Cherchez** dans un annuaire ou sur Internet les structures d'aide à la recherche d'emploi de votre ville et **renseignez** le tableau.

	Adresse postale	Adresse électronique	Numéro de téléphone
Pôle Emploi	....	....	....
Mission locale	....	....	....

11 **Recherchez** une petite annonce correspondant à votre secteur professionnel et à votre niveau de qualification puis **collez**-la dans l'encadré. Ensuite, **rédigez** votre curriculum vitae et votre lettre de motivation.

Collez ici votre annonce.

12 **Préparez** les réponses aux questions types que votre interlocuteur pourra vous poser lors de l'entretien.

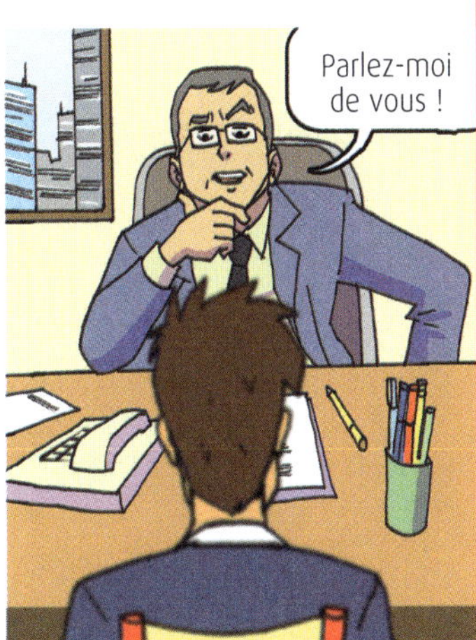

Parlez-moi de vous !	....
Pourquoi avez-vous répondu à notre petite annonce ?	....
Pourquoi pensez-vous convenir pour ce poste ?	....
Que savez-vous sur notre activité ? notre entreprise ?	....
Avez-vous des questions à me poser ?	....

1. Les structures et les outils d'aide à la recherche d'emploi

Deux structures incontournables

Pôle Emploi — OBJECTIFS →
- Garantir l'accompagnement des demandeurs d'emploi dans leurs recherches.
- Répondre aux besoins de recrutement des entreprises.

Les missions locales — OBJECTIFS →
- Aider à résoudre l'ensemble des problèmes que pose l'insertion sociale et professionnelle des jeunes de 16 à 25 ans.

Des outils d'aide

- Les réseaux sociaux professionnels.
- La presse spécialisée.
- Les sites de recherche d'emploi.

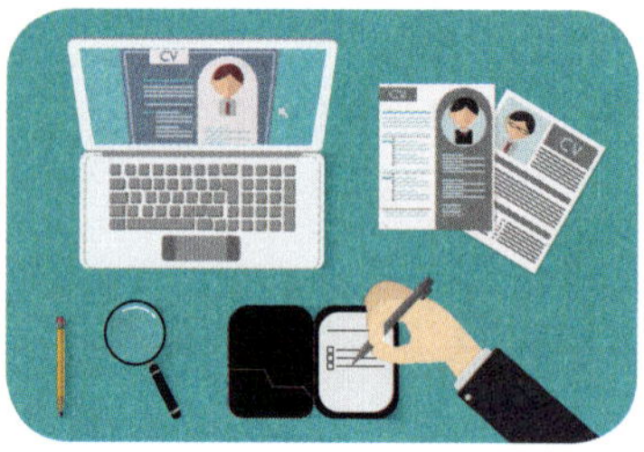

2. Les démarches pour obtenir un emploi

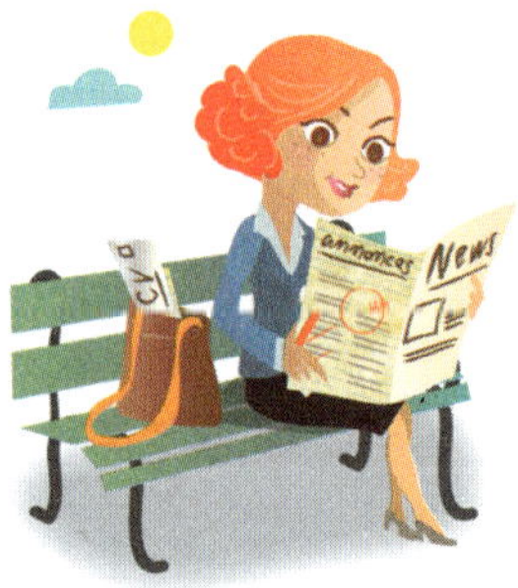

Consulter les annonces → pour sélectionner celles correspondant à l'emploi recherché.

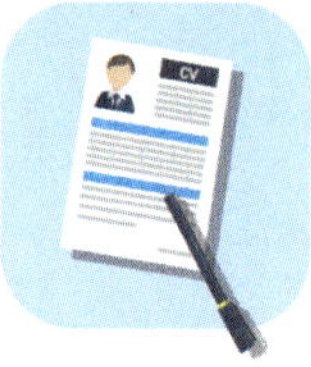

Rédiger son CV → pour se présenter en mettant en valeur sa ou ses formations et son expérience professionnelle.

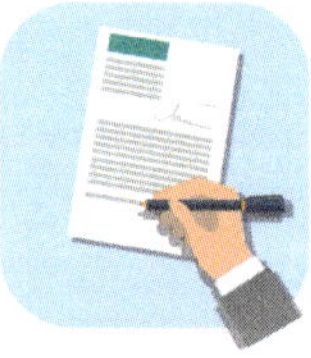

Rédiger une lettre de motivation → pour montrer son intérêt pour le poste et obtenir un entretien. Elle peut être spontanée ou répondre à une annonce.

Préparer l'entretien d'embauche → pour convaincre le recruteur de vous embaucher.

LE MÉMO RÉDIGÉ
foucherconnect.fr/18pc050

 # qcm
8 questions pour réviser
foucherconnect.fr/18pc051

Nom : ....

Prénom : ....

Date : ....

Évaluation 3

SITUATION

Bérénice souhaite faire évoluer sa carrière. Elle voudrait obtenir un baccalauréat Accompagnement soins et services à la personne, option « à domicile », sans retourner en formation. Titulaire d'une mention complémentaire aide à domicile qu'elle a préparée après son CAP Petite enfance, elle a travaillé huit ans comme aide à domicile en contrat à durée indéterminée dans une association. Suite à un déménagement, elle a dû quitter son emploi et s'est inscrite à Pôle Emploi. Demain, elle est convoquée à un entretien avec une association pour un éventuel emploi en contrat à durée déterminée.

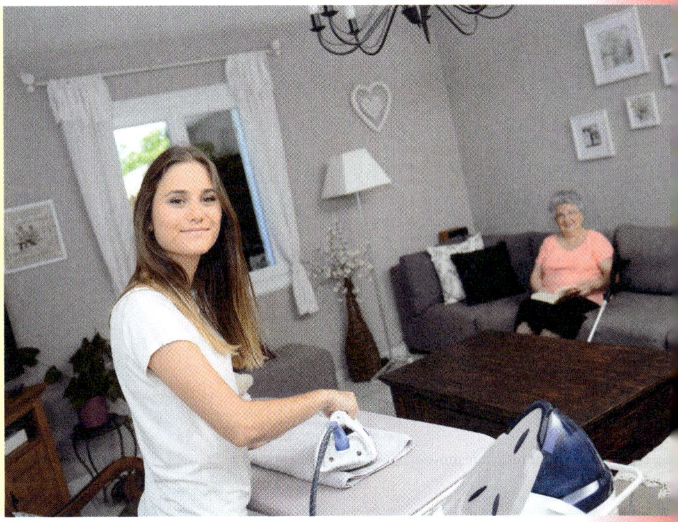

1 **Cochez** le problème posé dans la situation.

- ☐ Le rôle de Pôle Emploi.
- ☐ Les démarches que Bérénice doit effectuer pour trouver un nouvel emploi.
- ☐ L'obtention du baccalauréat professionnel sans retourner en formation.

2 **Renseignez** le tableau à partir de la situation.

Quel est le projet de Bérénice ?	....
Quelle activité professionnelle exerce-t-elle ?	....
Depuis combien de temps exerce-t-elle cette activité ?	....

3 **Indiquez** le niveau de qualification de Bérénice :

– actuellement : ....

– si son projet se concrétise : ....

4 **Précisez** pour la formation continue :

– les personnes concernées :

....

– les objectifs :

....

5 **Cochez** les erreurs que Bérénice doit éviter avant et au cours de son entretien d'embauche.

- ☐ Repérer les lieux la veille de l'entretien.
- ☐ Arriver 10 minutes avant l'entretien.
- ☐ Se présenter en jogging et baskets.
- ☐ Se munir de son CV et de sa lettre de motivation.
- ☐ Couper la parole à son interlocuteur.
- ☐ Utiliser un langage familier.
- ☐ Se tenir correctement.
- ☐ Se munir d'un bloc-notes.

6 **Indiquez** le rôle d'un curriculum vitae.

....

....

....

7 **Citez** deux rôles de Pôle Emploi dans la situation de Bérénice.

....

....

....

8 À partir du **document A**, **indiquez** :

- la signification du sigle VAE :

....

- les conditions d'accès à la VAE :

....

....

DOC A **Les conditions de la VAE**

Toute personne, quels que soient son âge, sa nationalité, son statut et son niveau de formation, qui justifie d'au moins un an d'expérience en rapport direct avec la certification visée – que l'activité ait été exercée de façon continue ou non – peut prétendre à la validation des acquis de l'expérience (VAE).
Plus précisément, et quel(s) que soi(en)t le(s) diplôme(s) précédemment obtenu(s) ou le niveau de qualification, pour demander la validation des acquis de son expérience il faut :

- avoir exercé une activité professionnelle salariée (CDI, CDD, intérim), non salariée, bénévole ou de volontariat, ou inscrite sur la liste des sportifs de haut niveau mentionnée au premier alinéa de l'article L. 221-2 du Code du sport ;
- ou avoir exercé des responsabilités syndicales (par exemple, les délégués syndicaux), un mandat électoral local ou une fonction élective locale en rapport direct avec le contenu de la certification (diplôme, titre...) visée.

Source : http://travail-emploi.gouv.fr

9 **Indiquez** et **justifiez** la démarche que Bérénice peut engager pour obtenir un baccalauréat professionnel Accompagnement soins et services à la personne, option « à domicile », sans formation.

....

....

....

....

La législation du travail

15

Objectif : respecter la législation du travail

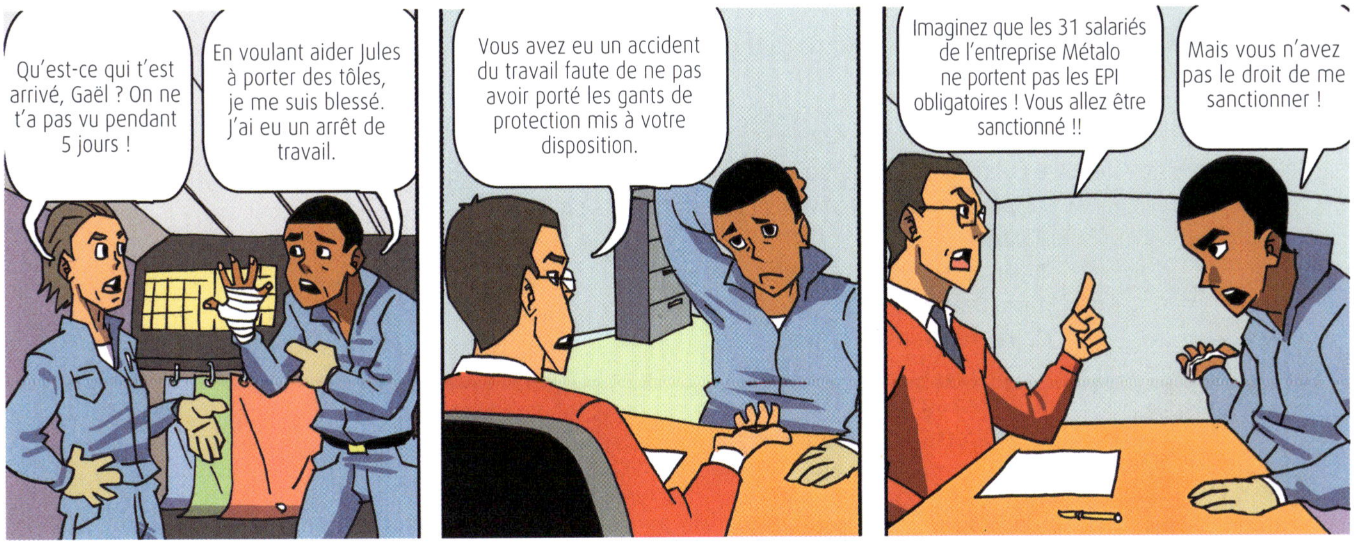
Qu'est-ce qui t'est arrivé, Gaël ? On ne t'a pas vu pendant 5 jours !
En voulant aider Jules à porter des tôles, je me suis blessé. J'ai eu un arrêt de travail.
Vous avez eu un accident du travail faute de ne pas avoir porté les gants de protection mis à votre disposition.
Imaginez que les 31 salariés de l'entreprise Métalo ne portent pas les EPI obligatoires ! Vous allez être sanctionné !!
Mais vous n'avez pas le droit de me sanctionner !

ANALYSER LA SITUATION

1 **Cochez** le problème posé dans la situation.

- ☐ Les démarches à effectuer en cas d'accident du travail.
- ☐ La sanction prise par l'employeur suite à l'accident du travail de Gaël.
- ☐ Le choix des gants de protection.

2 **Identifiez** les éléments de la situation.

Quoi ? *Quel est le problème ?* ›› ....

Qui ? *Quelle est la personne concernée ?* ›› ....

Où ? *Dans quel lieu le problème est-il apparu ?* ›› ....

Quand ? *À quel moment le problème est-il apparu ?* ›› ....

Comment ? *De quelle manière le problème est-il apparu ?* ›› ....

Pourquoi ? *Pourquoi faut-il régler le problème ?* ›› ....

MOBILISER SES CONNAISSANCES

ACTIVITÉ 1 Le Code du travail

3 À partir du **document A**,

3.1 Indiquez le rôle du Code du travail.

....

3.2 Précisez le champ d'application du Code du travail.

....

4 **Entourez**, sur le **document A**, la partie qui concerne les équipements de protection au travail.

DOC A Le Code du travail

C'est le livre de référence qui contient l'ensemble des lois, règlements et décrets qui organisent les relations entre employeurs et salariés du secteur privé en fixant leurs droits et leurs obligations.

8 parties :
1. Les relations individuelles au travail.
2. Les relations collectives au travail.
3. Durée du travail – Salaire – Intéressement, participation et épargne salariale.
4. Santé et sécurité au travail.
5. L'emploi.
6. La formation professionnelle tout au long de la vie.
7. Dispositions particulières à certaines professions et activités.
8. Contrôle de l'application de la législation du travail.

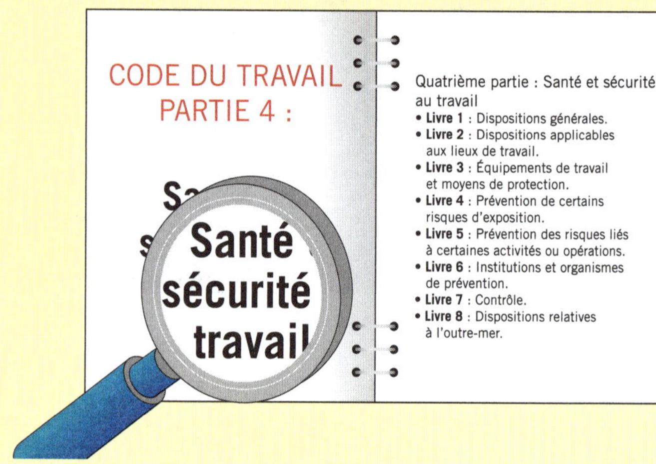

ACTIVITÉ 2 La convention collective

5 À partir des **documents B** et **C**,

5.1 Nommez les signataires d'une convention collective.

....

5.2 Indiquez le rôle de la convention collective.

....

....

DOC B La convention collective

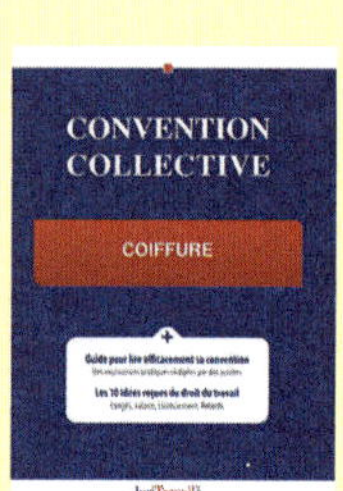

→ Une convention collective est un accord écrit qui fait suite à une négociation entre un employeur et des représentants syndicaux de salariés.

→ Elle couvre une branche professionnelle ou un secteur d'activité.

→ Elle adapte le Code du travail au secteur d'activité concerné et apporte des garanties sociales supplémentaires aux salariés.

DOC C Des extraits du Code du travail et d'une convention collective

Code du travail
Tout salarié bénéficie, sur justification et à l'occasion d'événements familiaux, d'une autorisation exceptionnelle d'absence de 4 jours pour le mariage du salarié, 3 jours pour le décès d'un conjoint et 5 jours pour le décès d'un enfant...

Convention collective
Les salariés bénéficieront sur justification d'une autorisation exceptionnelle d'absence de 4 jours pour le mariage d'un salarié, 4 jours pour le décès d'un conjoint et 6 jours pour le décès d'un enfant...

ACTIVITÉ 3 Le règlement intérieur

 # vidéo
Convention collective et règlement intérieur - 2,42 min
foucherconnect.fr/18pc052

6 À partir du **document D** et de la **vidéo**,

6.1 Indiquez :

– le nombre de salariés à partir duquel le règlement intérieur est obligatoire :

....

– le lieu où doit être affiché le règlement intérieur :

....

6.2 Précisez le rôle du règlement intérieur.

....

....

6.3 Nommez la personne :

– qui rédige le règlement intérieur : ....

– qui vérifie si le règlement est conforme à la loi : ....

DOC D Un extrait du règlement intérieur de l'entreprise Métalo

I Champ d'application
Le présent règlement s'applique à tous les salariés permanents, apprentis, intérimaires qui doivent s'y conformer sans restriction ni réserve.

II Dispositions relatives à la discipline
Art. 1 Horaires de travail – Les salariés doivent respecter les horaires de travail affichés.
Art. 2 Accès à l'entreprise – Le personnel n'a accès aux locaux de l'entreprise que pour l'exécution de son contrat de travail.
Art. 3 Sorties pendant les heures de travail – Les sorties doivent être exceptionnelles et justifiées. [...]

III Hygiène et sécurité
Art. 10 Hygiène – Il est interdit de pénétrer ou de demeurer dans l'établissement en état d'ivresse ou sous l'emprise de la drogue.
Art. 11 Sécurité – Les consignes en vigueur dans l'entreprise [...] doivent être strictement respectées. Les salariés sont tenus d'utiliser tous les moyens de protection individuelle (casque, gants, bottes...) ou collective mis à leur disposition. [...]

IV Sanctions et protection des salariés
Art. 12 – Tout agissement considéré comme fautif pourra, en fonction de sa gravité, faire l'objet de l'une ou de l'autre des sanctions citées ci-après : avertissement écrit, mise à pied, rétrogradation, mutation disciplinaire, blâme, licenciement.
Art. 13 Protection des salariés – Toute sanction sera motivée et notifiée par écrit au salarié. En outre, toute sanction sera entourée de garanties de procédure. [...]

PROPOSER DES SOLUTIONS

7 **Nommez** le texte de référence de la législation du travail sur lequel l'employeur va s'appuyer pour sanctionner Gaël, puis **justifiez** votre réponse.

....

....

MÉMO 15 La législation du travail

1. Le Code du travail

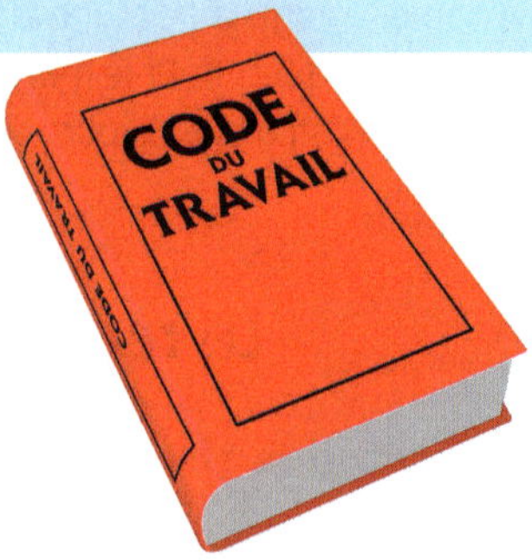

Livre de référence qui contient l'ensemble des lois, règlements et décrets qui organisent les relations entre employeurs et salariés du secteur privé en fixant leurs droits et leurs obligations.

Textes législatifs et réglementaires en droit du travail qui s'appliquent à tous les salariés.

→ *Exemples* : règlement de la durée du temps de travail, conditions de la formation professionnelle…

2. La convention collective

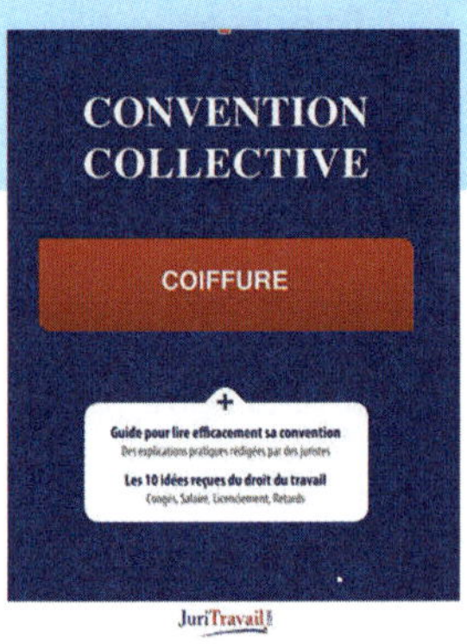

Accord qui résulte de la négociation entre un employeur et des représentants syndicaux de salariés et qui s'applique aux **salariés d'une branche d'activité**.

Texte contenant les règles particulières du droit du travail qui s'applique aux salariés d'un secteur professionnel donné.

→ *Exemples* : convention collective de la plasturgie, convention collective de la coiffure…

3. Le règlement intérieur

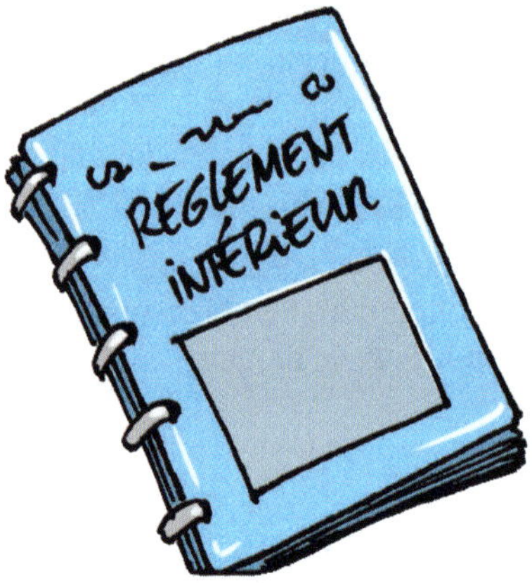

Document qui précise les règles relatives à la discipline, l'hygiène, la sécurité et la défense des salariés en cas de sanction disciplinaire.
Il est obligatoire dans les entreprises d'au moins 20 salariés et doit être affiché pour que tous en aient connaissance.

Texte interne à une entreprise, conforme au Code du travail et à la convention collective, qui s'applique à tous ses salariés.

LE MÉMO RÉDIGÉ

foucherconnect.fr/18pc053

#qcm

8 questions pour réviser

foucherconnect.fr/18pc054

16

Objectif : différencier les contrats de travail et caractériser les rémunérations

Les contrats de travail et les rémunérations

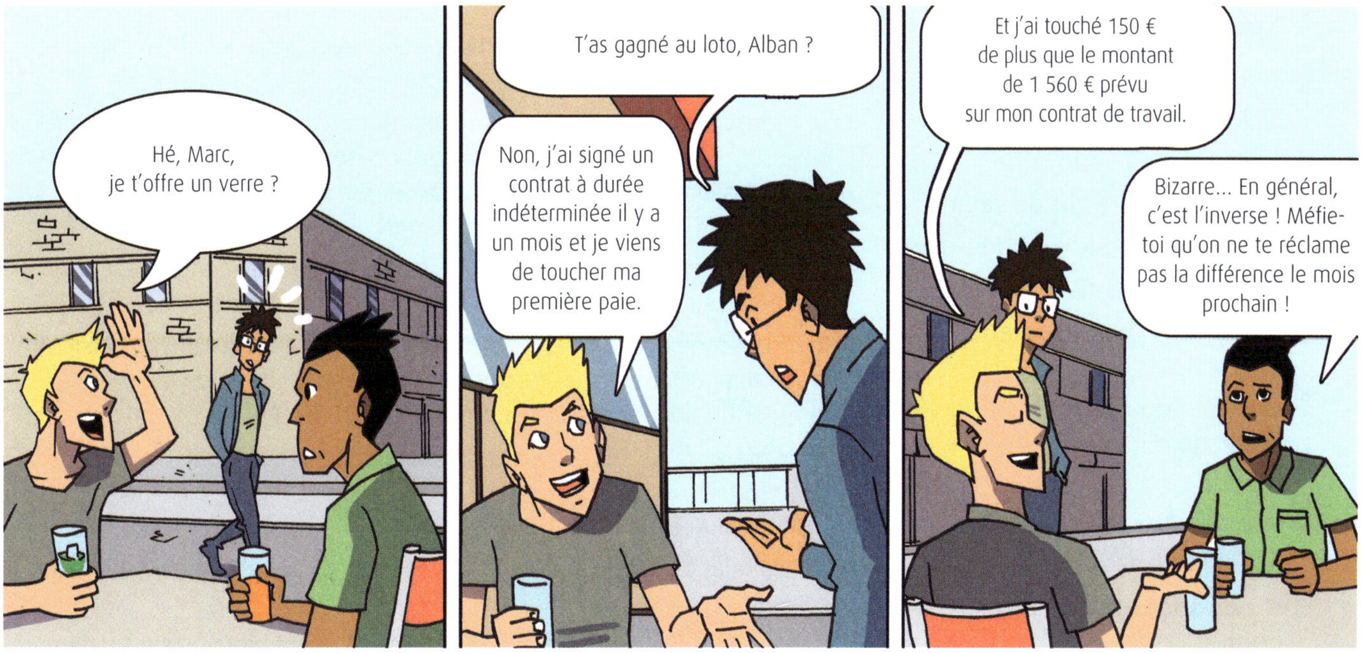
Hé, Marc,
je t'offre un verre ?
T'as gagné au loto, Alban ?
Non, j'ai signé un contrat à durée indéterminée il y a un mois et je viens de toucher ma première paie.
Et j'ai touché 150 € de plus que le montant de 1 560 € prévu sur mon contrat de travail.
Bizarre... En général, c'est l'inverse ! Méfie-toi qu'on ne te réclame pas la différence le mois prochain !

ANALYSER LA SITUATION

1 **Cochez** le problème posé dans la situation.

- ☐ Les démarches pour obtenir son bulletin de salaire.
- ☐ La rémunération au regard du contrat de travail.
- ☐ Les gains au loto.

2 **Identifiez** les éléments de la situation.

Qui est la personne concernée ?		....
Quelle est la nature du contrat de travail signé par cette personne ?		....
Quand cette personne a-t-elle signé son contrat de travail ?		....
Quel est le montant de la rémunération ?	**prévu sur le contrat de travail ?**	....
	réellement perçu à la remise du bulletin de salaire ?	....

MOBILISER SES CONNAISSANCES

ACTIVITÉ 1 Le contrat de travail

3 **Identifiez** les éléments figurant dans le contrat de travail et **reportez** le numéro face à l'information correspondante.

- Durée de la période de préavis
- Montant de la rémunération
- Identité du chef d'entreprise
- Durée de la période d'essai
- Lieu de travail
- Nature du poste
- Adresse de l'entreprise
- Identité et adresse du salarié
- Durée hebdomadaire du travail
- Date de début du contrat
- Périodicité du versement du salaire
- Convention collective applicable

4 À partir du **document A** et de la **vidéo**,

4.1 **Énoncez** le rôle d'un contrat de travail.

....

....

....

 # vidéo
Les principales caractéristiques du contrat de travail - 3,59 min
foucherconnect.fr/18pc055

4.2 **Complétez** le tableau.

DOC A Un contrat de travail à durée indéterminée

Entre l'entreprise LE COUP DE PINCEAU ZA Chêne vert
49000 Angers (1), représenté par Monsieur Paul Colas (2),
et Monsieur Marc Masson, 20 rue des Lilas, 49100 Angers (3).

Pour faire suite à notre entretien du 15 avril 2018, nous avons l'honneur de vous préciser les conditions de votre engagement par notre entreprise, à compter du 2 mai 2018 (4).

Il a été convenu ce qui suit :

1- L'entreprise LE COUP DE PINCEAU engage Monsieur Marc Masson pour une durée indéterminée.

2- Le présent engagement ne sera définitif qu'après une période d'essai de 2 semaines (5), au cours de laquelle il sera possible tant pour Monsieur Masson que pour notre entreprise, de mettre fin au contrat, sans indemnité ni préavis, et pour tout motif.

3- Monsieur Masson occupera un poste de peintre décorateur (6) et sera amené à se déplacer sur tout le département du Maine-et-Loire (7).

4- En contrepartie de l'accomplissement de ses fonctions, Monsieur Masson percevra une rémunération mensuelle (8) brute de 1 653 euros (9) pour un horaire hebdomadaire de 35 heures (10),

5- Monsieur Masson s'engage à respecter le règlement intérieur de l'entreprise (remis ce jour), et plus précisément toutes les consignes et instructions relatives au travail.

6- Les relations entre les parties seront régies par les dispositions de la convention collective 1465. (11)

7- Le présent engagement pourra être résilié à tout moment sans indemnité, par les deux parties, moyennant un préavis de 1 mois (12).

Fait en double exemplaire à Angers, le 2 mai 2018.

(Signature précédée de la mention « Lu et approuvé »)

L'intéressé	Le chef d'entreprise
Lu et approuvé *Masson*	*Lu et approuvé* *Colas*

Les obligations et les droits	
du salarié	**de l'employeur**
– Respecter le matériel mis à disposition pour travailler.	– Veiller à ce que le salarié travaille dans des conditions de sécurité conformes à la législation. – Sanctionner un salarié qui a commis une faute.
....	....
....	....
....	....
....	....
....	....
....	

5 À partir du **document B**, **cochez** les spécificités de chaque contrat.

	Nature du contrat	
Spécificités du contrat	**CDI**	**CDD**
Obligatoirement écrit		
Sans limitation de durée		
Perception d'indemnités de fin de contrat		
Signé pour une tâche précise et temporaire		
Perception d'indemnités compensatrices de congés payés		
Indication de la date d'embauche seulement		

DOC B Les contrats de travail

Le contrat de travail à durée indéterminée (CDI)

Contrat sans limitation de durée, conclu à temps plein ou à temps partiel. Seul le CDI à temps plein peut être non écrit.

Le contrat de travail à durée déterminée (CDD)

Contrat écrit, signé pour une tâche précise et temporaire. Le salarié perçoit, à l'issue du CDD, une indemnité de fin de contrat (6 à 10 % de la rémunération totale brute perçue) et une indemnité compensatrice de congés payés s'il ne les a pas pris pendant la durée du contrat (10 % de la rémunération totale brute).

6 À partir du **document C**,

6.1 Nommez le contrat qui s'applique dans le cadre du travail intérimaire entre le salarié intérimaire et la société d'intérim.

....

....

6.2 Indiquez l'objectif commun au contrat de professionnalisation et au contrat unique d'insertion.

....

....

....

6.3 Indiquez le public auquel s'adresse :

– le contrat de professionnalisation ;

....

....

....

– le contrat unique d'insertion.

....

....

....

7 **Surlignez**, dans le **document C**, l'avantage, pour l'employeur, d'embaucher une personne en contrat unique d'insertion.

DOC C D'autres contrats de travail

Le contrat de travail temporaire ou contrat d'intérim

Contrat qui permet de recruter une personne pour une tâche précise et limitée dans le temps. Il est signé entre trois parties (entreprise de travail temporaire, entreprise utilisatrice et le salarié). Le salarié signe en plus un contrat de mission avec l'entreprise de travail temporaire et bénéficie des mêmes indemnités que pour le CDD.

Le contrat de professionnalisation

Contrat de formation en alternance qui s'adresse à tous les jeunes âgés de 16 à 25 ans révolus et aux demandeurs d'emploi âgés de 26 ans et plus, peu qualifiés. Il associe une formation pratique en relation avec la qualification professionnelle recherchée et une formation théorique dans un centre de formation. Son objectif est de permettre l'acquisition d'une qualification professionnelle et de favoriser l'insertion ou la réinsertion professionnelle. Le contrat signé peut être un CDD ou un CDI.

Le contrat unique d'insertion (CUI)

Contrat réservé aux personnes, sans condition d'âge, reconnues par les institutions comme rencontrant des difficultés professionnelles importantes d'accès à l'emploi. Sont prioritaires les personnes bénéficiaires d'allocations comme le revenu de solidarité active (RSA). Le contrat signé peut être un CDD (sans le versement de l'indemnité de fin de contrat) ou un CDI. La personne doit être assistée d'un tuteur. L'employeur perçoit une aide financière de l'État et peut être exonéré de certaines cotisations.

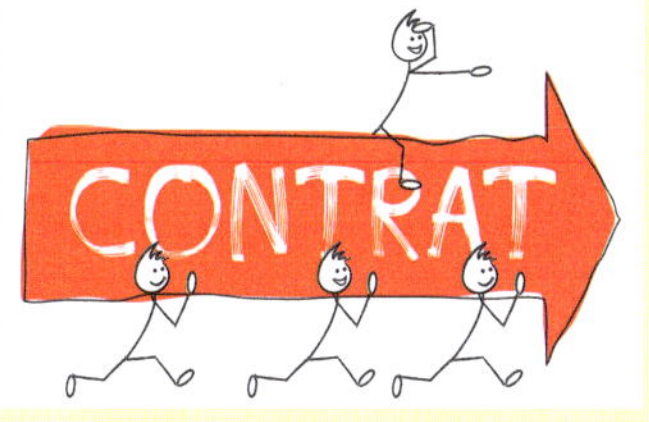

ACTIVITÉ 2 Les différentes formes de rémunération

8 À partir du **document D**,

8.1 Nommez le salaire correspondant à la définition.

Définition	Salaire
Rémunération effectivement perçue par le salarié après déduction des cotisations salariales et augmentée éventuellement de certaines indemnités.	....
Rémunération à laquelle a droit un salarié pour le travail accompli et calculée avant toute déduction des cotisations obligatoires.	....

DOC D Un exemple de bulletin de salaire

Bulletin de paie

Société Duchemin 5 rue des Prés – 49000 Angers N° Siret : 233564923010 32 N° URSAFF : 5 420 254 515 155	Nom : LANDRON Denis Adresse : 8 rue des Acacias 49000 Angers

Matricule : 0236 N° Sécurité Sociale : 1 89 02 49 007 301 78 Emploi : électricien Affectation :	Classification : ouvrier Niveau : -3 Échelon : 3 Coeff. : 240 Taux horaire : 13,72	Horaire référence : 151,67 h Date entrée : 02/01/2010 Date d'ancienneté : 02/01/2010 Date de sortie :

Éléments du revenu brut	Quantité	Valeur unitaire	Montant	Part employeur
Base mensuelle			1 955,29	
Prime d'ancienneté			125,77	
Heure nuit	2,50	27,45	68,63	
Heure TM	4,50	17,16	77,22	
Heures sup.	2,50	17,16	42,90	
Heures sup. DJF	5,50	17,16	94,38	
Complément DJF	5,50	10,29	56,60	
Astreintes maint.			141,86	
Primes contraintes h	1,00	14,08	14,08	
Salaire brut mensuel			**2 577,40**	
Cotisations et contributions sociales	**Base**	**Taux salarial**	**Part salarié**	**Part employeur**
Santé				
Sécurité sociale – Maladie – Maternité – Invalidité – Décès	2 577,40	0,750	– 19,33	– 338,67
Complémentaire incapacité invalidité décès	2 577,40	0,805	– 20,75	– 20,75
Complémentaire santé	3 218,00	1,720	– 55,35	– 41,19
Accident du travail – Maladies professionnelles				– 33,76
Retraite				
Sécurité sociale plafonnée	2 577,40	6,900	– 177,84	– 220,37
Sécurité sociale déplafonnée	2 577,40	0,350	– 9,02	– 47,68
Complémentaire tranche A	2 577,40	3,900	– 100,52	– 150,78
Famille Sécurité sociale	2 577,40			– 88,92
Assurance chômage				
Chômage	2 577,40	2,400	– 61,85	– 109,54
Autres contributions par l'employeur				– 155,63
CSG non imposable à l'impôt sur le revenu	2 594,24	5,100	– 132,31	
CSG/RDS imposable à l'impôt sur le revenu	2 594,24	2,900	– 75,23	
TOTAL DES COTISATIONS ET CONTRIBUTIONS			– 652,21	– 1 207,29
	NET A PAYER (en €)		**1 925,19**	
	Total versé par l'employeur		Allègement des cotisations	
	3 651,72 €		– 63,33 €	

Totaux	Brut	Brut retr.	Net impos.	Non soum.
Base mensuelle	2 577,40	2 577,40	2 041,61	233,9
Prime d'ancienneté	25 989,7	25 989,72	20 798,41	– 2 087,08

	Droits	Pris	Solde
Congés en cours	33	18	15
Congés à venir	24,75		24,75
Jours RTT	3	1	

Virement bancaire le 30/05/2018.

8.2 Cochez le salaire que va réellement percevoir sur son compte le salarié.

☐ Salaire de base ☐ Salaire net ☐ Salaire brut

8.3 Renseignez le tableau.

	Montant (en €)
Salaire de base	....
Salaire brut	....
Salaire net	....
Salaire net imposable	....

8.4 Nommez les cinq familles de risques qui correspondent aux cotisations sociales salariales.

....

8.5 Indiquez le montant total des cotisations et des contributions de l'employeur.

....

8.6 Cochez la réponse exacte, puis **justifiez**.

Les bulletins de salaire doivent être conservés :

☐ 2 ans ☐ 10 ans ☐ toute la vie

....

....

9 À partir du **document E**, **citez** d'autres formes de rémunération qui peuvent compléter le salaire.

....

....

10 **Surlignez**, dans le **document D**, la nature des primes versées au salarié.

DOC E Les rémunérations de Léa

Léa est commerciale. Son contrat de travail mentionne la mise à disposition d'un véhicule de façon permanente. Elle peut donc en faire un usage privé. Elle bénéficie également d'indemnités de déplacement et de repas. Suite à son bon chiffre d'affaires, elle a bénéficié d'une prime de 500 €.

ACTIVITÉ 3 Le Smic

 # site internet
Le montant du Smic (données Insee)
foucherconnect.fr/18pc056

11 Après consultation du **site internet**,

11.1 Précisez la signification du sigle Smic.

S.................................. M.................... I.................................. C....................

11.2 Indiquez le montant du Smic au 1er janvier.

....

....

PROPOSER DES SOLUTIONS

12 **Nommez** les éléments qui ont pu s'ajouter au salaire d'Alban et ainsi augmenter son montant.

....

MÉMO 16 Les contrats de travail et les rémunérations

1. Le contrat de travail

Définition

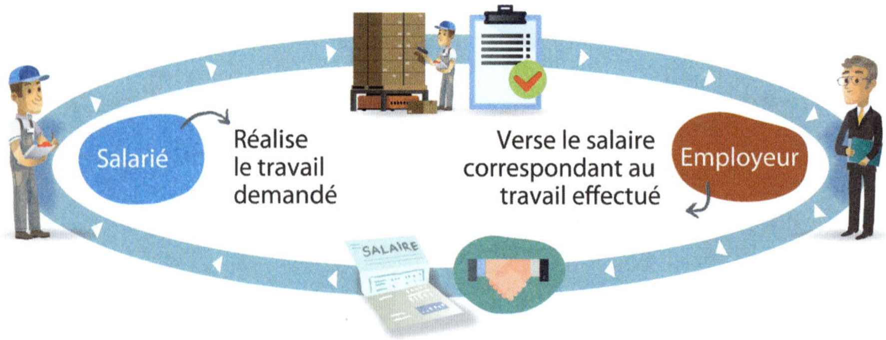

Informations obligatoires

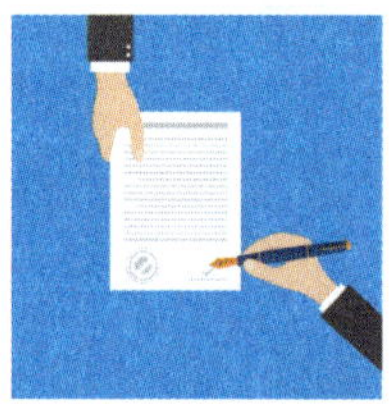

- Durée de la période d'essai
- Objet du contrat
- Désignation de l'emploi
- Date d'embauche
- Montant de la rémunération
- Date éventuelle de fin de contrat
- Date de versement du salaire
- Lieu et horaires de travail

2. Les différentes formes de rémunération

Le **bulletin de salaire** est un document qui récapitule les informations relatives au travail et à la rémunération du salarié.

Salaire	Primes	Avantages en nature
• **Brut** : avant soustraction des cotisations sociales obligatoires (cotisations salariales, CSG). • **Net** : perçu par le salarié.	• Transport. • Précarité. • Pénibilité. • Ancienneté…	• Mise à disposition d'un véhicule à usage privé. • Mise à disposition d'un téléphone…

3. Le Smic

Le **salaire minimum perçu** ne peut pas être inférieur au **Smic** (salaire minimum interprofessionnel de croissance).

LE MÉMO RÉDIGÉ
foucherconnect.fr/18pc057

#qcm
8 questions pour réviser
foucherconnect.fr/18pc058

17

Les instances représentatives du personnel

Objectif : identifier les modalités de nomination et les rôles des IRP

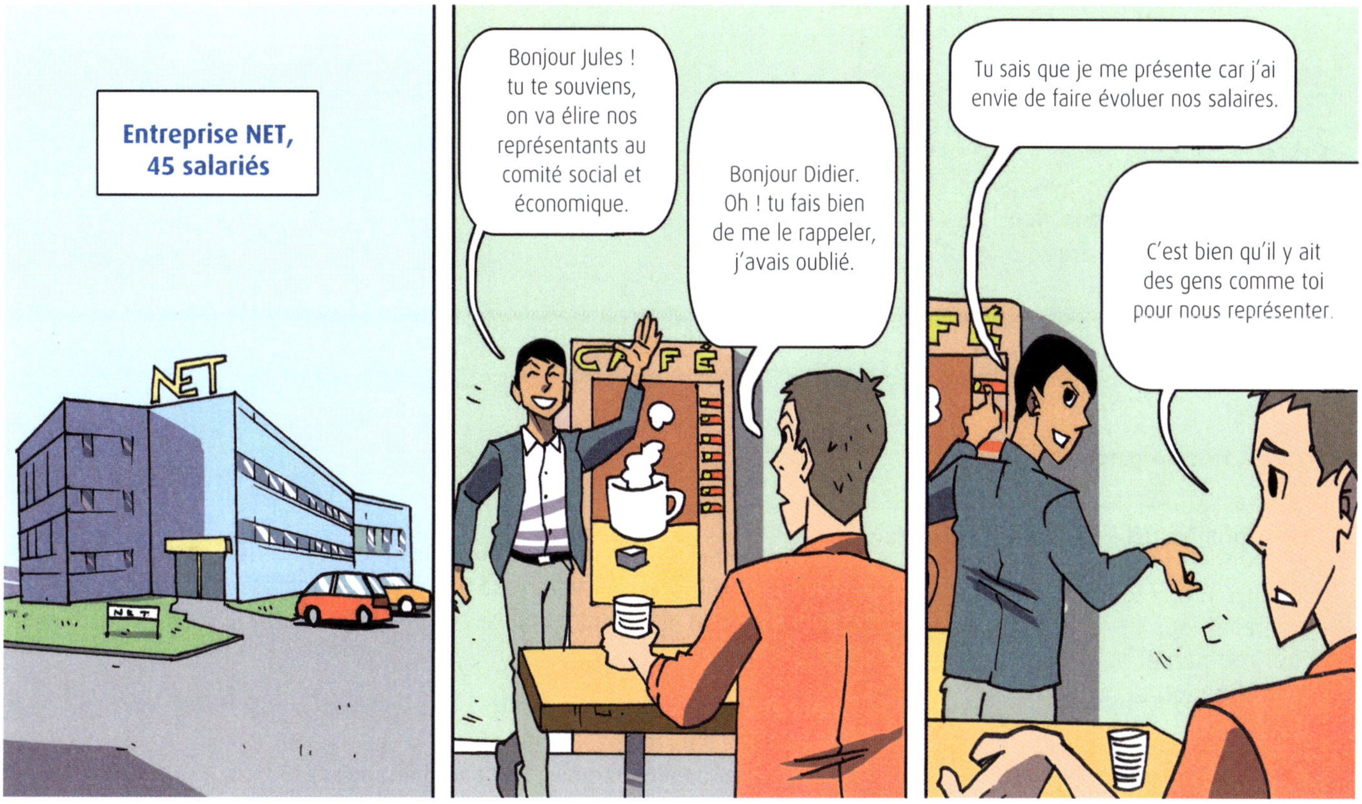
Entreprise NET, 45 salariés
NET
Bonjour Jules ! tu te souviens, on va élire nos représentants au comité social et économique.
Bonjour Didier. Oh ! tu fais bien de me le rappeler, j'avais oublié.
CAFÉ
Tu sais que je me présente car j'ai envie de faire évoluer nos salaires.
C'est bien qu'il y ait des gens comme toi pour nous représenter.

ANALYSER LA SITUATION

1 **Cochez** le problème posé dans la situation.

- ☐ Les démarches à effectuer pour obtenir un bulletin de salaire.
- ☐ Le droit à des temps de pause au travail.
- ☐ Les missions du comité social et économique.

2 **Identifiez** les éléments de la situation.

Nombre de salariés dans l'entreprise » ....

Objet de l'élection » ....

Objectif du salarié qui se présente aux élections du comité social et économique » ....

ACTIVITÉ 1 Les délégués du personnel (DP) et le comité d'entreprise (CE)

3 À partir des **documents A** et **B**,

3.1 Renseignez le tableau.

	Délégués du personnel (DP)	Comité d'entreprise (CE)
Dans quelles entreprises ?	....	....
Par qui sont-ils élus ?	Salariés âgés d'au moins 16 ans et travaillant depuis plus de 3 mois dans l'entreprise.	Salariés âgés d'au moins 16 ans et travaillant depuis plus de 3 mois dans l'entreprise.
Pour combien de temps sont-ils élus ?	....	....
Quelles sont les conditions à remplir pour être candidat ?	....	....

3.2 Renseignez le tableau.

Missions assurées par	DP	CE
Saisir l'inspecteur du travail sur tout problème d'application du droit du travail		
Être informé sur les embauches, sur la marche générale de l'entreprise		
Gérer les activités culturelles		
Défendre un salarié dans le cadre d'un litige qui l'oppose à l'employeur		
Donner son avis sur le plan de formation de l'entreprise		

DOC A Le comité d'entreprise (CE)

- **Les entreprises concernées**

Des représentants du personnel au comité d'entreprise (CE) sont élus dans toutes les entreprises d'au moins 50 salariés. Ces représentants sont élus pour 4 ans, en même temps que les délégués du personnel.

- **Les conditions pour être élu au CE**

Pour être candidat, il faut :
– être âgé d'au moins 18 ans ;
– travailler depuis au moins 1 an dans l'entreprise.

Un même salarié peut cumuler les mandats de représentant du personnel au comité d'entreprise et de délégué du personnel.

- **Ses missions**

Le CE :
– organise et développe, en faveur des salariés de l'entreprise des activités sociales et culturelles ;
– est informé et consulté sur les questions concernant l'organisation, la gestion et la marche générale de l'entreprise.

- **Sa composition**

Le CE est composé du chef d'entreprise ou de son représentant qui assure la présidence, de membres élus parmi les salariés de l'entreprise, ainsi que des représentants d'organisations syndicales.

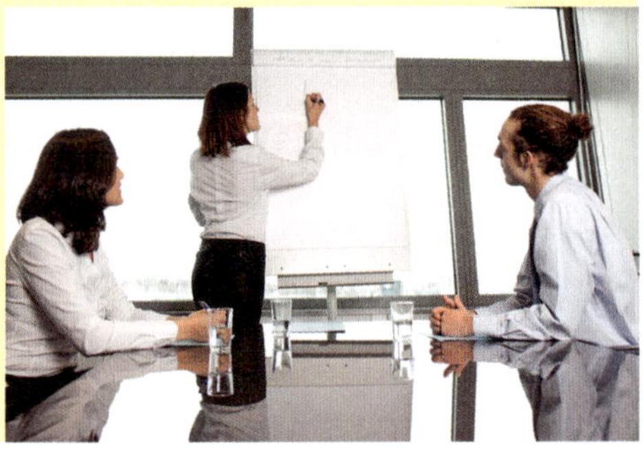

DOC B Les délégués du personnel (DP)

Élus dans les entreprises de 11 salariés et plus, les délégués du personnel ont pour missions principales de présenter à l'employeur les revendications des salariés en matière d'application de la réglementation du travail et de contacter l'inspecteur du travail en cas de besoin. La durée de leur mandat est de quatre ans. Pour être élu délégué du personnel, il faut :
– être âgé d'au moins 18 ans ;
– avoir au moins une année d'ancienneté dans l'entreprise ;
– ne pas avoir de lien de parenté avec le chef d'entreprise.

DOC C Les évolutions des instances représentatives du personnel (IRP)

- **Jusqu'au 31/12/2019 au plus tard**

Les instances représentatives du personnel (IRP) sont :
– les délégués du personnel (DP) ;
– le comité d'entreprise (CE) ;
– le comité d'hygiène, de sécurité et des conditions de travail (CHSCT).

- **Depuis le 1/01/2018 et obligatoirement à compter du 1/01/2020**

Dans le cadre de la Loi travail, les IRP seront réunies au sein d'un seul comité : le **comité social et économique** (CSE).

11 à 49 salariés	50 à 299 salariés	300 salariés et +
CSE avec les attributions des anciens DP	**CSE** avec les attributions des anciens DP, CE, CHSCT	**CSE** avec les attributions des anciens DP, CE, CHSCT + **CSSCT** (commission Santé, sécurité et des conditions de travail)

4 À partir du **document C** ou de la **vidéo**, **nommez** l'instance qui se substitue aux DP, CE et CHSCT depuis janvier 2018.

....

 # vidéo
Le point sur la fusion des IRP - 3,12 min
foucherconnect.fr/18pc059

ACTIVITÉ 2 Le délégué syndical (DS)

5 Dans le **document D**, **soulignez** :
– en vert, les conditions de mise en place d'un délégué syndical dans une entreprise ;
– en bleu, la mission principale du délégué syndical.

DOC D Le rôle d'un syndicat

Les syndicats **assurent la défense collective et individuelle des intérêts des salariés**, au niveau national et à l'échelle de l'entreprise. Par le biais de leurs délégués[1], ils assurent un rôle de communication important au sein de l'entreprise : en transmettant aux salariés les informations obtenues lors des réunions des organes paritaires divers ou encore en informant les salariés sur leurs droits individuels.

En cas de conflit avec l'employeur, les syndicats défendent les intérêts des salariés auprès des directions et peuvent engager toutes sortes d'actions de protestation (grèves, manifestations, pétitions...). Dans les cas de conflits individuels, ils peuvent accompagner les salariés à des entretiens, défendre leurs intérêts auprès des instances hiérarchiques, les soutenir lors de litiges débouchant sur une procédure judiciaire.

1. Chaque syndicat représentatif dans une entreprise ou un établissement d'au moins 50 salariés peut désigner un délégué syndical (DS).

Source : www.vie-publique.fr

PROPOSER DES SOLUTIONS

6 **Indiquez** les missions du CSE dans l'entreprise Net et **justifiez** votre réponse.

....

....

MÉMO 17 Les instances représentatives du personnel

1. Les délégués du personnel (DP) et le comité d'entreprise (CE)

Jusqu'au 31/12/2019 au plus tard :

Les délégués du personnel (DP)

De 11 à 49 salariés →

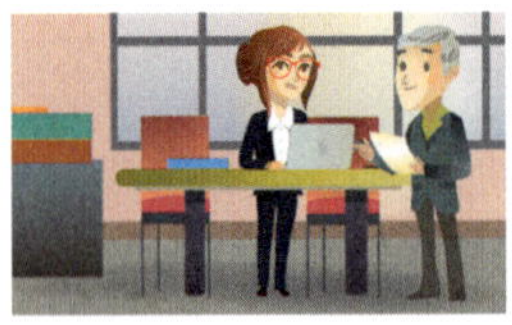

→ Élus pour 4 ans.
→ **Missions :**
- présenter à l'employeur les revendications individuelles et collectives des salariés ;
- contacter l'inspecteur du travail en cas de besoin.

Le comité d'entreprise (CE)

À partir de 50 salariés →

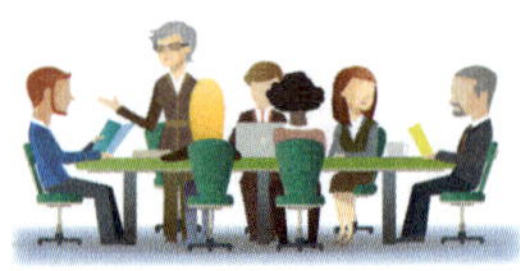

→ Élus pour 4 ans.
→ **Missions :**
- être consulté sur toutes les décisions relevant de la bonne marche de l'entreprise ;
- gérer les activités sociales et culturelles avec un budget dédié.

Depuis le 1/01/2018 et obligatoirement à compter du 1/01/2020 pour toutes les entreprises, les IRP sont réunies au sein d'un seul comité :

le comité social et économique (CSE)

De 11 à 49 salariés → **CSE** = attributions des anciens DP

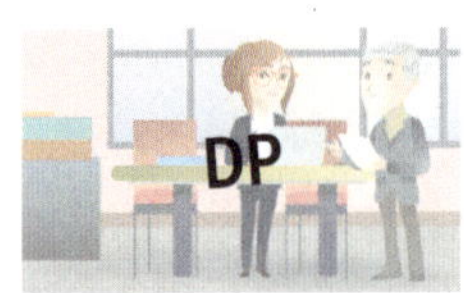

De 50 à 299 salariés → **CSE** = attributions des anciens DP, CE et CHSCT

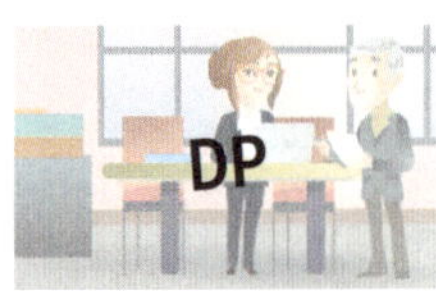

+
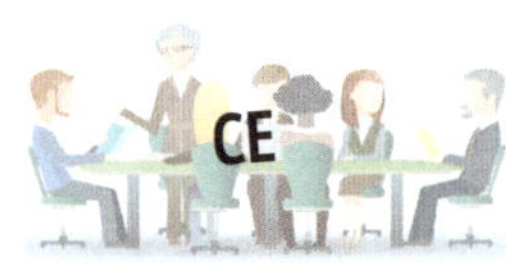

+
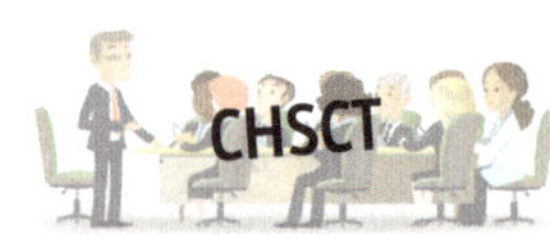

À partir de 300 salariés → **CSE** = attributions des anciens DP, CE et CHSCT + CSSCT (Commission santé, sécurité et des conditions de travail)

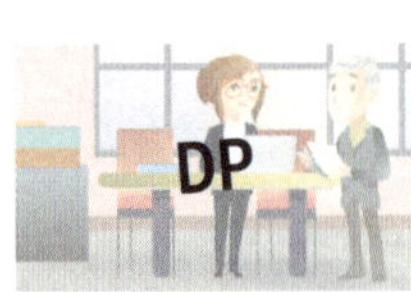

+
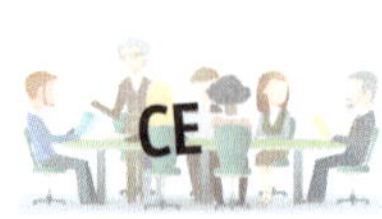

+
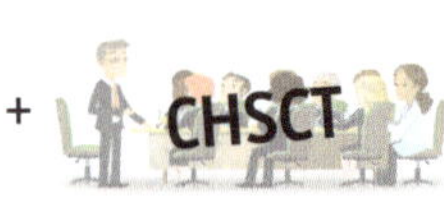

+
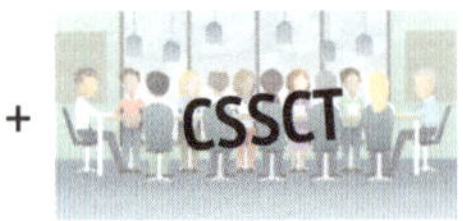

2. Le délégué syndical (DS)

Le délégué syndical (DS)

À partir de 50 salariés →

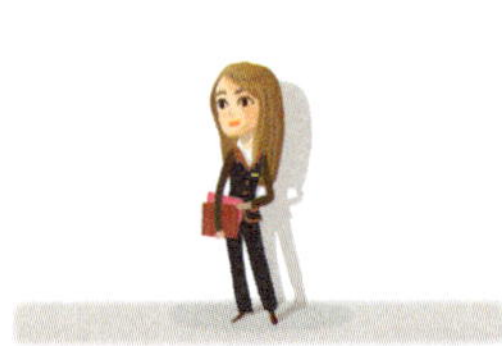

→ Désigné par les membres de la section syndicale.
→ **Missions :** assurer la défense collective et individuelle des intérêts des salariés.

LE MÉMO RÉDIGÉ
foucherconnect.fr/18pc060

 # qcm
8 questions pour réviser
foucherconnect.fr/18pc061

Les structures de défense, de protection et de contrôle

18

Objectif : identifier les missions des structures de défense, de protection et de contrôle

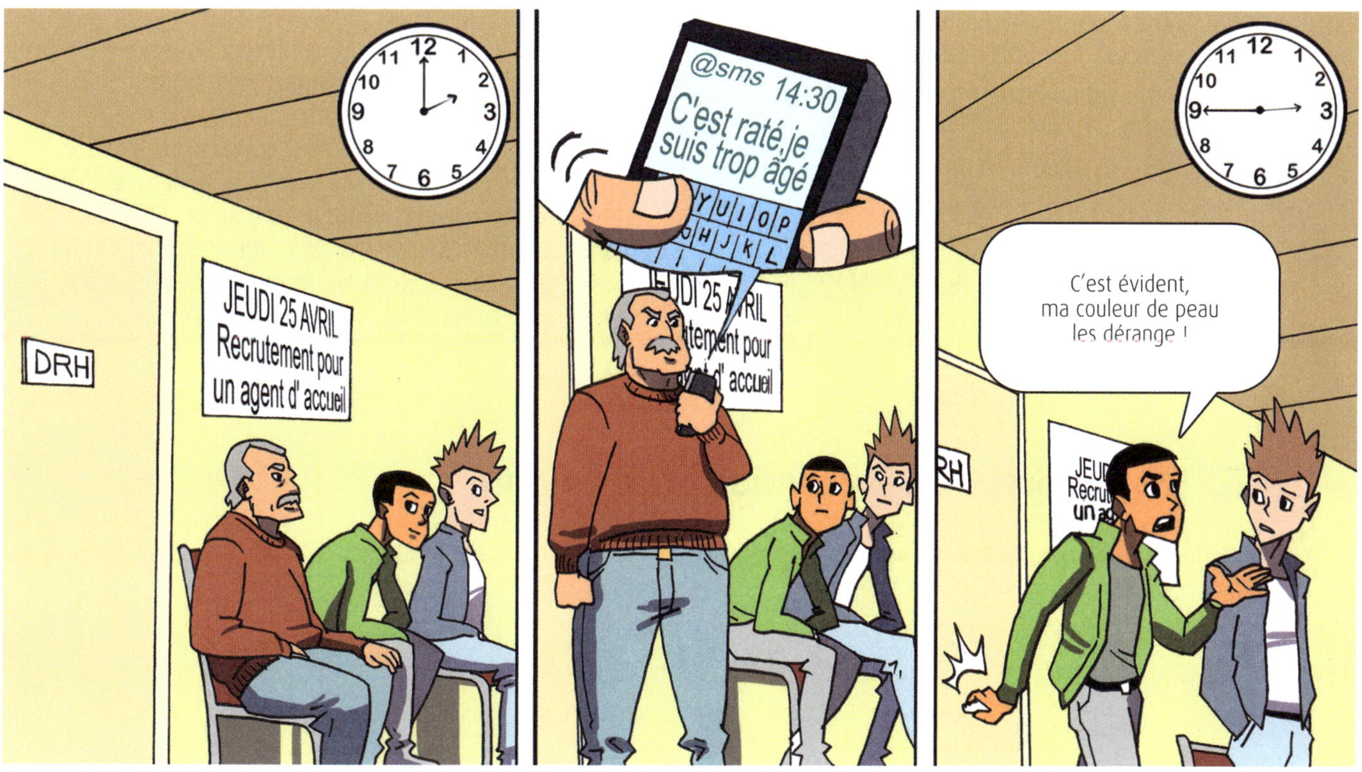
DRH
JEUDI 25 AVRIL
Recrutement pour un agent d'accueil
@sms 14:30
C'est raté je suis trop âgé
C'est évident, ma couleur de peau les dérange !

ANALYSER LA SITUATION

1 **Cochez** le problème posé dans la situation.

- ☐ L'entretien d'embauche.
- ☐ La discrimination au travail à l'embauche.
- ☐ Le licenciement abusif.

2 **Identifiez** les éléments de la situation.

Quelles sont les personnes concernées ?	Lucien 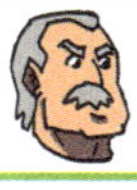	Abdoul 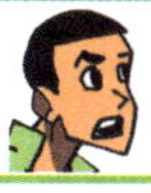
Quel est le motif de l'entretien d'embauche ?	....	
Quelles sont les raisons pour lesquelles leur candidature n'a pas été retenue ?	....	....

MOBILISER SES CONNAISSANCES

ACTIVITÉ 1 L'inspecteur du travail

3 À partir du **document A**, **cochez** les activités qui sont du ressort de l'inspecteur du travail.

- ☐ Constater les infractions commises en matière de discrimination au travail.
- ☐ Enquêter suite à un accident grave.
- ☐ Valider le contenu du règlement intérieur.
- ☐ Intervenir dans un conflit opposant un employeur et un salarié.
- ☐ Assurer une médiation en cas de conflit individuel ou collectif au travail.
- ☐ Verbaliser en cas de non-respect de la législation.
- ☐ S'assurer de l'aptitude médicale des salariés.
- ☐ Pénétrer librement dans les entreprises soumises à son contrôle.
- ☐ Contrôler l'application du droit du travail.
- ☐ Proposer des changements de poste en cas de problème de santé.

DOC A Les rôles de l'inspecteur du travail

L'inspecteur du travail contrôle l'application du droit du travail.
Il conseille et informe les employeurs, les salariés et les représentants du personnel sur leurs droits et leurs obligations, facilite la conciliation amiable entre les parties, notamment lors des conflits collectifs.
Il constate également les infractions commises en matière de discrimination, les délits de harcèlement sexuel ou moral.
Il possède un pouvoir de décision car l'employeur doit, dans certaines situations, obtenir son autorisation avant d'agir (ex. : règlement intérieur).
Il peut enquêter sur un accident grave, pénétrer dans l'entreprise et la visiter, sans avertissement préalable.
Les constats d'inspection peuvent donner lieu à des observations rappelant les règles en vigueur, des mises en demeure de se conformer à la réglementation ou des procès-verbaux pour les infractions pénales.

ACTIVITÉ 2 Le service de prévention de la CARSAT

4 À partir du **document B**, **indiquez** le rôle du contrôleur sécurité de la Caisse d'assurance retraite et de la santé au travail.

....

....

ACTIVITÉ 3 Le CHSCT

5 À partir du **document B**,

5.1 Indiquez :

– la signification du sigle CHSCT ;

....

– le nombre de salariés nécessaire à la création d'un CHSCT.

....

5.2 Cochez les membres du CHSCT qui participent au vote.

- ☐ Le chef d'entreprise ou son représentant
- ☐ L'inspecteur du travail
- ☐ Le médecin du travail
- ☐ Les représentants du personnel
- ☐ Le contrôleur sécurité de la CARSAT
- ☐ L'animateur de la sécurité au travail

6 **Soulignez**, dans le **document B**, la fréquence des réunions du CHSCT.

DOC B Le CHSCT

Le CHSCT est obligatoire dans les entreprises de cinquante salariés et plus. Il se réunit tous les trimestres à l'initiative du chef d'établissement, après un accident grave ou lorsque deux de ses membres en font la demande. Depuis le 1er janvier 2018 et pour toutes les entreprises à compter du 1/01/2020, les DP, le CE et le CHSCT fusionneront pour former le **comité social et économique** (CSE).

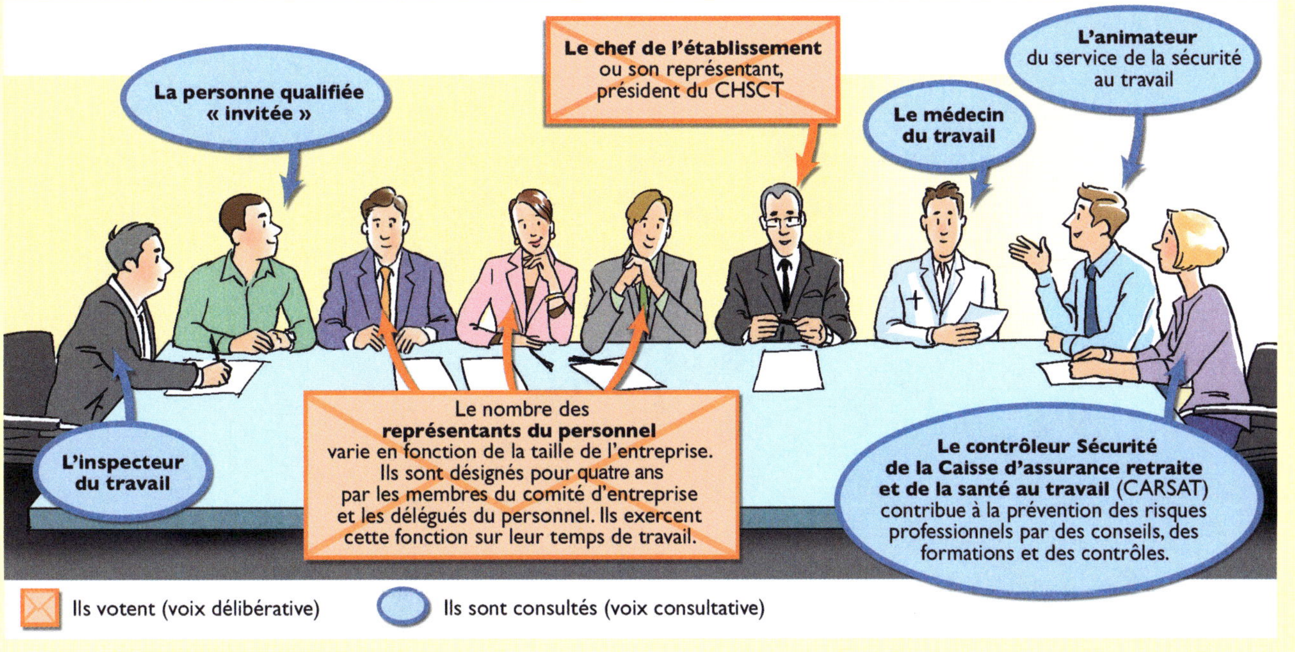

La personne qualifiée « invitée »
Le chef de l'établissement ou son représentant, président du CHSCT
Le médecin du travail
L'animateur du service de la sécurité au travail
L'inspecteur du travail
Le nombre des représentants du personnel varie en fonction de la taille de l'entreprise. Ils sont désignés pour quatre ans par les membres du comité d'entreprise et les délégués du personnel. Ils exercent cette fonction sur leur temps de travail.
Le contrôleur Sécurité de la Caisse d'assurance retraite et de la santé au travail (CARSAT) contribue à la prévention des risques professionnels par des conseils, des formations et des contrôles.
Ils votent (voix délibérative)
Ils sont consultés (voix consultative)

7 **Indiquez**, sous chaque illustration, une mission du CHSCT.

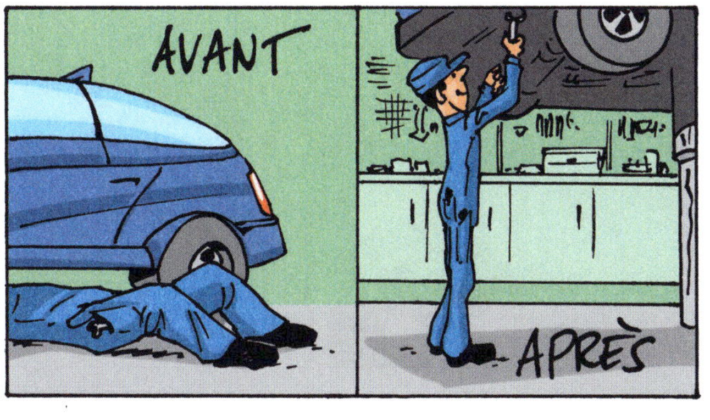

AVANT
APRÈS

....

....

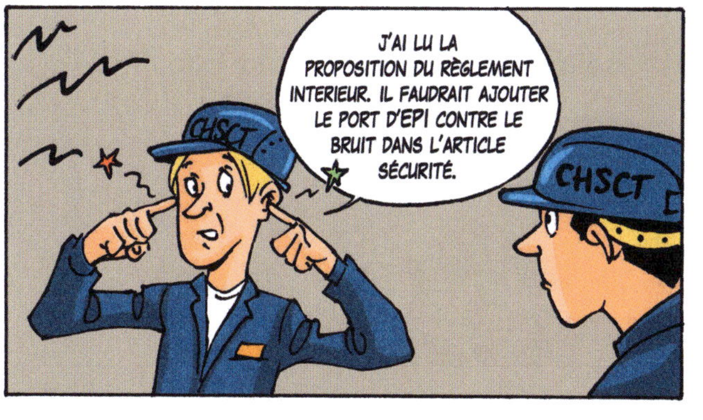

J'AI LU LA PROPOSITION DU RÈGLEMENT INTERIEUR. IL FAUDRAIT AJOUTER LE PORT D'EPI CONTRE LE BRUIT DANS L'ARTICLE SÉCURITÉ.
CHSCT
CHSCT

....

....

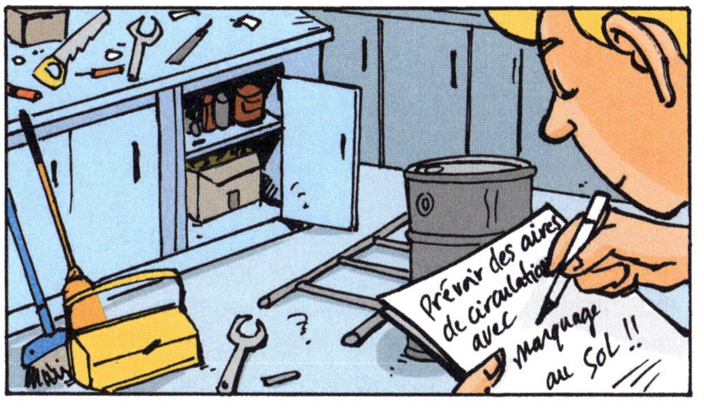

Prévoir des aires de circulation avec marquage au sol !!

....

....

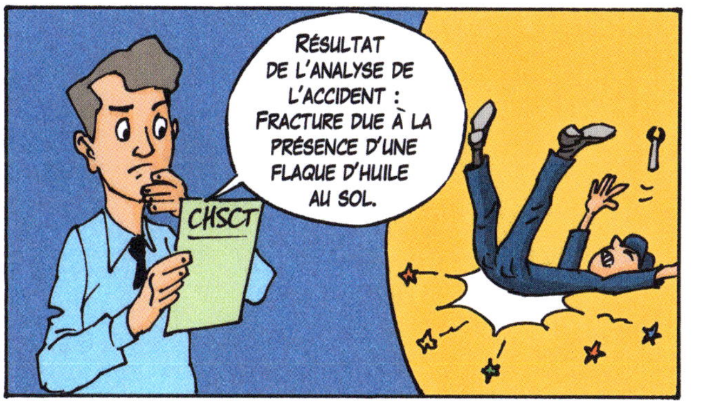

RÉSULTAT DE L'ANALYSE DE L'ACCIDENT : FRACTURE DUE À LA PRÉSENCE D'UNE FLAQUE D'HUILE AU SOL.
CHSCT

....

....

ACTIVITÉ 4 Le service de santé au travail

8 À partir de la **vidéo**, **indiquez** sur le schéma les quatre missions du service de santé au travail.

 # vidéo
Les services de santé au travail interentreprises - 3,12 min
foucherconnect.fr/18pc062

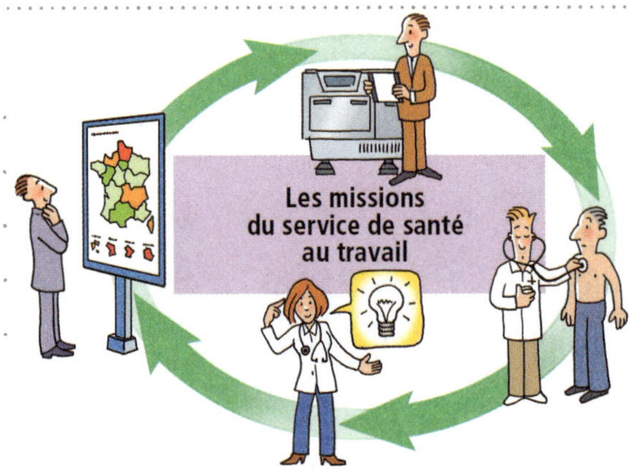

ACTIVITÉ 5 Le Défenseur des droits

9 À l'aide d'un dictionnaire et de vos connaissances, **cochez** la définition de la discrimination au travail.

- ☐ Fait d'attribuer une prime aux salariés en fonction des résultats de l'entreprise.
- ☐ Fait de traiter de façon inégale et défavorable certaines personnes.

10 **Indiquez**, pour chaque photo, la forme de discrimination possible.

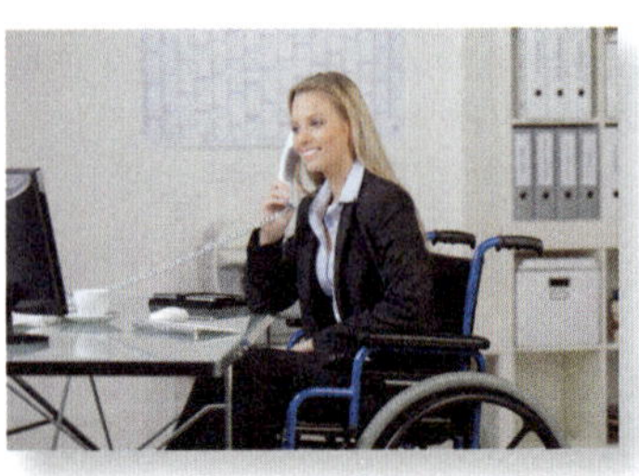

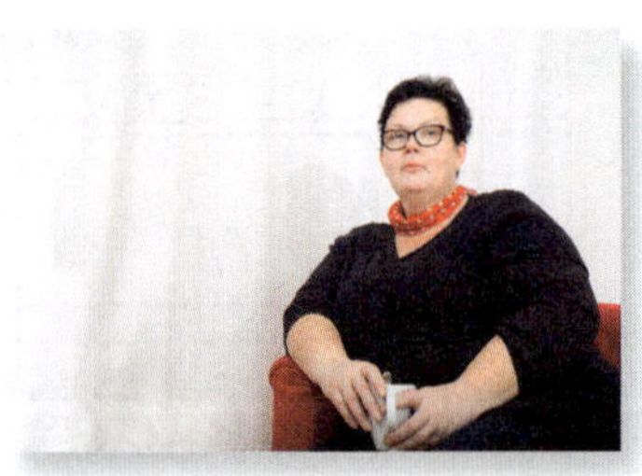

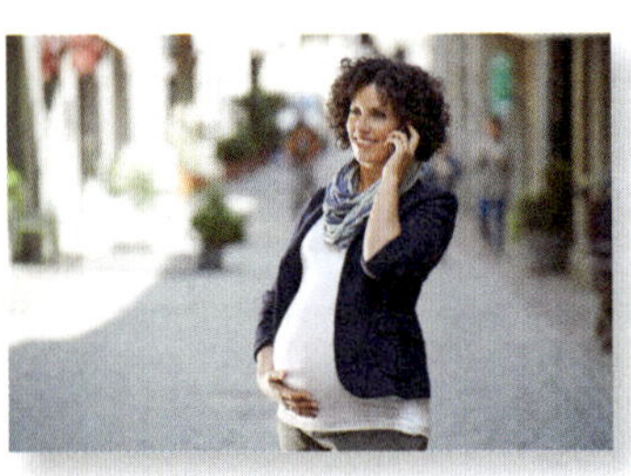

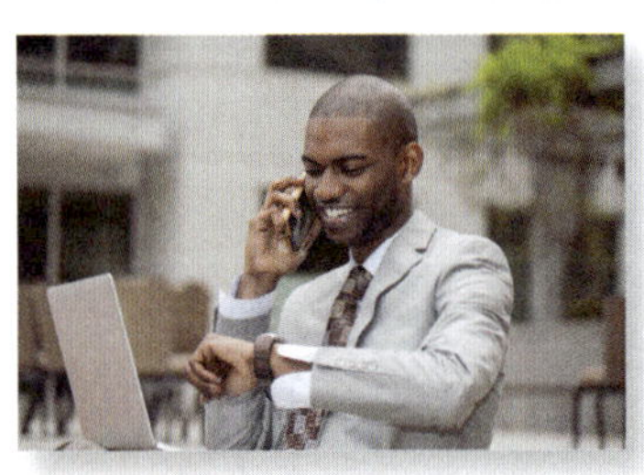

11 À partir du **document C**, **nommez** l'autorité, extérieure à l'entreprise, qui peut aider une personne victime d'une discrimination.

12 **Surlignez**, dans le **document C**, les missions de cette autorité.

DOC C Le Défenseur des droits

Le Défenseur des droits est une autorité indépendante. Il est chargé de veiller à la protection des droits et des libertés et de promouvoir l'égalité. Il est nommé par le président de la République pour un mandat de 6 ans. Il assume notamment les missions suivantes : accompagner les personnes victimes de discriminations, les aider à constituer un dossier et à trouver la procédure de défense la plus appropriée. Il peut être saisi gratuitement par toute personne se considérant victime d'une discrimination.

ACTIVITÉ 6 Le conseil de prud'hommes

13 À partir du **document D**, **entourez** les conflits où le conseil de prud'hommes peut intervenir.

1 Conflit entre Kevin et son employeur suite à une sanction disciplinaire jugée abusive.

2 Conflit entre Alex et son employeur qui le soupçonne de vol de matériel informatique dans l'entreprise.

3 Conflit entre les salariés syndiqués et l'employeur suite à la mise en place d'un plan social de licenciement collectif.

4 Conflit entre Fathia et son employeur suite au non-paiement d'heures supplémentaires.

14 À partir du **document E**, **indiquez** la procédure à effectuer par le salarié pour engager une action devant le conseil de prud'hommes.

....

DOC D Les compétences du conseil de prud'hommes

C'est le seul tribunal compétent pour régler tous les litiges individuels liés au contrat de travail ou contrat d'apprentissage qui surviennent entre salariés et employeurs (congés payés, salaire, licenciement individuel, sanctions disciplinaires…). Il est composé de juges non professionnels désignés conjointement par les ministres du Travail et de la Justice à partir de listes de candidats établies par les organisations syndicales de salariés et les organisations patronales représentatives au niveau national pour quatre ans.

DOC E Les étapes d'un procès aux prud'hommes

Conflit au travail entre un employeur et son salarié

→ Saisine du conseil de prud'hommes par envoi d'une lettre recommandée avec accusé de réception ou présentation personnelle devant le greffe (secrétariat)

→ Bureau de conciliation et d'orientation (BCO)

- ← Accord entre les parties (conciliation)
- → Désaccord entre les parties (non-conciliation)

En fonction de la nature du litige et/ou à la demande des parties

- **Bureau de jugement en formation restreinte** (1 conseiller employeur et 1 conseiller salarié) qui doit statuer dans un délai de 3 mois
- **Bureau de jugement en formation normale** (2 conseillers employeurs et 2 conseillers salariés) présidé par un juge de grande instance (juge professionnel)
- **Bureau de jugement en formation normale simple** (2 conseillers employeurs et 2 conseillers salariés)

PROPOSER DES SOLUTIONS

15 **Renseignez** le tableau.

Qui peut aider Lucien et Abdoul ?	....
Pourquoi ?	....

MÉMO 18 Les structures de défense, de protection et de contrôle

1. L'inspecteur du travail

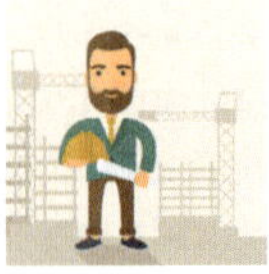

→ **Missions :**
- Contrôler l'application de la législation du travail.
- Informer et conseiller les salariés et les employeurs.
- Faciliter la conciliation amiable en cas de conflits collectifs.

2. Le service de prévention de la CARSAT

Carsat Retraite & Santé au travail

Caisse d'assurance retraite et de la santé au travail

→ **Missions :**
Intervenir dans la prévention des risques professionnels par des conseils, des formations et des contrôles.

3. Le comité d'hygiène, de sécurité et des conditions de travail (CHSCT)

Dans les entreprises de plus de 50 salariés

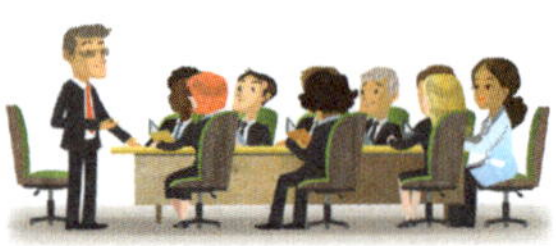

→ **Composition :**
- Employeur.
- Représentants du personnel.
- Médecin du travail.
- Inspecteur du travail.
- Contrôleur sécurité de la CARSAT.
- Chef du service de sécurité.

→ **Missions :**
Contribuer à la protection de la santé et de la sécurité des salariés, ainsi qu'à l'amélioration des conditions de travail.

4. Le service de santé au travail

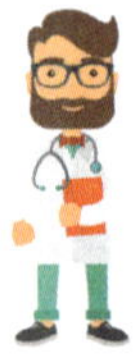

→ **Missions :**
Éviter toute altération de la santé des salariés du fait de leur travail.

5. Le Défenseur des droits

République Française
LE DÉFENSEUR DES DROITS

→ **Missions :**
Lutter contre les discriminations issues d'inégalités de traitement face à l'origine, l'âge, le handicap, la couleur de peau...

6. Le conseil de prud'hommes

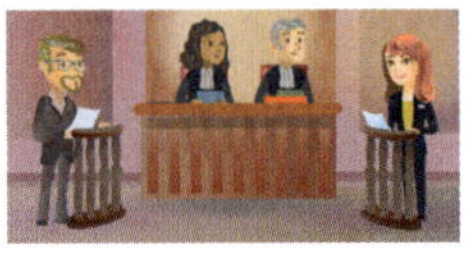

→ **Missions :**
Régler les litiges individuels au travail entre employeurs et salariés.

LE MÉMO RÉDIGÉ
foucherconnect.fr/18pc063

#qcm
8 questions pour réviser
foucherconnect.fr/18pc064

La surveillance de la santé du salarié

19

Objectif : identifier les examens médicaux et les vaccinations obligatoires

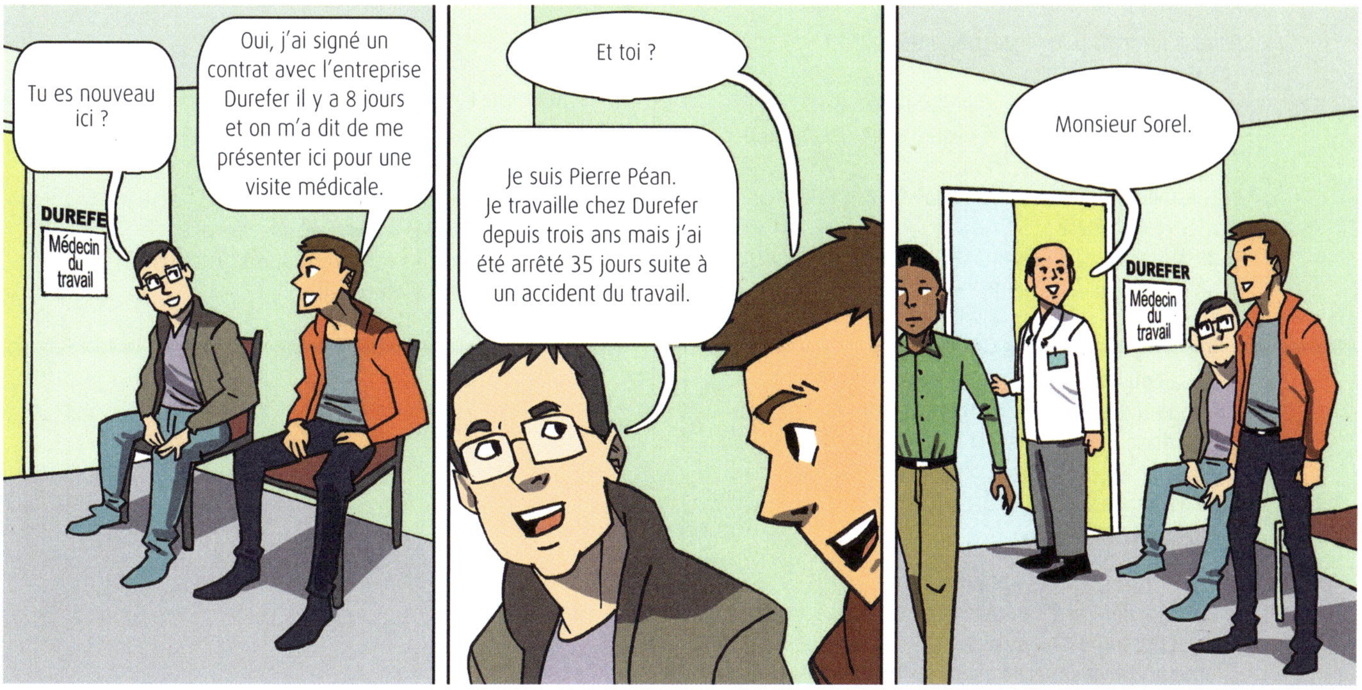
Tu es nouveau ici ?
Oui, j'ai signé un contrat avec l'entreprise Durefer il y a 8 jours et on m'a dit de me présenter ici pour une visite médicale.
DUREFER
Médecin du travail
Et toi ?
Je suis Pierre Péan. Je travaille chez Durefer depuis trois ans mais j'ai été arrêté 35 jours suite à un accident du travail.
Monsieur Sorel.
DUREFER
Médecin du travail

ANALYSER LA SITUATION

1 **Cochez** le problème posé dans la situation.

- ☐ La fréquence des accidents du travail.
- ☐ Les démarches suite à un arrêt de travail.
- ☐ Le suivi médical des salariés.

2 **Identifiez** les éléments de la situation.

Quelles sont les personnes concernées ?	....	....
Depuis combien de temps sont-elles salariées de l'entreprise ?	....	....
Qu'attendent ces personnes ?	....	
Pourquoi attendent-elles ?	....	

ACTIVITÉ 1 Le suivi médical des salariés

DOC A Le suivi de l'état de santé du salarié

Suivi individuel simple

Tous les **salariés non exposés à des risques particuliers**.

Visite d'information et de prévention (VIP)

- **Objectifs :**
  - interroger le salarié sur son état de santé ;
  - informer le salarié sur les risques éventuels auxquels l'expose son poste de travail ;
  - sensibiliser le salarié sur les moyens de prévention à mettre en œuvre ;
  - identifier si l'état de santé du salarié ou les risques auxquels il est exposé nécessitent une orientation vers le médecin du travail si la VIP est réalisée par un autre professionnel de santé (interne en médecine du travail ou infirmier en santé au travail) ;
  - informer le salarié sur les modalités de suivi de son état de santé par le service et sur la possibilité dont il dispose, à tout moment, de bénéficier d'une visite à sa demande avec le médecin du travail.
- **Quand ?**

VIP initiale

- Dans un délai qui n'excède pas **trois mois** à compter de la prise effective du poste ;
- pour les travailleurs de moins de 18 ans et les travailleurs de nuit, avant leur affectation au poste.

VIP périodique

- Au minimum **tous les 5 ans**.
- Pour les travailleurs handicapés, les travailleurs de nuit et les travailleurs mineurs, le médecin du travail peut fixer une **périodicité de son suivi** qui n'excède pas 3 ans.

Suivi individuel renforcé

Tous les **salariés exposés à des risques particuliers***.

Examen médical d'aptitude

- **Objectifs :**
  - s'assurer que le salarié est médicalement apte au poste de travail.
- **Quand ?**
  - **avant l'affectation au poste** ;
  - au minimum **tous les 4 ans** avec une **visite intermédiaire au plus tard 2 ans** après l'examen médical d'aptitude d'embauche.

Visite de pré-reprise

- **Objectif** : vérifier l'aptitude des salariés à reprendre leur activité professionnelle
- **Quand ?**
  Après un arrêt de travail supérieur à 3 mois à la demande du médecin traitant, du médecin conseil, du salarié.

Visite de reprise

- **Objectif** : vérifier l'aptitude des salariés à reprendre leur activité professionnelle.
- **Quand ?**
  À la demande de l'employeur après un congé maternité, une absence pour cause de maladie professionnelle, une absence d'au moins 30 jours pour cause d'accident du travail, de maladie ou d'accident non professionnel et au plus tard dans un délai de 8 jours suivant la reprise.

* Les salariés exposés à des risques particuliers sont ceux exposés à l'amiante, au plomb au-delà d'un certain seuil, aux agents cancérogènes, mutagènes ou toxiques pour la reproduction, à certains agents biologiques, aux rayonnements ionisants, au risque hyperbare et au risque de chute de hauteur lors des opérations de montage et démontage d'échafaudages.

3 À partir du **document A**, **renseignez** le tableau.

Situations	Visites médicales
Nicolas est embauché par un laboratoire de recherche biologique.	....
Nina reprend son poste de travail suite à un congé de maternité.	....
Depuis 20 ans, Marius travaille dans les ateliers de ponçage de la menuiserie Boidur. Il est exposé au bruit et aux poussières de bois.	....
Lucie est embauchée comme agent d'entretien depuis 2 mois dans la société Onet.	....

 # vidéo
Comment fonctionne un vaccin ?
- 4,15 min
foucherconnect.fr/18pc065

ACTIVITÉ 2 Les vaccinations

4 À partir du **document B** et de la **vidéo**, **cochez**, parmi les caractéristiques données, celles qui correspondent au principe de la vaccination.

- ☐ Mode d'action curatif (qui soigne).
- ☐ Fabrication par l'organisme d'anticorps spécifiques à l'antigène.
- ☐ Protection durable (quelques années).
- ☐ Injection d'anticorps spécifiques.
- ☐ Efficacité si rappels effectués.
- ☐ Protection de courte durée.
- ☐ Mode d'action préventif.
- ☐ Injection d'un micro-organisme rendu inoffensif.

DOC B Le principe de la vaccination

La vaccination consiste à injecter dans l'organisme des micro-organismes inoffensifs pour lutter contre une maladie donnée. Ils provoquent la fabrication par les globules blancs d'anticorps spécifiques et informent les cellules spécialisées de la mémoire immunitaire. Celle-ci permet à l'organisme de fabriquer des anticorps pendant plusieurs années. Lorsque le « vrai » micro-organisme pénètre dans le corps, il est tout de suite reconnu et éliminé par les anticorps restés dans le sang. La maladie ne se déclare pas. La vaccination a donc un rôle préventif. Des injections de rappel sont nécessaires pour stimuler la mémoire immunitaire.

5 À partir du **site internet**, **citez** et **justifiez** les vaccinations obligatoires dans votre secteur professionnel.

 # site internet
Les vaccins obligatoires
foucherconnect.fr/18pc066

....

....

PROPOSER DES SOLUTIONS

6 **Renseignez** le tableau

Salariés concernés	Nom de la visite médicale	Justification
Monsieur Sorel	....	....
Monsieur Péan	....	....

MÉMO 19 La surveillance de la santé du salarié

1. Le suivi médical des salariés

Les salariés bénéficient d'un suivi individuel de leur état de santé assuré par le **médecin du travail**.

Suivi individuel simple

Salariés non exposés à des risques particuliers

Visite d'information et de prévention (VIP)

- Interroger les salariés sur leur état de santé ;
- les informer sur les risques ;
- les sensibiliser sur les moyens de prévention ;
- les informer sur leur droit.

→ VIP initiale

- Dans un délai qui n'excède pas **trois mois** à compter de la prise effective du poste.
- Avant leur affectation au poste pour les travailleurs de moins de 18 ans et les travailleurs de nuit.

→ VIP périodique

- Au minimum **tous les 5 ans**.

Suivi individuel renforcé

Salariés exposés à des risques particuliers

Examen médical d'aptitude

- S'assurer que le salarié est médicalement apte au poste de travail.
- **Avant l'affectation au poste.**
- Au minimum **tous les 4 ans** avec une **visite intermédiaire au plus tard 2 ans** après l'examen médical d'aptitude d'embauche.

Visite de pré-reprise après un **arrêt de travail supérieur à 3 mois**.
Visite de reprise à la demande de l'employeur après un congé maternité, une absence pour cause de MP, une absence d'au moins 30 jours pour cause d'AT, de maladie ou d'accident non professionnel et au plus tard dans un délai de 8 jours suivant la reprise.

- Vérifier l'aptitude des salariés à reprendre leur activité professionnelle.

2. Les vaccinations

Étape 1 → Le vaccin introduit dans le corps une **forme inactive du micro-organisme**.

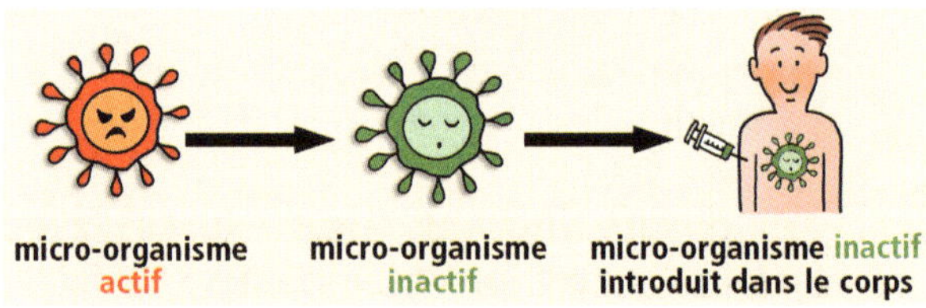

Étape 2 → Le corps produit des défenses (**anticorps**).

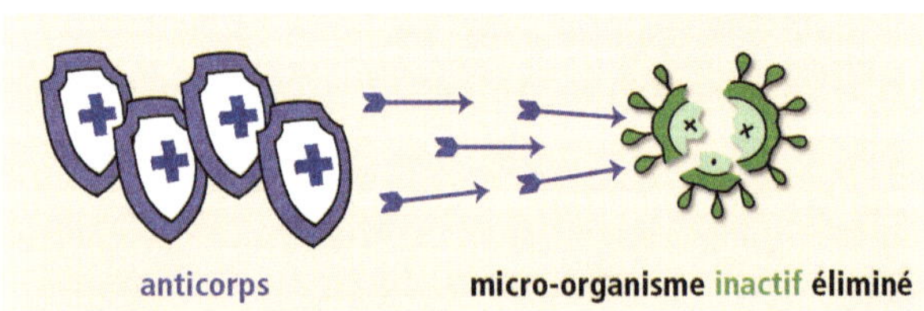

Étape 3 → Si le « vrai » micro-organisme actif rentre dans le corps, il est **reconnu par les défenses qui l'éliminent**. La maladie ne se développe pas.

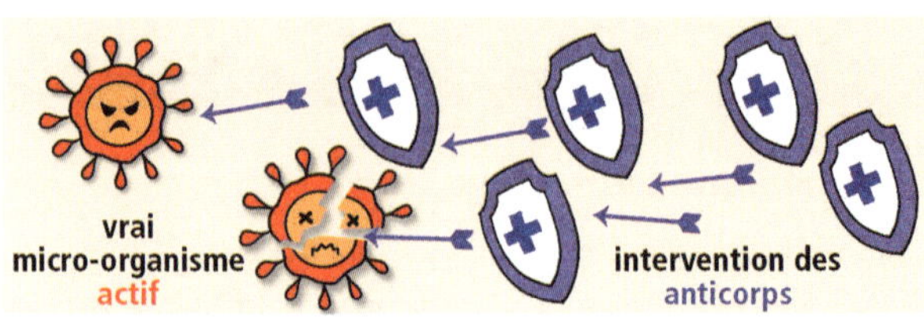

LE MÉMO RÉDIGÉ

foucherconnect.fr/18pc067

#qcm

8 questions pour réviser

foucherconnect.fr/18pc068

Les risques professionnels

20

Objectif : repérer et prévenir les risques professionnels

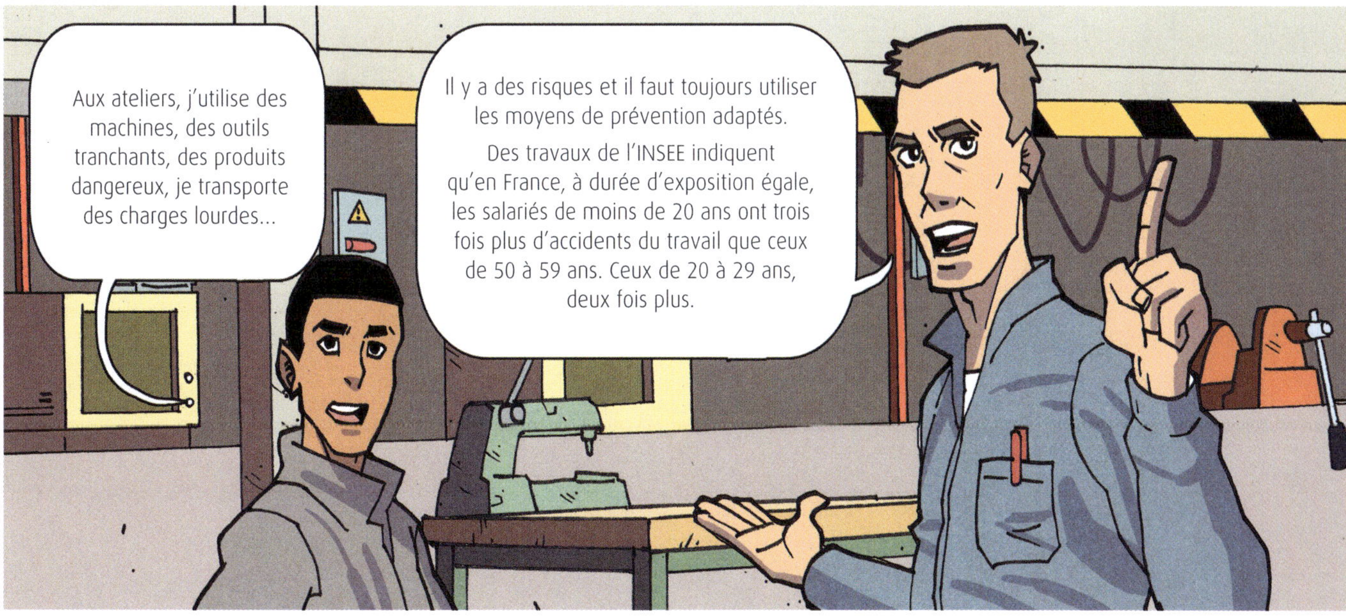
Aux ateliers, j'utilise des machines, des outils tranchants, des produits dangereux, je transporte des charges lourdes...
Il y a des risques et il faut toujours utiliser les moyens de prévention adaptés.
Des travaux de l'INSEE indiquent qu'en France, à durée d'exposition égale, les salariés de moins de 20 ans ont trois fois plus d'accidents du travail que ceux de 50 à 59 ans. Ceux de 20 à 29 ans, deux fois plus.

INSEE : Institut national de la statistique et des études économiques.

ANALYSER LA SITUATION

1 **Cochez** le problème posé dans la situation.

- ☐ La prévention des risques professionnels.
- ☐ L'utilisation d'un produit dangereux.
- ☐ Le choix d'un équipement de protection individuelle adapté.

2 **Identifiez** les éléments de la situation.

Quoi ? *De quoi faut-il se protéger ?* ››› ....

Qui ? *Quelle est la personne concernée ?* ››› ....

Où ? *Où faut-il se protéger ?* ››› ....

Quand ? *Quand faut-il se protéger ?* ››› ....

Comment ? *Comment faut-il se protéger ?* ››› ....
....

Pourquoi ? *Pourquoi faut-il se protéger ?* ››› ....

Autre situation AFFICHES

foucherconnect.fr/18pc116

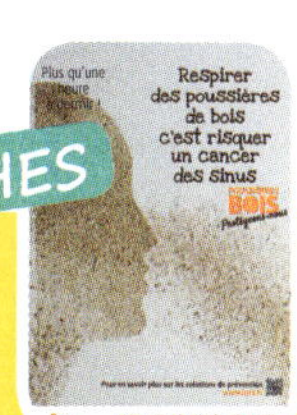
Respirer des poussières de bois c'est risquer un cancer des sinus

MOBILISER SES CONNAISSANCES

ACTIVITÉ 1 De l'identification du danger à l'apparition du dommage

3 **Reliez** chaque exemple à la définition correspondante.

Danger
Cause capable de provoquer une lésion.

Situation dangereuse
Situation dans laquelle une personne est exposée à un ou plusieurs dangers.

Événement déclencheur
Événement susceptible de causer un dommage pour la santé.

Dommage
Lésion et/ ou atteinte à la santé.

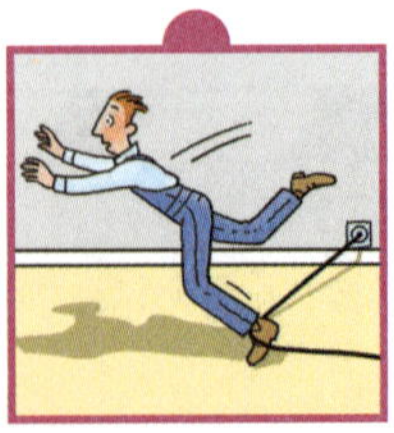

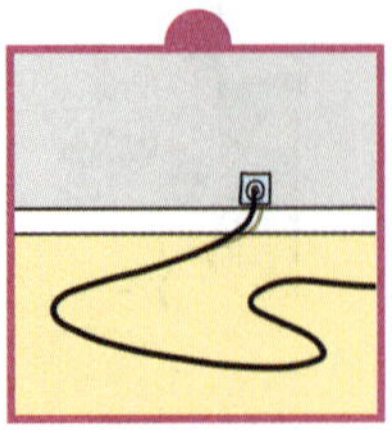

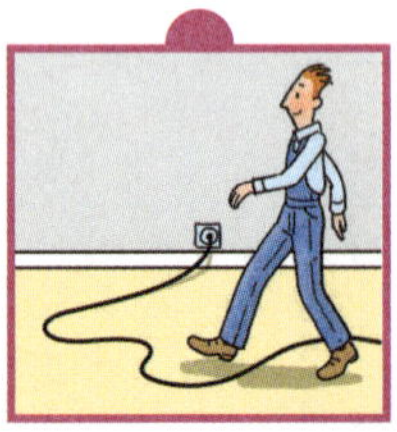

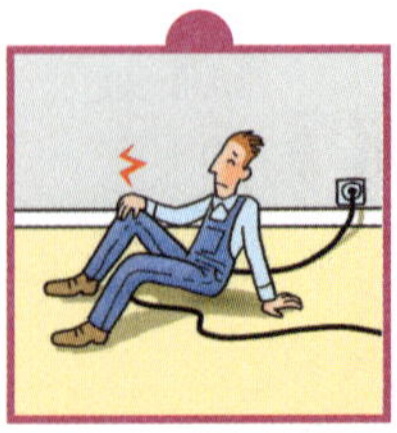

4 À partir de la situation, **complétez** le schéma du principe d'apparition d'un dommage.

Situation

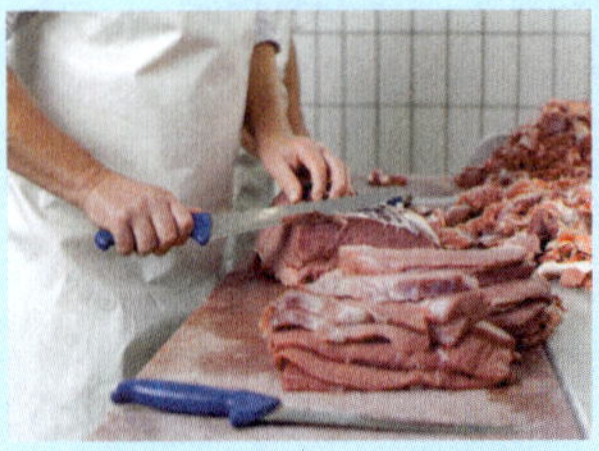

Atelier de découpe de viande

Situation dangereuse
....

Événement déclencheur
....

Danger
....

Opérateur
....

Dommage
....

ACTIVITÉ 2 Les mesures de prévention

5 À partir du **document A**, **cochez** pour chaque mesure le niveau de prévention, puis **complétez** la liste par deux mesures adaptées à la situation « Atelier de découpe de viande ».

Mesures de prévention	NIVEAU 1	NIVEAU 2		NIVEAU 3
	Prévention intrinsèque	Protection		Formation et/ou information de l'opérateur
		collective	individuelle	
Chaussures de sécurité				
Carter de protection				
Automatisation d'un système de production				
Formation aux gestes de secours				
....				
....				

DOC A Les niveaux de prévention

Pour éviter ou supprimer les risques d'accidents du travail et de maladies professionnelles, il existe des mesures de prévention que vous utilisez aux ateliers.
Ces mesures sont classées par niveaux :

Du plus efficace au moins efficace

Niveau ① = **prévention intrinsèque** : il correspond à la suppression et/ou à la réduction du danger (ex. : automatisation d'un système de production, remplacement d'un produit dangereux par un produit moins dangereux, etc.).

Niveau ② = **protection collective et individuelle** : il correspond aux moyens de protection collective (ex. : ventilation, carter, etc.) et individuelle (ex. : bouchons d'oreille, lunettes de meulage, etc.) contre le risque.

Niveau ③ = **formation et/ou information de l'opérateur** : il correspond à la formation (ex. : formation à la prévention des risques liés à l'activité physique, formation aux gestes de premiers secours, etc.) et à l'information (ex. : affiches sur les méfaits du bruit, plan d'évacuation en cas d'incendie, etc.).

Exemple emprunté à la vie quotidienne

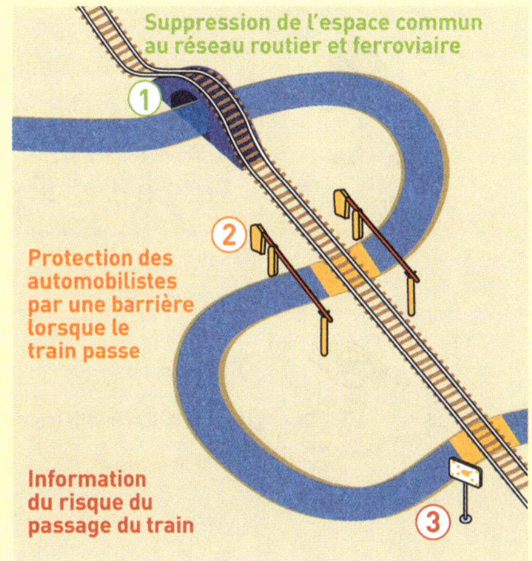

PROPOSER DES SOLUTIONS

6 **Renseignez** le schéma du principe d'apparition d'un dommage à partir d'un danger identifié dans votre secteur professionnel et **proposez** des mesures de prévention adaptées.

Le schéma du principe d'apparition d'un dommage

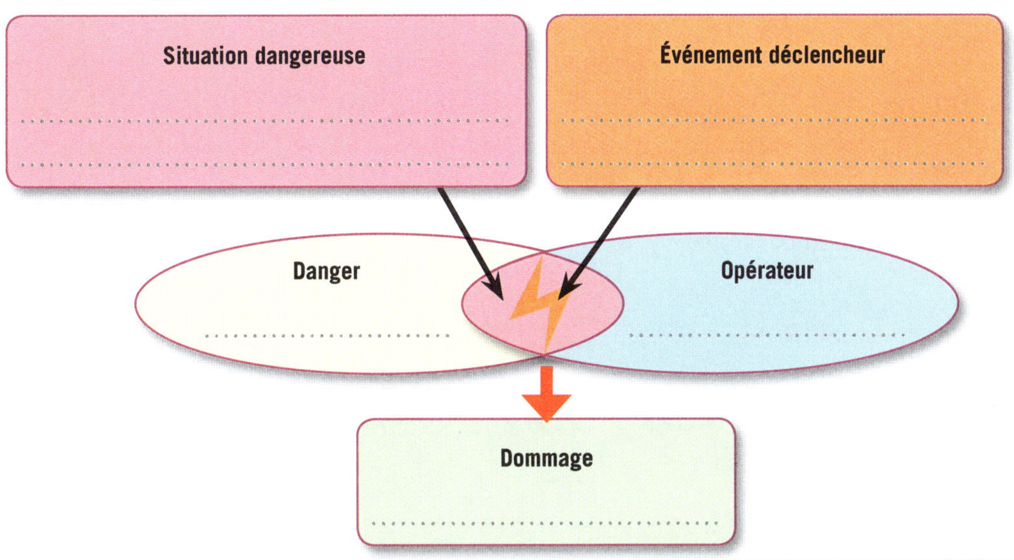

Mesures de prévention proposées

Prévention intrinsèque		....
Protection	collective	....
	individuelle	....
Formation et/ou information de l'opérateur		....

MÉMO 20 Les risques professionnels

1. De l'identification du danger à l'apparition du dommage

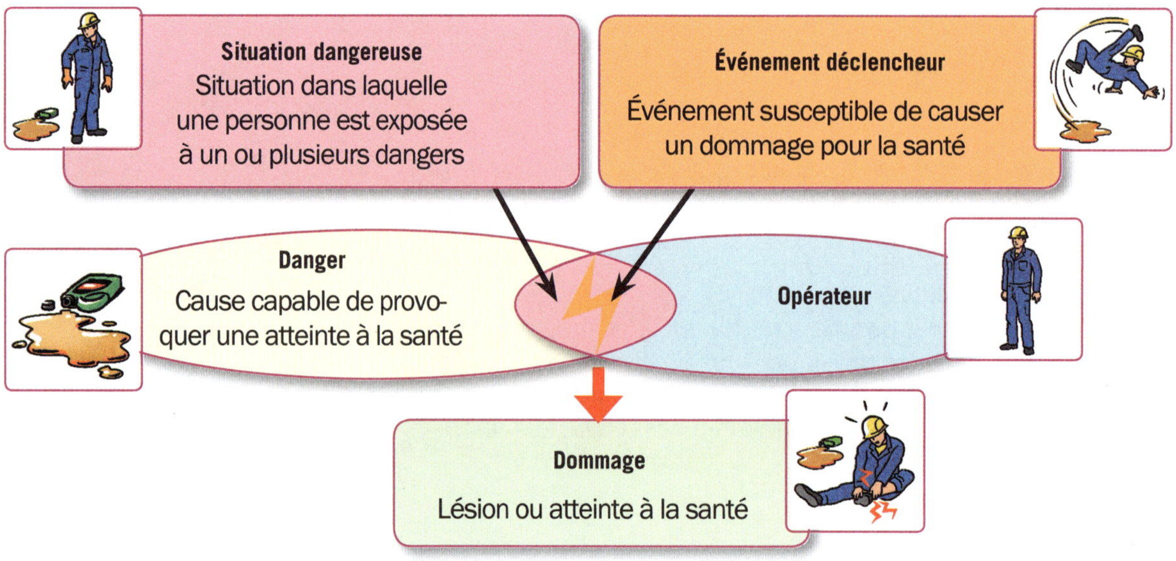

2. Les mesures de prévention

Les niveaux de prévention

Exemples de mesures de prévention adaptées à ce danger :

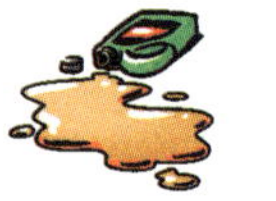

Prévention intrinsèque → *Supprimer l'utilisation des huiles*

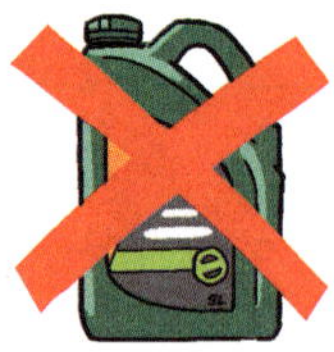

Protection collective → *Installer des sols antidérapants*

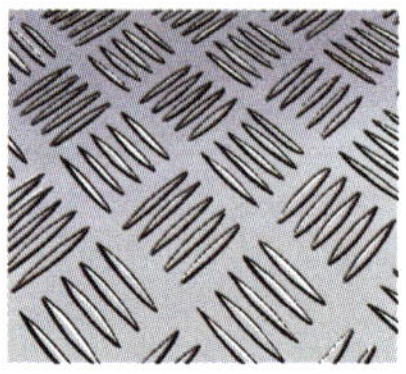

Protection individuelle → *Porter des chaussures de sécurité*

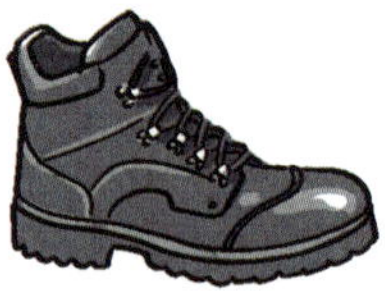

Formation et/ou information de l'opérateur → *Signaler le sol glissant par un panneau*

LE MÉMO RÉDIGÉ

foucherconnect.fr/18pc069

qcm

8 questions pour réviser

foucherconnect.fr/18pc070

21

Objectif : indiquer les démarches et les indemnisations lors d'AT ou de MP

Les accidents du travail et les maladies professionnelles

Amina, aide à domicile depuis huit ans, est employée dans une association de services à la personne. Elle intervient essentiellement chez des personnes âgées en perte d'autonomie. De ce fait, elle consacre une partie importante de son temps de travail à aider les personnes à se lever, se déplacer… Ce matin, Amina ressent une vive douleur au niveau du bas du dos qui l'empêche de se rendre sur son lieu de travail. Son médecin diagnostique une sciatique par hernie discale. Il lui prescrit un arrêt de travail de 20 jours et des médicaments pour soulager ses douleurs. C'est son premier arrêt de travail et elle s'inquiète car elle ne connaît pas les démarches à effectuer et les indemnités qu'elle va percevoir.

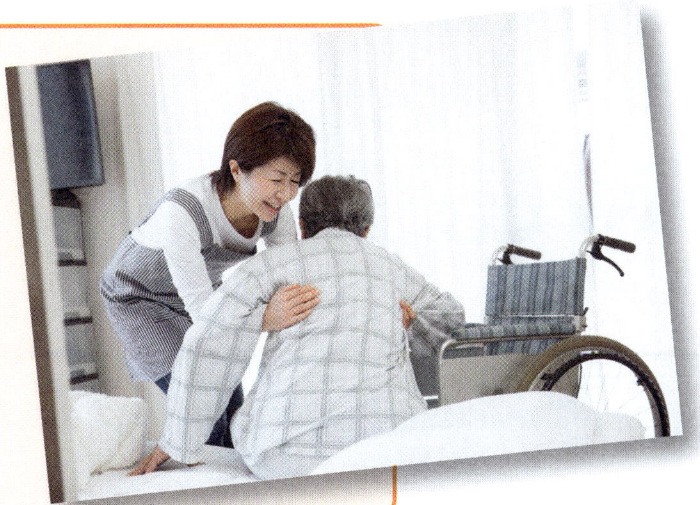

ANALYSER LA SITUATION

1 **Cochez** le problème posé dans la situation.

- ☐ Les démarches à effectuer par Amina suite à son arrêt de travail et les indemnités auxquelles elle peut prétendre.
- ☐ La formation à suivre pour devenir aide à domicile.
- ☐ Les risques professionnels encourus par Amina dans le cadre de son travail.

2 **Identifiez** les éléments de la situation.

Quel métier exerce Amina ? ›› ....

Depuis combien de temps ? ›› ....

Quelles activités Amina effectue-t-elle dans le cadre de son travail ? ›› ....
....

Quelle est la cause de l'arrêt de travail d'Amina ? ›› ....

Que lui a prescrit le médecin ? ›› ....
....

Autre situation TEXTE

foucherconnect.fr/18pc071

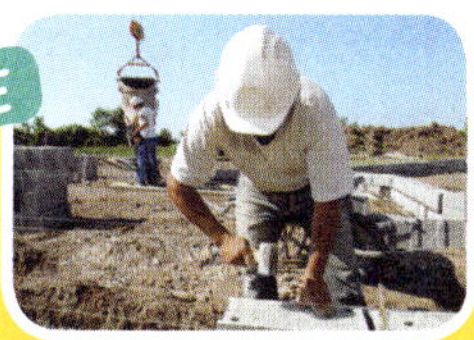

ACTIVITÉ 1 La reconnaissance d'un accident du travail (AT) et d'une maladie professionnelle (MP)

3 À partir du **document A**, **cochez** les critères qui permettent à un accident d'être reconnu comme accident du travail.

- ☐ Action soudaine et violente ayant entraîné une blessure.
- ☐ Maladie due à la réalisation de travaux professionnels.
- ☐ Accident survenu sur le lieu et le temps de travail.
- ☐ Accident survenu par le fait ou à l'occasion du travail.
- ☐ Accident survenu sur le trajet « domicile-entreprise ».
- ☐ Accident survenu en dehors des heures de travail.
- ☐ Salarié déclaré.
- ☐ Retraité.

DOC A L'accident du travail

Accident du travail « proprement dit »

Accident survenu par le fait ou à l'occasion du travail, et quelle qu'en soit la cause à tout salarié travaillant à quelque titre ou en quelque lieu que ce soit pour un ou plusieurs employeurs. Il est dû à une action soudaine et violente provoquant une lésion.

Accident du trajet

Accident se produisant sur un parcours « domicile-entreprise » qui n'a pas été interrompu ou détourné pour un motif dicté par l'intérêt personnel ou étranger aux nécessités de la vie courante ou indépendant de l'emploi.

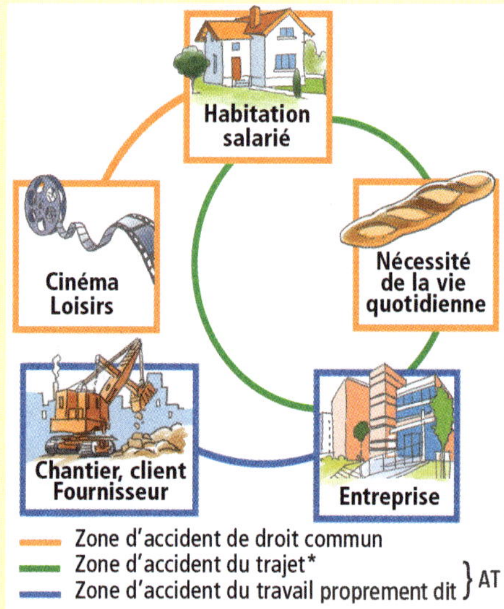

*Sur le trajet le plus court domicile/entreprise sans détour, sauf pour les nécessités de la vie courante (enfants, boulangerie...).

4 À l'aide du **document B**, pour la sciatique de Pascal,

4.1 Cochez si chaque critère est respecté et **justifiez** votre réponse.

Situation professionnelle : Pascal est déménageur depuis 1 an dans l'entreprise Portetout. Depuis 15 jours, il est en arrêt de travail. Les examens médicaux révèlent une sciatique par hernie discale.

Les 4 critères nécessaires pour qu'une maladie soit reconnue comme maladie professionnelle :	
• La personne est salariée ou a été salariée. →	☐ Oui ☐ Non Justification : ....
• Les symptômes ou la maladie sont identifiés dans un des 99 tableaux de la Sécurité sociale. →	☐ Oui ☐ Non Justification : ....
• La maladie est due à la réalisation de travaux professionnels listés dans le tableau. →	☐ Oui ☐ Non Justification : ....
• Le délai de prise en charge et le temps d'exposition sont respectés. →	☐ Oui ☐ Non Justification : ....

4.2 Déterminez si cette sciatique par hernie discale est prise en charge au titre d'une maladie professionnelle et **justifiez** votre réponse.

☐ Oui ☐ Non Justification : ....

DOC B Un exemple de tableau de maladie professionnelle

Tableau n° 98 Affections chroniques du rachis lombaire provoquées par la manutention manuelle de charges lourdes

Date de création : décret du 15 février 1999 — *Dernière mise à jour : –*

Désignation de la maladie	Délai de prise en charge	Liste limitative des travaux susceptibles de provoquer ces maladies
Sciatique par hernie discale L4-L5 ou L5-S1 avec atteinte radiculaire de topographie concordante. Radiculalgie crurale par hernie discale L2-L3 ou L3-L4 ou L4-L5, avec atteinte radiculaire de topographie concordante.	6 mois (sous réserve d'une durée d'exposition de 5 ans).	Travaux de manutention manuelle habituelle de charges lourdes effectués : – dans le fret routier, maritime, ferroviaire, aérien ; – dans le bâtiment, le gros œuvre, les travaux publics ; – dans les mines et carrières ; – dans le ramassage d'ordures ménagères et de déchets industriels ; – dans le déménagement, les garde-meubles ; – dans les abattoirs et les entreprises d'équarrissage ; – dans le chargement et le déchargement en cours de fabrication, dans la livraison, y compris pour le compte d'autrui, le stockage et la répartition des produits industriels et alimentaires, agricoles et forestiers ; – dans le cadre des soins médicaux et paramédicaux incluant la manutention de personnes ; – dans le cadre du brancardage et du transport des malades ; – dans les travaux funéraires.

Cette colonne précise les symptômes que doit présenter le salarié.

Cette colonne indique le délai maximal entre la constatation de la maladie et la date à laquelle le salarié a cessé d'être exposé au risque (et, pour certaines maladies, le temps nécessaire d'exposition au risque).

Cette colonne liste les travaux qui peuvent provoquer une maladie.

ACTIVITÉ 2 Les démarches à effectuer en cas d'AT et de MP

5 À partir des **documents C** et **D**, **renseignez** le tableau.

	Lors d'un accident du travail	Lors d'une maladie professionnelle
Personne qui effectue les démarches	....	....
Délai à respecter pour effectuer la déclaration	....	....
Destinataire de la déclaration	....	....

DOC C Les démarches pour déclarer un accident du travail

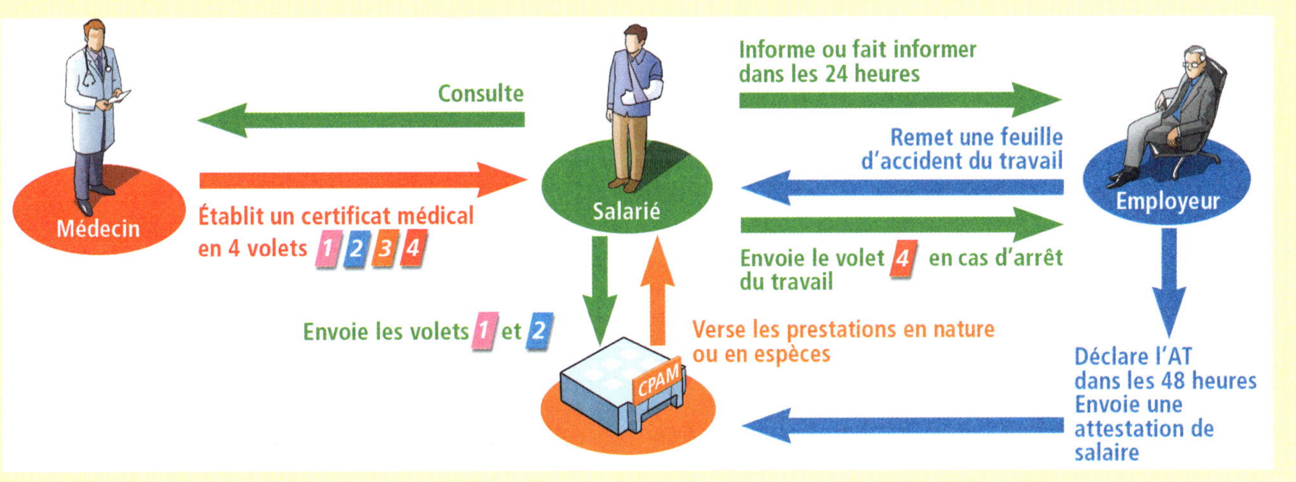

DOC D Les démarches pour déclarer une maladie professionnelle

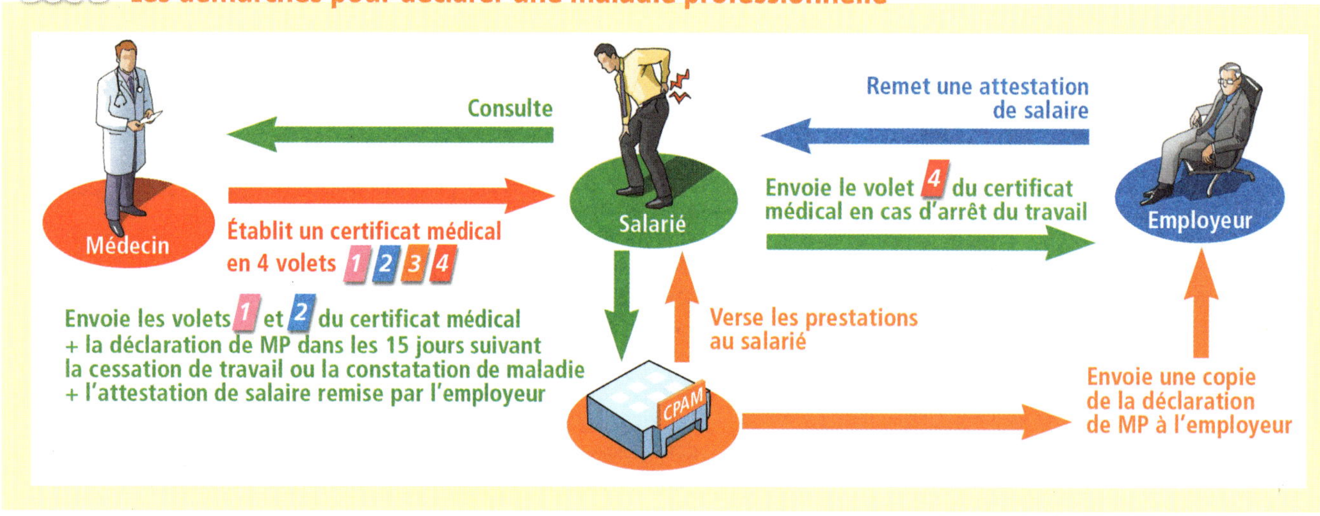

ACTIVITÉ 3 L'indemnisation

6 À l'aide du **document E**,

6.1 Nommez les prestations qui correspondent aux remboursements des frais pharmaceutiques d'hospitalisation et de rééducation.

....

6.2 Renseignez le tableau.

	Pourcentage du salaire versé par la CPAM	Montant des indemnités journalières versées à M. Pied qui perçoit un salaire journalier de 50 euros et est arrêté 33 jours
Les 28 premiers jours d'arrêt	....	....
À partir du 29e jour d'arrêt	....	....
Total des indemnités perçues par M. Pied		....

6.3 Cochez les indemnisations auxquelles donnent droit les situations A et B.

Situation A

Paul, couvreur, réalise une couverture en plaques ondulées en fibres-ciment en prenant appui directement sur les plaques. Soudain, l'une des plaques se brise sous son poids et il fait une chute de 4 mètres sur le sol. Atteint d'une fracture du crâne, il décède pendant son transport à l'hôpital.

Situation A		Situation B
☐	Prestations en nature	☐
☐	Indemnités journalières	☐
☐	Rente d'incapacité	☐
☐	Rente aux ayants droit	☐

Situation B

Émy, serveuse de bar à cocktails, effectue son premier jour de travail. En récupérant, de la main droite, la glace broyée dans le bocal à réception, elle passe son majeur droit dans l'orifice d'éjection de la glace. Le mécanisme en mouvement happe l'extrémité du doigt et coupe la première phalange. Cet accident entraîne plusieurs jours d'arrêt de travail et une reconnaissance d'incapacité permanente partielle.

DOC E L'indemnisation suite à un accident du travail (AT) ou une maladie professionnelle (MP)

L'accident du travail et la maladie professionnelle donnent droit à deux types de prestations.

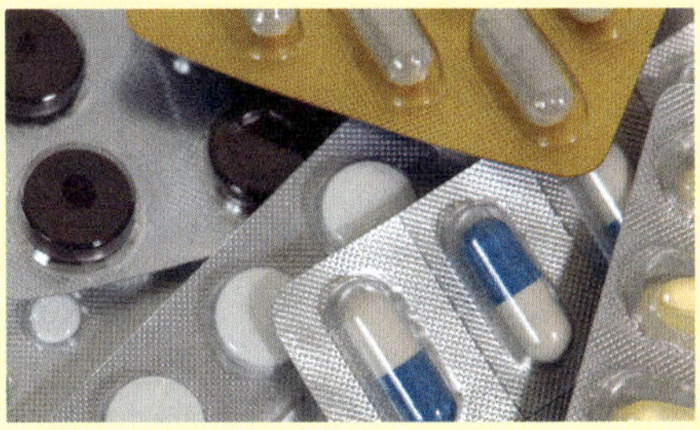

- Les prestations en nature.
  Elles correspondent à la prise en charge des soins à 100 % par la Caisse primaire d'assurance maladie. Elles sont versées directement aux praticiens (médecin, pharmacien, etc.) afin d'éviter l'avance des frais par la victime d'un AT ou d'une MP.

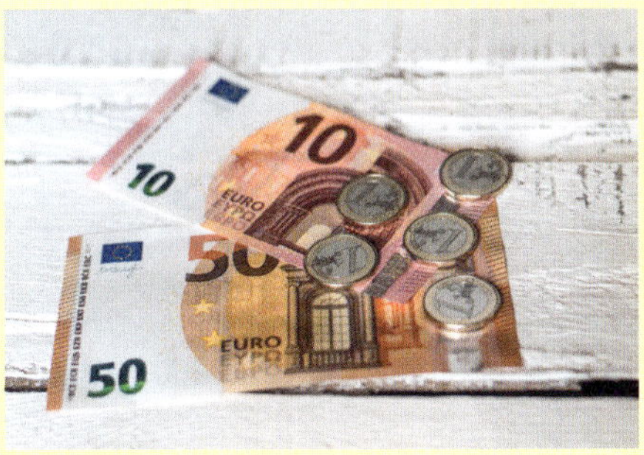

- Les prestations en espèces.
  Elles comprennent :
  – les *indemnités journalières* qui remplacent le salaire et sont versées par la CPAM dès le lendemain de l'accident. Les 28 premiers jours, elles représentent 60 % du salaire journalier et 80 % à partir du 29e jour ;
  – la *rente d'incapacité* qui est attribuée si la victime conserve des séquelles (exemples : amputation, paralysie...) ;
  – la *rente aux ayants droit* qui est attribuée aux enfants ou au conjoint en cas de décès de la victime.

PROPOSER DES SOLUTIONS

7 **Renseignez** le tableau.

Éléments de la situation d'Amina qui permettent d'affirmer qu'il s'agit d'une maladie professionnelle ou d'un accident du travail	Amina est victime : ☐ d'un accident du travail ☐ d'une maladie professionnelle Justifications : ....
Démarche à effectuer par Amina	....
Prestations auxquelles Amina peut prétendre	....
Indemnités journalières perçues par Amina	Le salaire mensuel d'Amina est de 1 350 €, soit un salaire journalier de 45 € (1 350/30). ....

Les accidents du travail et les maladies professionnelles

1. La reconnaissance d'un accident du travail (AT) et d'une maladie professionnelle (MP)

Accident du travail

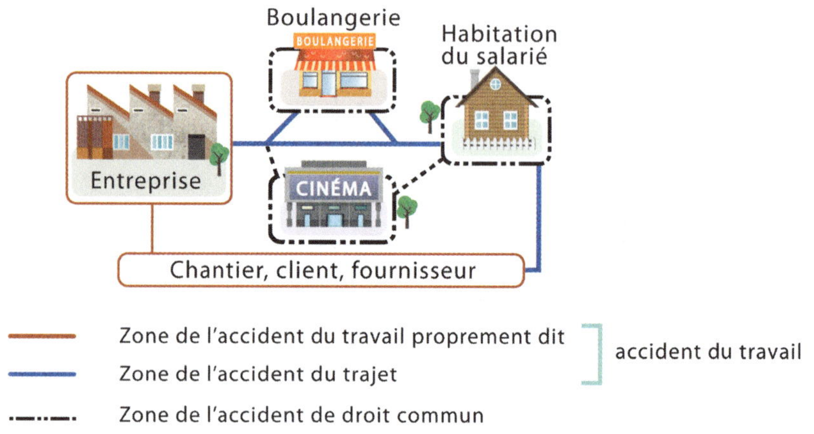

Maladie professionnelle

- Être ou avoir été salarié.
- Être atteint de symptômes ou d'une maladie identifiés dans un des 99 tableaux de la Sécurité sociale.
- Être atteint d'une maladie due à la réalisation de travaux professionnels listés dans le tableau de la Sécurité sociale.
- Respecter le délai de prise en charge et les temps d'exposition.

2. Les démarches à effectuer par le salarié en cas d'AT et de MP

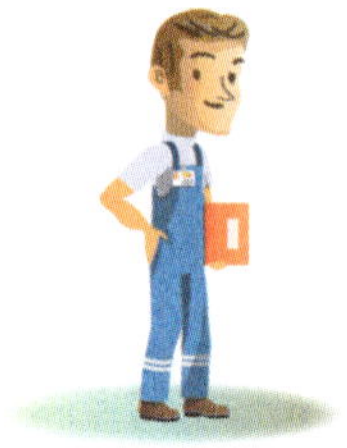

Victime d'un AT →
- **consulte** un médecin ;
- **informe ou fait informer** son employeur dans les 24 heures.

Victime d'une MP →
- **consulte** un médecin ;
- **adresse** une déclaration à la CPAM dans les 15 jours qui suivent la constatation de la maladie.

3. L'indemnisation

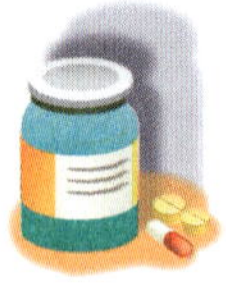

Prestations en nature → **Prise en charge à 100 %** de toutes les dépenses entraînées par AT ou MP (médicaments, consultations médicales...).

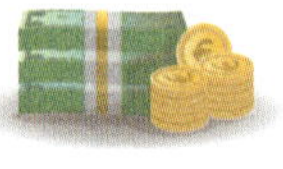

Prestations en espèces →
- **Indemnités journalières** pour compenser la perte de salaire.
- **Rente d'incapacité** ou **rente aux ayants droit** en cas de décès.

LE MÉMO RÉDIGÉ

foucherconnect.fr/18pc072

 # qcm

8 questions pour réviser

foucherconnect.fr/18pc073

22

Objectif : prévenir le risque lié à l'activité physique

Le risque lié à l'activité physique

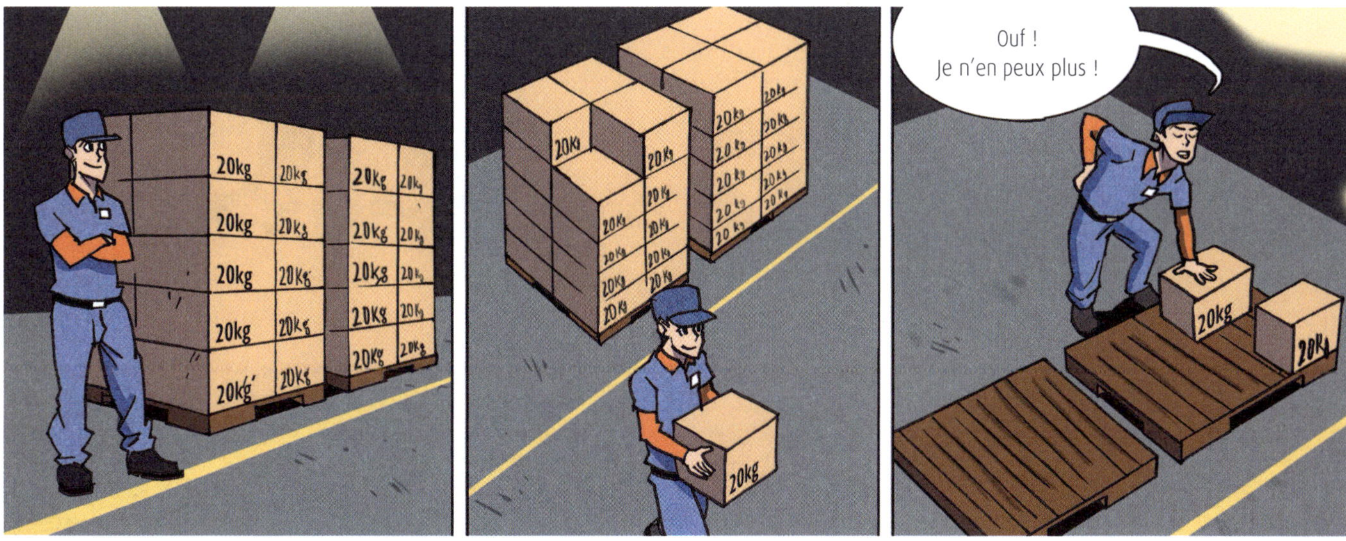

ANALYSER LA SITUATION

1 **Cochez** le problème posé dans la situation.

- ☐ Le port de charges lourdes.
- ☐ La conduite à tenir en cas d'accident.
- ☐ Les accidents du travail chez les manutentionnaires.

2 À partir de la situation, **complétez** le schéma du principe d'apparition d'un dommage.

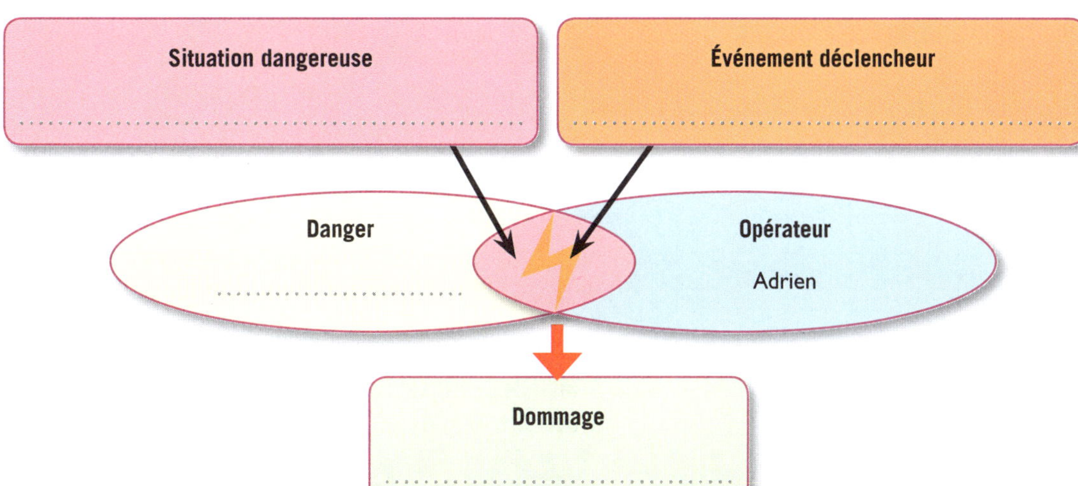

Autre situation TEXTE

foucherconnect.fr/18pc074

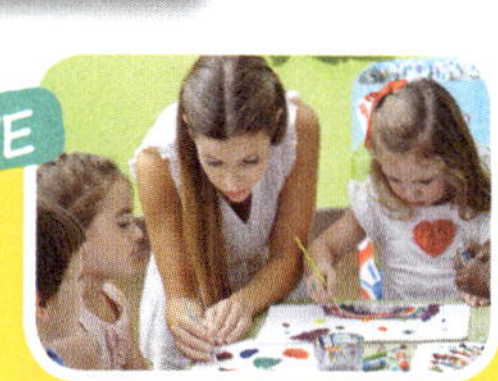

MOBILISER SES CONNAISSANCES

ACTIVITÉ 1 Des situations dangereuses

3 À partir du **document A**,

3.1 Nommez, sous chaque situation dangereuse, le facteur de risques lié à l'activité physique.

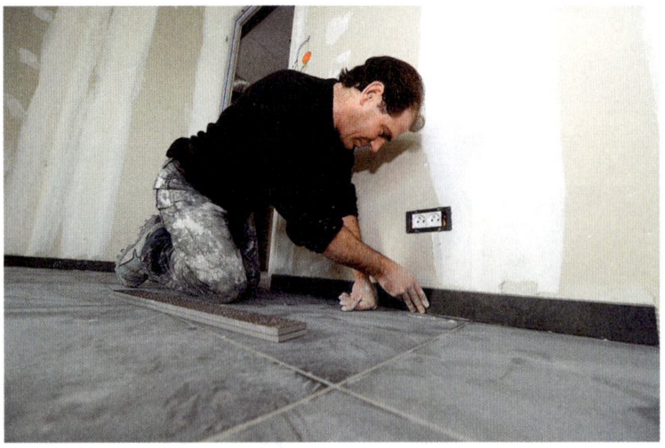

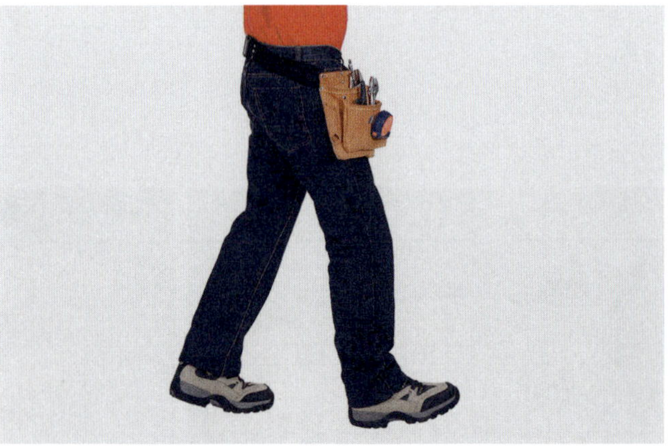

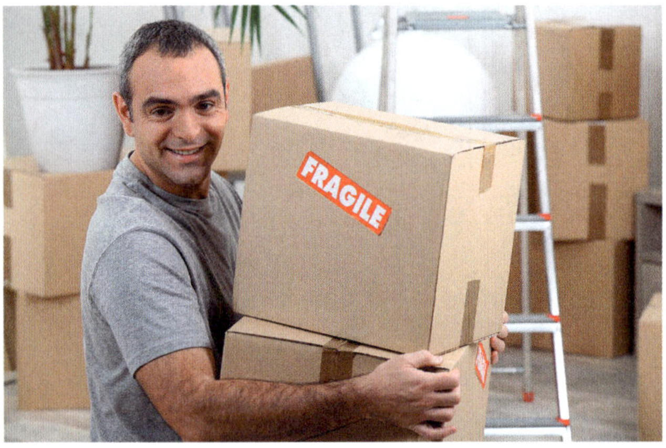

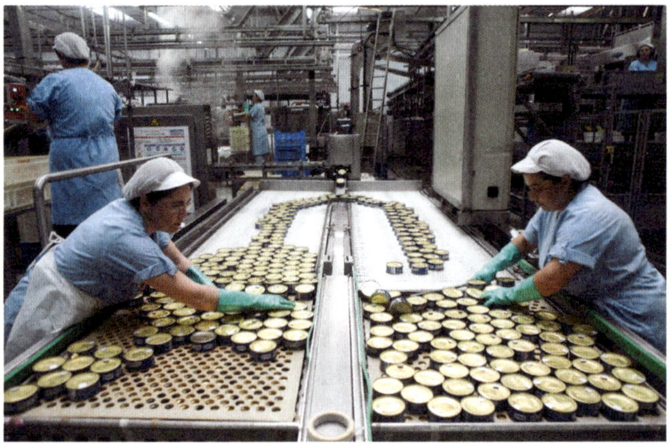

3.2 Indiquez et **justifiez**, pour votre CAP, les principaux facteurs de risques liés à l'activité physique.

DOC A Les facteurs de risques liés à l'activité physique

Plus de trois quarts des maladies professionnelles reconnues et la moitié des accidents du travail sont associés à des activités physiques au travail dues à :

- des efforts physiques excessifs ou répétés, dont les risques liés aux manutentions manuelles : 1 salarié sur 10 porte des charges plus de 10 heures par semaine (1 sur 4 dans le BTP et parmi les ouvriers non qualifiés travaillant dans les services) ;
- des postures de travail contraignantes : 2 salariés sur 10 travaillent près de 2 heures par semaine dans des postures pénibles (bras en l'air, à genoux, en torsion, accroupi), 5 salariés sur 10 subissent au moins une contrainte posturale ou articulaire lourde ;
- des gestes répétitifs : 1 salarié sur 10 répète à cadence élevée et pendant plus de 10 heures par semaine des gestes identiques ;
- des déplacements à pied (risques de chute ou de glissade).

Source : d'après www.inrs.fr/accueil/risques/activite-physique.html

ACTIVITÉ 2 Les effets sur l'organisme

4 **Surlignez**, dans le **document B**, les effets possibles de l'activité physique au travail sur l'organisme.

DOC B Des effets possibles de l'activité physique au travail

L'activité physique intense peut être source de fatigue musculaire se traduisant par des crampes et des courbatures. Le risque traumatique, très étroitement lié à l'activité physique au travail, reste le premier risque d'accident au travail. Il peut provoquer des atteintes lombaires, des plaies et coupures, des entorses, des fractures, des déchirures musculaires ou encore des luxations... Les métiers manuels ou physiques (BTP, agriculture, services...) y sont particulièrement exposés.

 # vidéo
Les pathologies du dos - 2,50 min
foucherconnect.fr/18pc075

5 À partir du **document C** et/ou de la **vidéo**,

5.1 Nommez les différents types de vertèbres.

5.2 Coloriez, sur les schémas de la colonne vertébrale, les vertèbres les plus sollicitées lors de vos activités professionnelles.

5.3 Notez le nom des douleurs ressenties au niveau de chaque catégorie de vertèbres à partir de la liste suivante : *lombalgie, cervicalgie, dorsalgie.*

5.4 Annotez le schéma du disque intervertébral.

Schémas de la colonne vertébrale

Vue de profil **Vue de face**

Nom des vertèbres	Effets possibles de l'activité physique
7 vertèbres	....
12 vertèbres	....
5 vertèbres	....
Sacrum	
Coccyx	

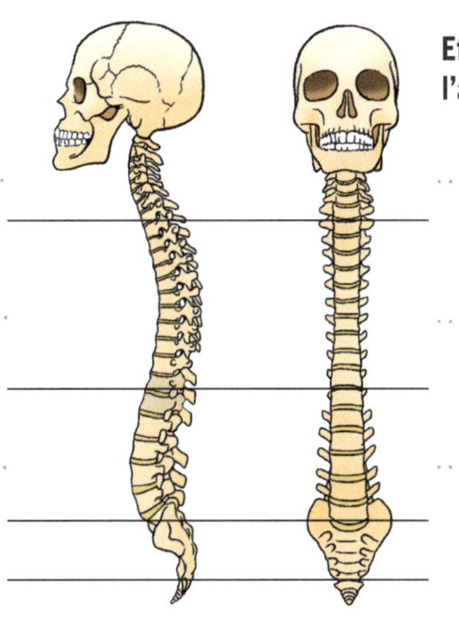

Disque intervertébral

....
....
....
....

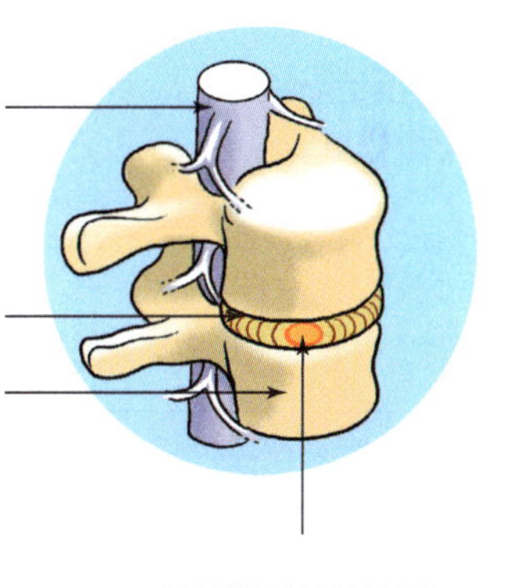

DOC C L'anatomie de la colonne vertébrale

La colonne vertébrale est un empilement de 7 vertèbres cervicales, 12 vertèbres thoraciques ou dorsales, 5 vertèbres lombaires et des vertèbres soudées du sacrum et du coccyx. Chaque vertèbre se compose d'une partie massive, le corps vertébral, et en arrière un arc osseux qui délimite un orifice circulaire, le canal rachidien, où se loge la moelle épinière constituée d'un faisceau de fibres nerveuses dont les ramifications vont innerver les différentes parties du corps.
Entre chaque vertèbre, un disque composé d'un noyau central gélatineux entouré d'anneaux fibreux sert d'amortisseur et permet la mobilité de la colonne vertébrale.

6 À partir des illustrations, **citez** les deux rôles du disque intervertébral.

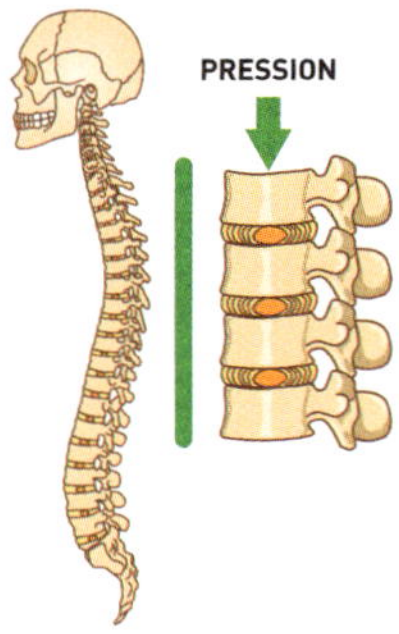

....

....

....

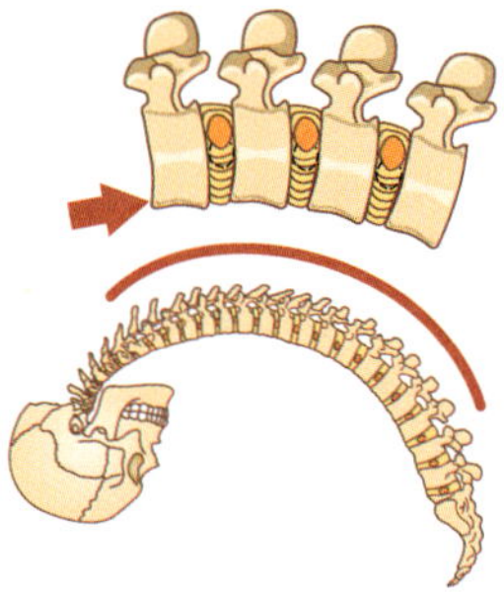

....

....

....

7 **Reliez** chaque atteinte du disque intervertébral à sa définition.

Lumbago

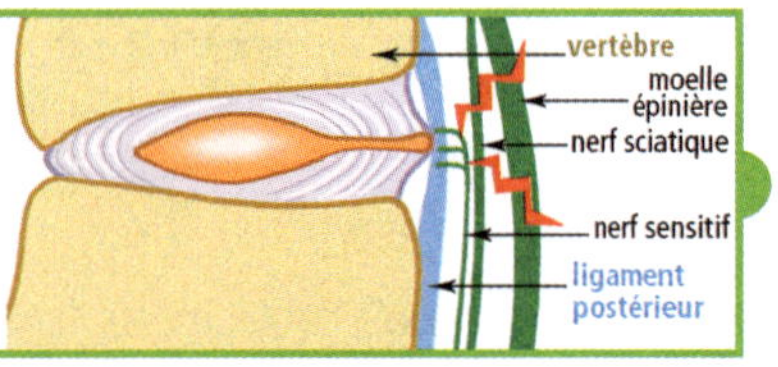

Sciatique

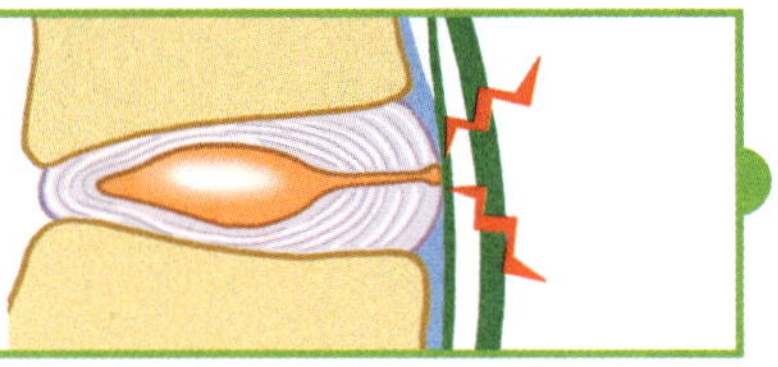

Hernie discale

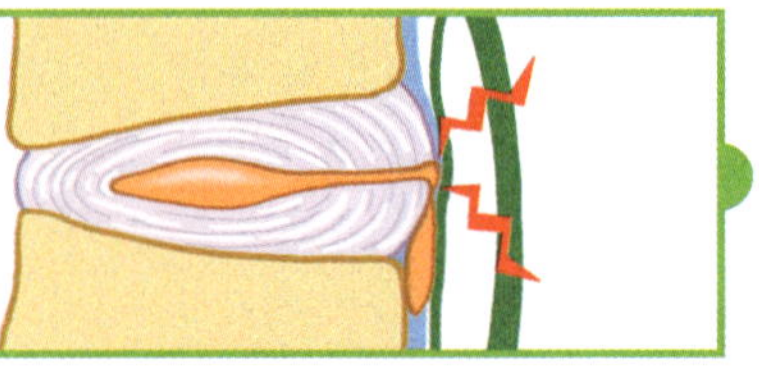

Tassement discal

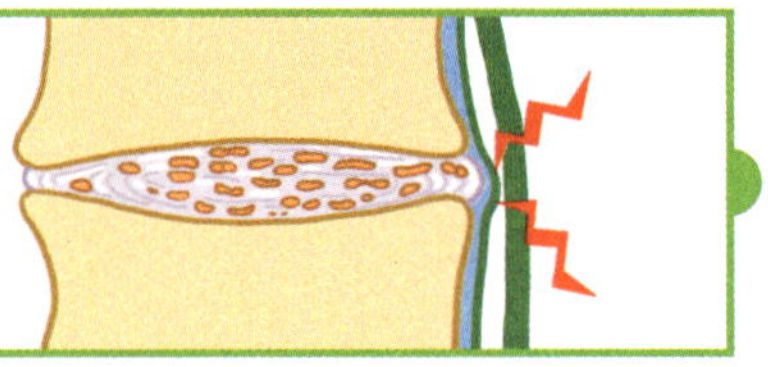

La distension de l'enveloppe périphérique du disque est importante, le contenu du noyau s'échappe à l'extérieur et comprime le nerf sciatique, voire la moelle épinière.

La déformation du disque créée par le noyau qui est chassé vers l'arrière est importante et touche le nerf sciatique.

Une partie du noyau s'infiltre dans les lamelles des anneaux fibreux détériorés. La déformation du disque irrite les nerfs sensitifs situés à la périphérie, ce qui provoque une douleur violente voire un blocage musculaire.

Le stade ultime correspond à l'éclatement du noyau : la substance gélatineuse se répand dans les anneaux fibreux, ce qui provoque un tassement du disque.

ACTIVITÉ 3 Des mesures de prévention

8 À partir du **document D**, **calculez** la charge maximale que peut porter un jeune de 17 ans pesant 70 kg.

....

....

DOC D Les seuils fixés par le Code du travail pour la manutention de charges

	Port des charges
Femme	– Poids maximal de 25 kg.
Homme	– Poids maximal de 55 kg de façon habituelle. – Jusqu'à 105 kg, à condition d'avoir été reconnu apte par le médecin du travail.
Jeune de moins de 18 ans	– Poids ne devant pas excéder 20 % du poids total du jeune. – Poids excédant 20 % du poids total du jeune, à condition d'avoir été reconnu apte par le médecin du travail.

Articles R. 4541-9 – R. 4153-52.

9 **Cochez** le niveau de prévention pour chaque mesure proposée dans le tableau.

Exemples de mesures de prévention	Niveau 1	Niveau 2		Niveau 3
	Prévention intrinsèque	Protection collective	Protection indivi-duelle	Formation et/ou information de l'opérateur
Aide à la manutention (ex. : lève-malade, chariot)				
Formation aux gestes et postures				
Automatisation des manutentions manuelles				
Chaussures de sécurité				

10 **Justifiez**, pour chaque illustration, le principe de sécurité démontré.

5 principes de sécurité					3 principes d'économie d'efforts
1 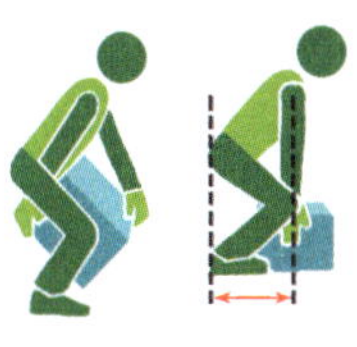	2 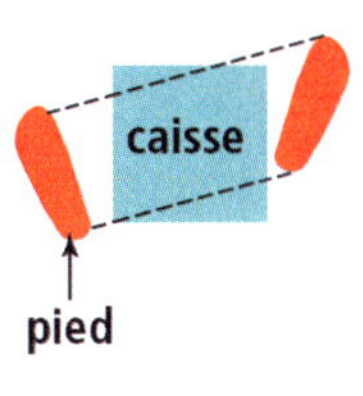	3 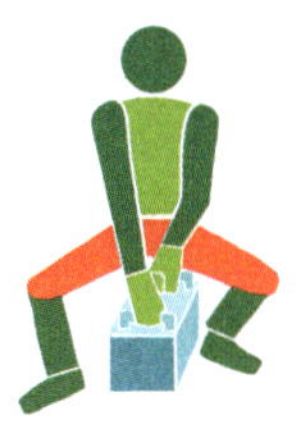	4 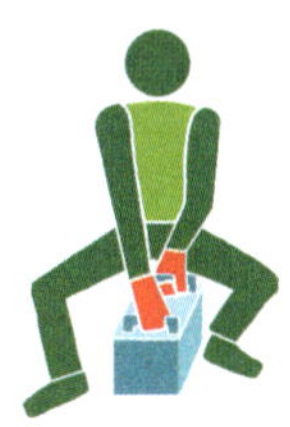	5 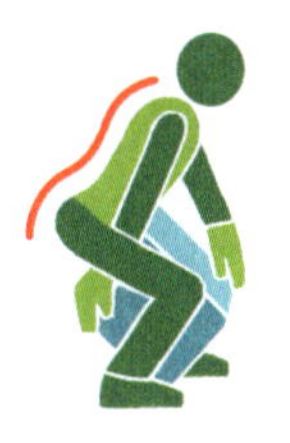	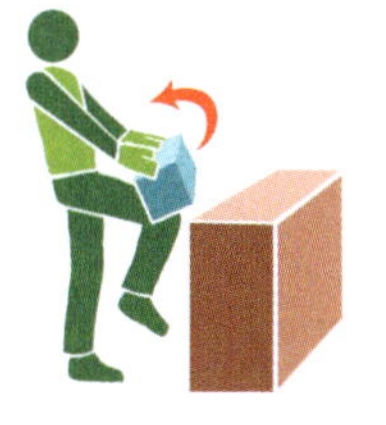
Se rapprocher de la charge.	Écarter et décaler les pieds de chaque côté de la charge.	Fléchir les jambes.	Positionner les mains.	Fixer la colonne vertébrale.	– Tendre les bras – Utiliser l'appui cuisse – Utiliser l'élan.
Justifications					
Pour superposer les centres de gravité et limiter la pression exercée sur la colonne vertébrale.	Pour	Pour	Pour	Pour	

PROPOSER DES SOLUTIONS

11 **Indiquez** pour Adrien (23 ans) :

– la charge unitaire maximale en kilogrammes qu'il peut porter : ....

– le moyen de prévention à utiliser : ....

1. Des facteurs de risques

- Des **postures** contraignantes.
- Des **efforts physiques** excessifs ou répétés.
- Des **gestes** répétitifs.
- Des **déplacements** à pied.

2. Les effets sur l'organisme

- De la fatigue musculaire : crampes, courbatures...
- Des traumatismes : plaies, coupures, entorses, luxations, déchirures musculaires.
- Des douleurs au niveau de la colonne vertébrale :

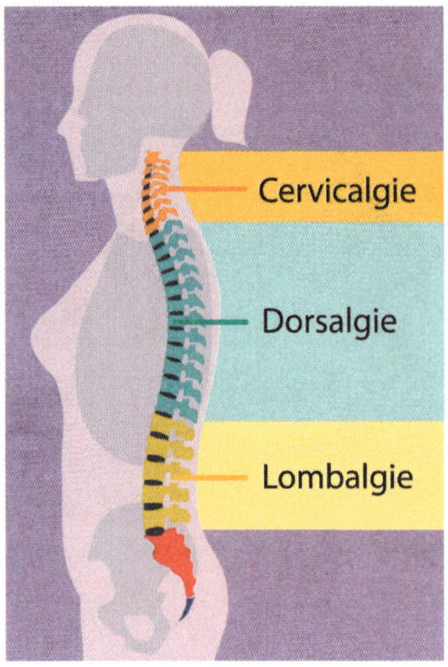

- Des atteintes des disques intervertébraux :

• **Lumbago** : déformation du disque qui touche le nerf sensitif.	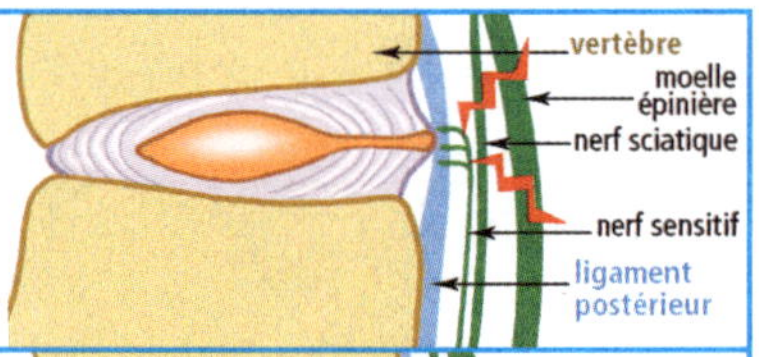
• **Sciatique** : déformation du disque qui touche le nerf sciatique.	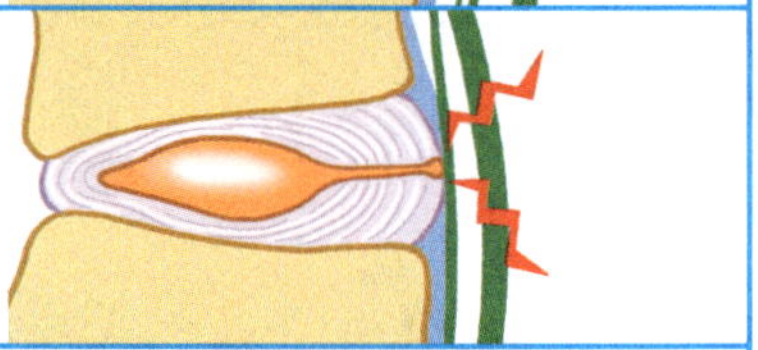
• **Hernie discale** : partie du noyau qui s'échappe à l'extérieur du disque et qui touche le nerf sciatique, voire la moelle épinière.	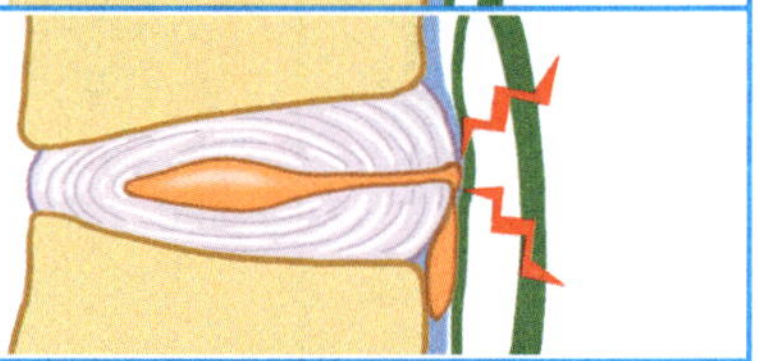
• **Tassement discal** : éclatement du noyau qui provoque un rapprochement des deux vertèbres.	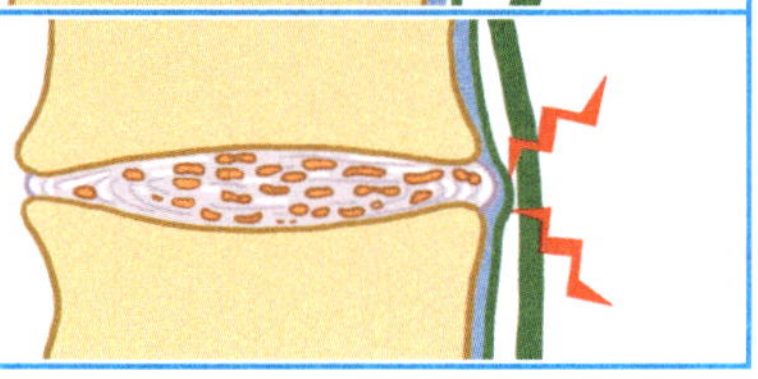

3. Des mesures de prévention

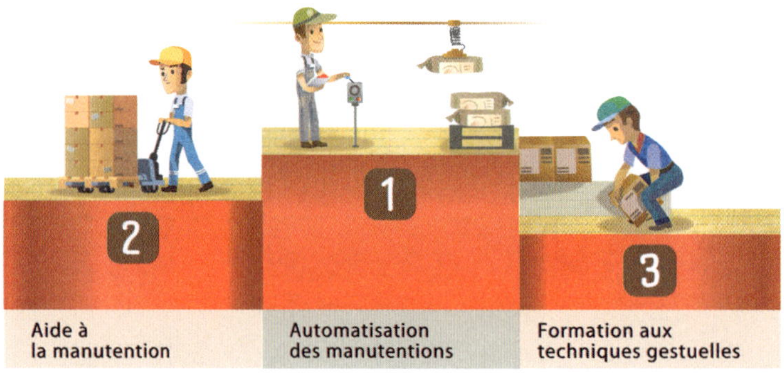

LE MÉMO RÉDIGÉ
foucherconnect.fr/18pc076

#qcm
8 questions pour réviser
foucherconnect.fr/18pc077

23

Objectif : prévenir l'apparition des TMS

Les troubles musculo-squelettiques (TMS)

Alban est mécanicien automobile dans un garage depuis six ans. Il assure l'entretien courant : graissage, vidange, contrôle des principaux organes. Il est aussi qualifié pour effectuer des travaux se rapportant à d'autres éléments : moteur, boîte de vitesses, embrayage, essieux, roues, direction, freins, suspension. De ce fait, il travaille très souvent sous le véhicule, les bras au-dessus de la tête durant une période prolongée.

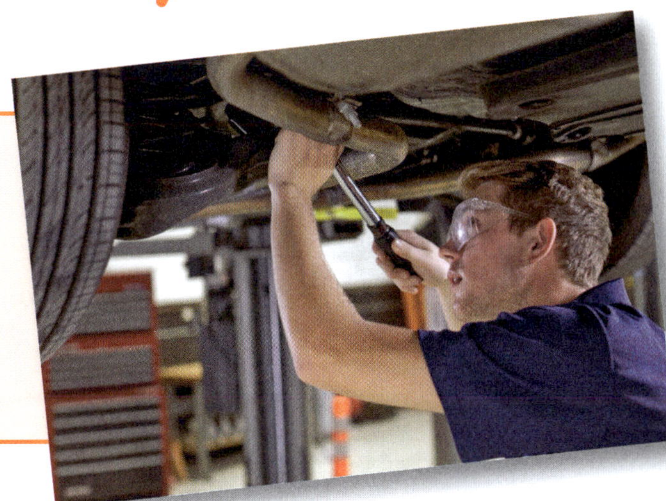

ANALYSER LA SITUATION

1 **Cochez** le problème posé dans la situation.

- ☐ La préparation du CAP Maintenance des véhicules automobiles.
- ☐ Les positions contraignantes au travail.
- ☐ L'absentéisme au travail.

2 À partir de la situation, **complétez** le schéma du principe d'apparition d'un dommage.

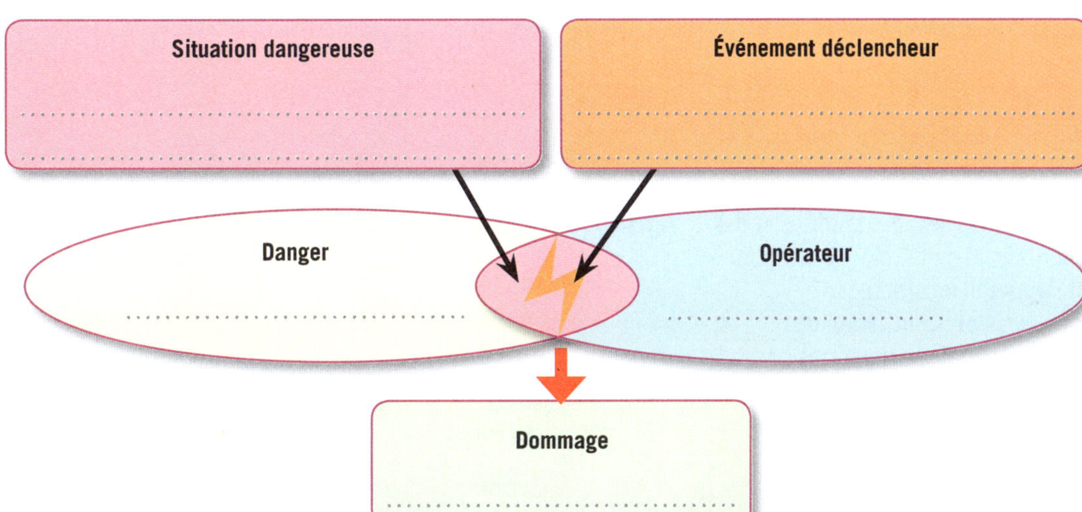

Autre situation TEXTE

foucherconnect.fr/18pc078

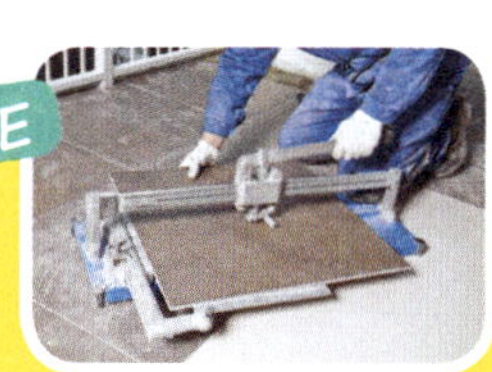

MOBILISER SES CONNAISSANCES

ACTIVITÉ 1 Des situations dangereuses

3 **Surlignez**, dans le **document A**, la définition d'un TMS.

4 À partir du **document A**, pour chaque situation de travail :

4.1 **Entourez** sur l'opérateur, la (les) articulation(s) la (les) plus sollicitée(s).

4.2 **Indiquez**, sous chaque situation de travail, le TMS susceptible de se développer.

Des situations professionnelles à risques		
1	2	3
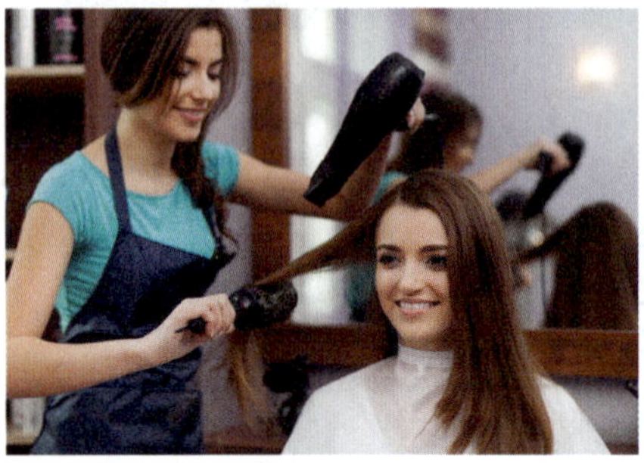	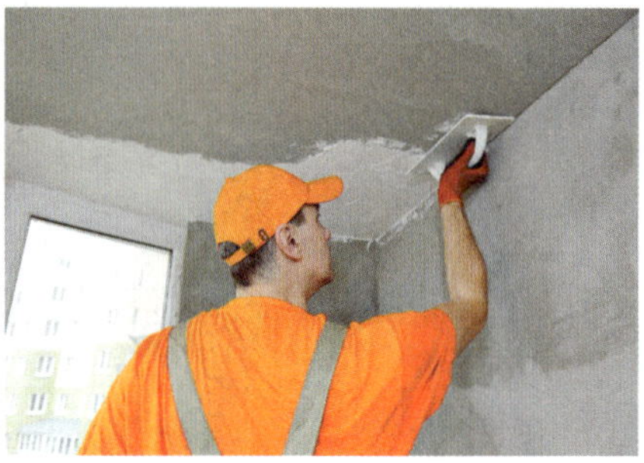	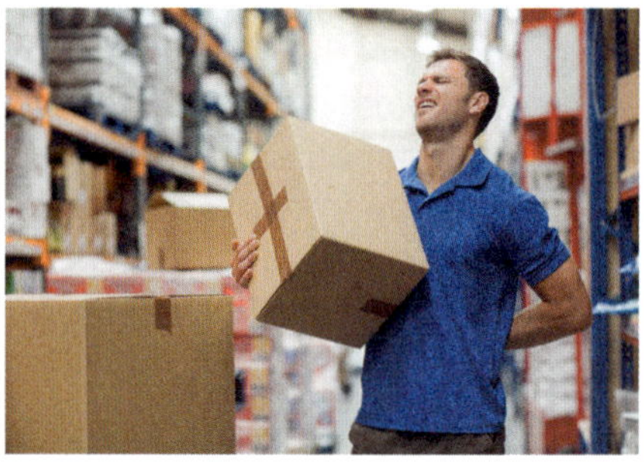
....	....	....

5 **Entourez**, sur le **document A**, la ou les articulations les plus sollicitées lors de vos activités professionnelles, puis **indiquez** le ou les TMS pouvant se développer.

....

....

DOC A Des TMS

Les troubles musculo-squelettiques (TMS) désignent un ensemble d'atteintes douloureuses des muscles, des tendons et des nerfs des membres et de la colonne vertébrale. Ils touchent l'appareil locomoteur. Ils sont dus à une hypersollicitation des articulations dans certaines situations de travail.

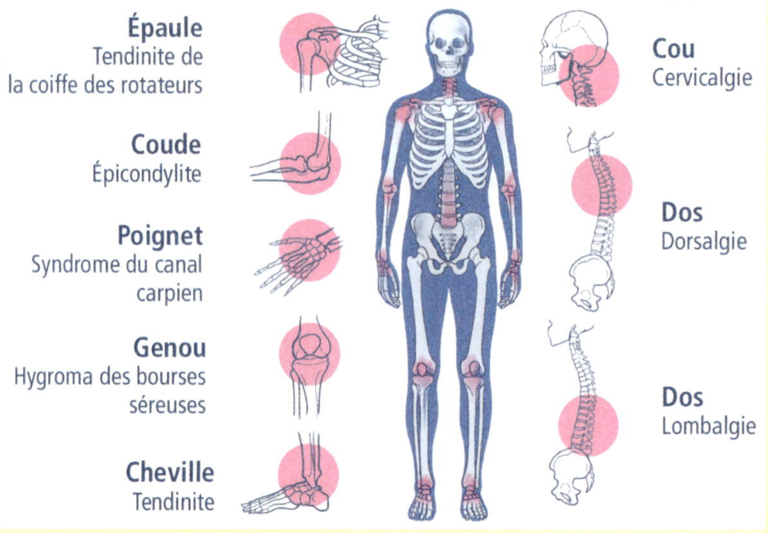

ACTIVITÉ 2 Des facteurs aggravants

6 À l'aide du **document B**, **complétez** le tableau.

Les facteurs de risques liés	Des exemples
à la tâche	• **Facteurs biomécaniques** – Efforts excessifs. – Travail statique maintenu dans le temps. – Postures de travail contraignantes (position accroupie, penchée, bras levés). .... • **Facteurs liés à l'équipement de travail utilisé** .... • **Facteurs liés à la charge lors de la manutention manuelle** ....
à l'environnement de travail	– Bruit. – Éclairage. ....
à l'organisation du travail	– Temps de pause insuffisant. – Cadences.
aux individus	– Antécédents médicaux. ....
à la perception du travail par les salariés	– Insatisfaction professionnelle. – Monotonie du travail. ....

DOC B Les facteurs aggravants des TMS

• « Je suis conducteur d'engins de travaux publics depuis 20 ans. J'ai mal au dos, aux épaules. Les vibrations, les charges à porter, ce n'est plus de mon âge ! »

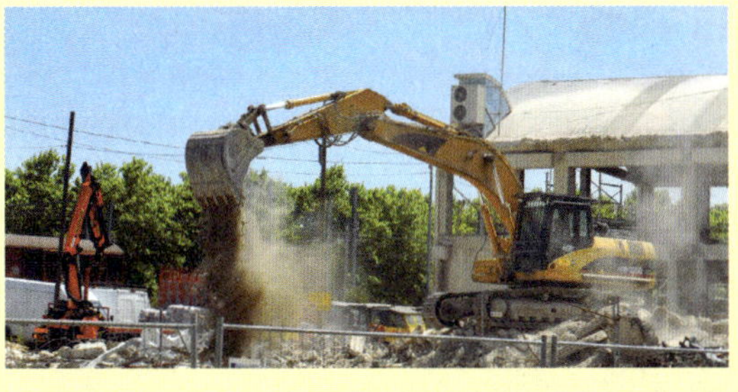

• « À cause des gestes répétitifs effectués pour découper la viande, associés aux températures froides, j'ai trop mal aux doigts ! »

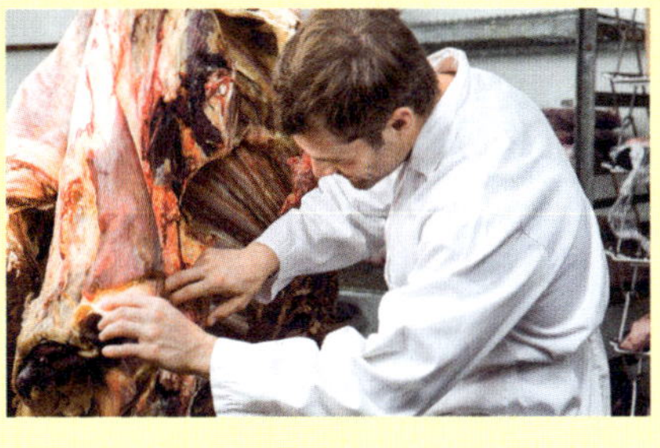

• « Depuis ma fracture au poignet, j'ai de plus en plus de mal à effectuer les opérations de vissage. »

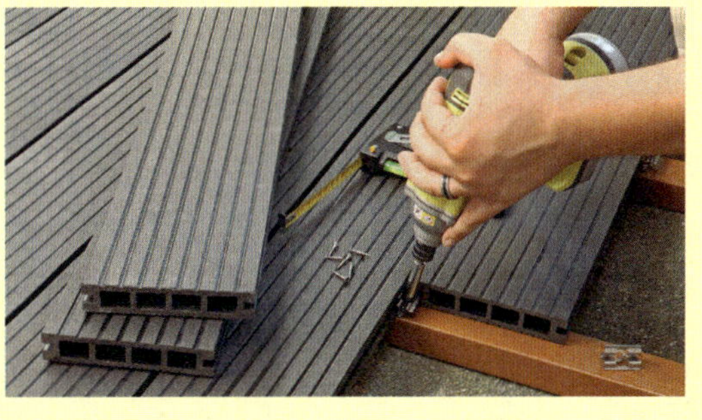

• « Je n'ai plus le temps de déjeuner avec mes collègues. Ma charge de travail a doublé en 3 ans. Je fais des erreurs... Bref, je craque ! »

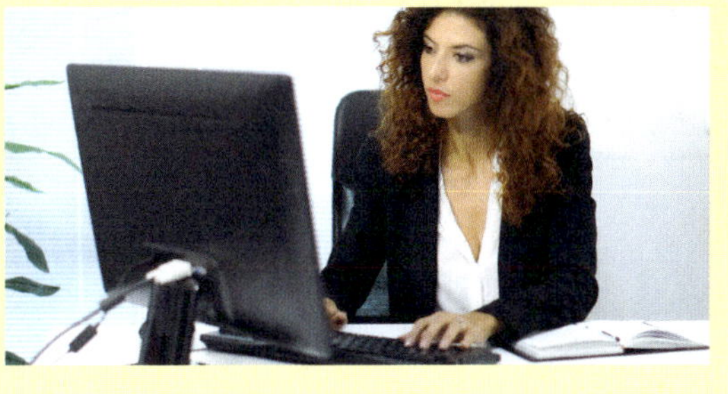

ACTIVITÉ 3 Les effets sur l'organisme

7 **Surlignez**, dans le **document C**, le symptôme commun à tous les TMS.

DOC C Les effets des TMS sur l'organisme

Les TMS s'expriment par de la douleur, une fatigue musculaire localisée et persistante, et plus particulièrement pour les membres supérieurs, de la raideur, de la maladresse ou une perte de force.

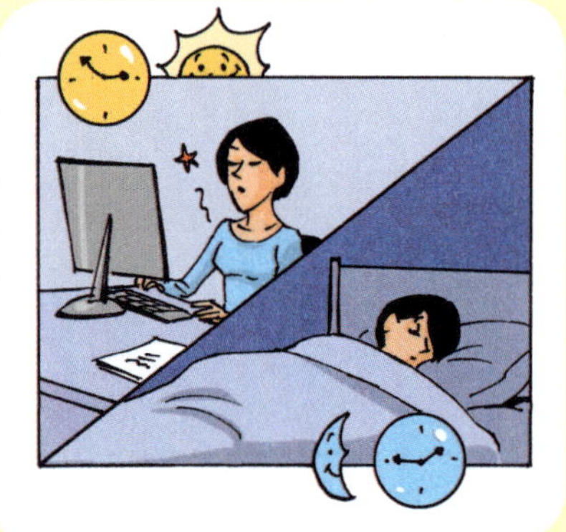

Stade 1 : la douleur du membre atteint se manifeste durant le travail
- Elle disparaît à l'arrêt du travail.
- La performance au travail n'est pas réduite.
- Cette étape peut durer plusieurs semaines.
- L'état est réversible.

Cette étape est un **signal d'alarme**.

Stade 2 : la douleur persiste après le travail
- Les capacités à effectuer le travail répétitif sont diminuées.
- Cette étape peut durer des mois.
- L'état est réversible.

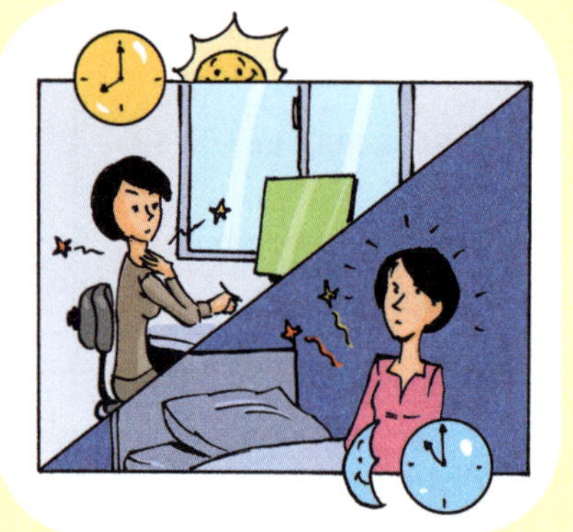

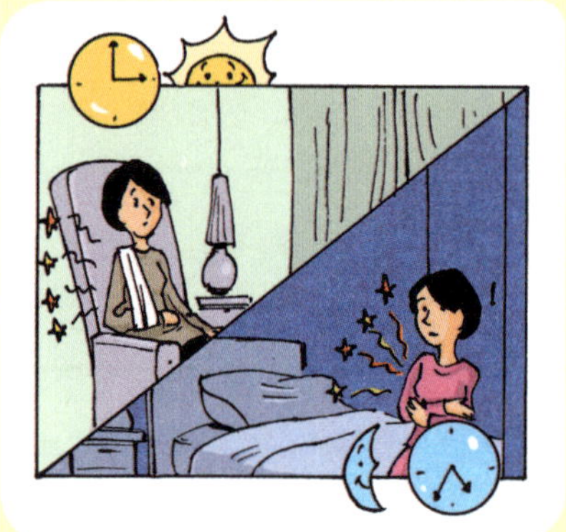

Stade 3 : la douleur persiste au repos
- La douleur perturbe le sommeil.
- Les activités de la vie courante sont difficiles à effectuer.
- Cette étape peut durer des mois, voire des années.
- Des séquelles sont possibles.

ACTIVITÉ 4 Des exemples de prévention des TMS

8 À partir du **document D**, **reportez** sous chaque situation professionnelle dangereuse un exemple de mesure de prévention adaptée.

1	2	3	4
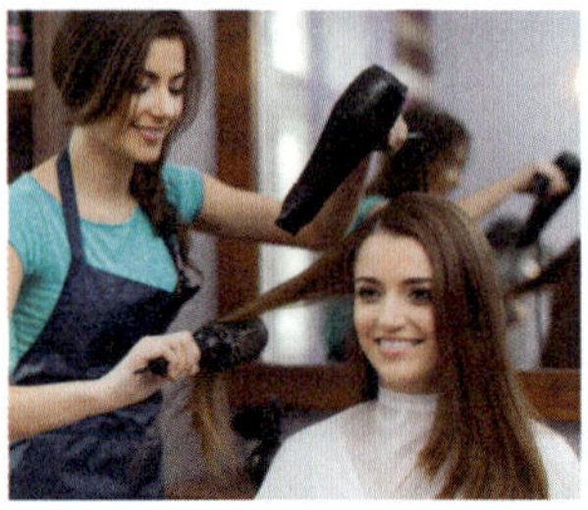	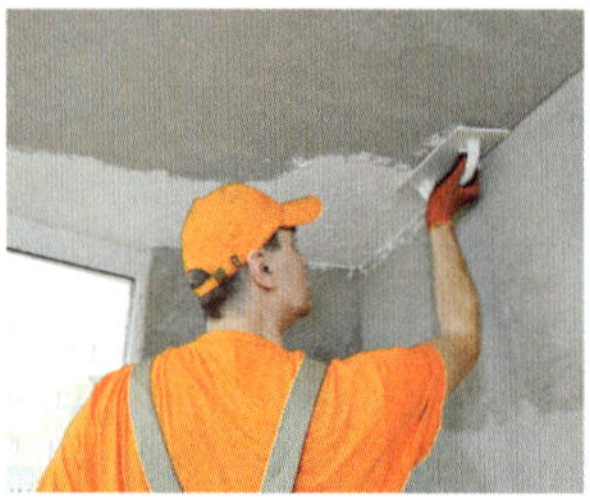	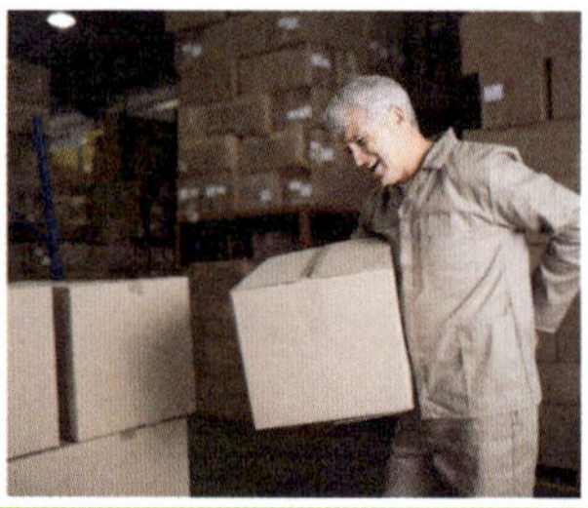	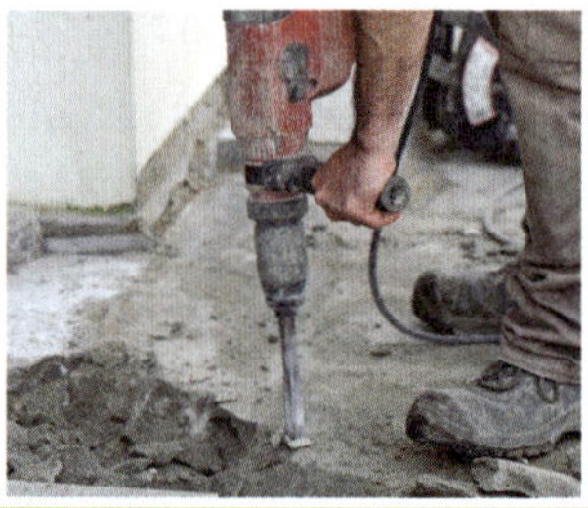
....	....	....	....
....	....	....	....
....	....	....	....

DOC D Des exemples de prévention

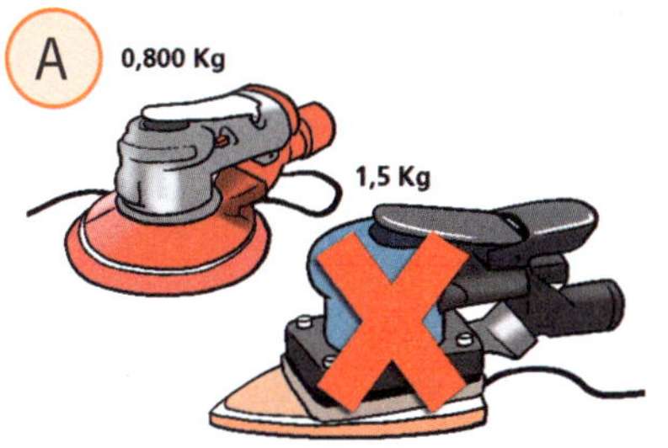

Utiliser des outils plus légers

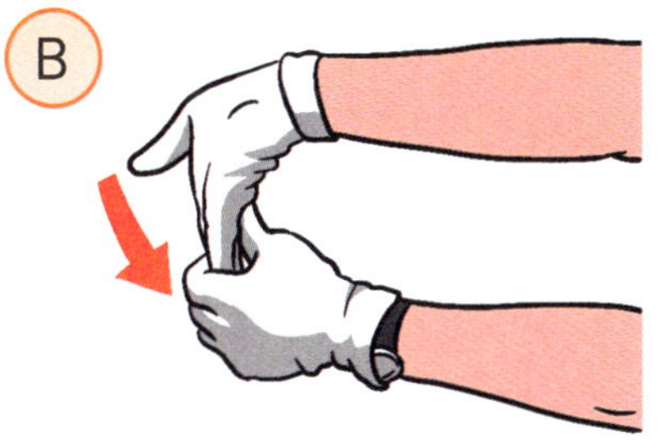

Relâcher la tension musculaire par une gymnastique de compensation

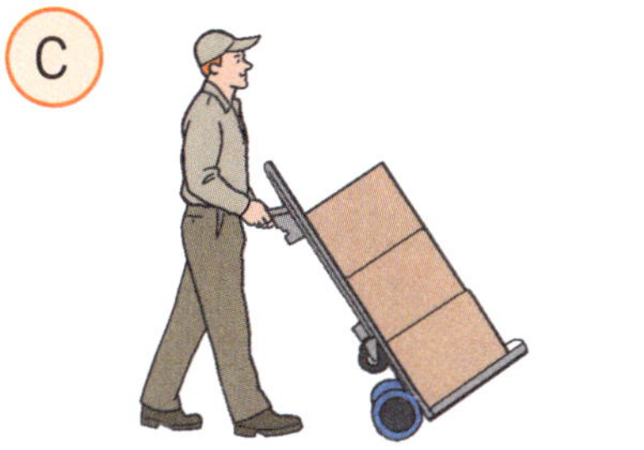

Utiliser les aides à la manutention (diable)

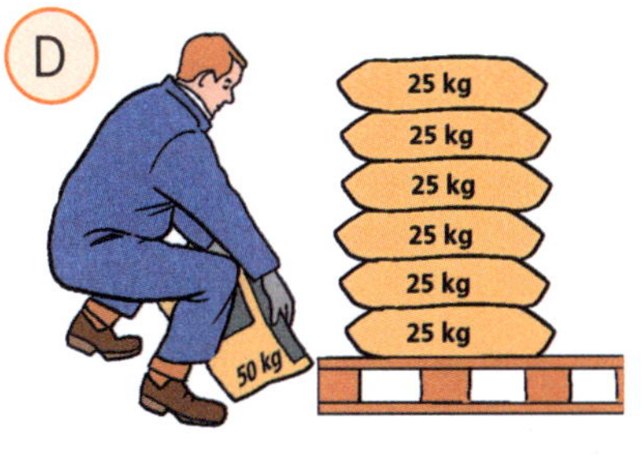

Réduire les masses manutentionnées

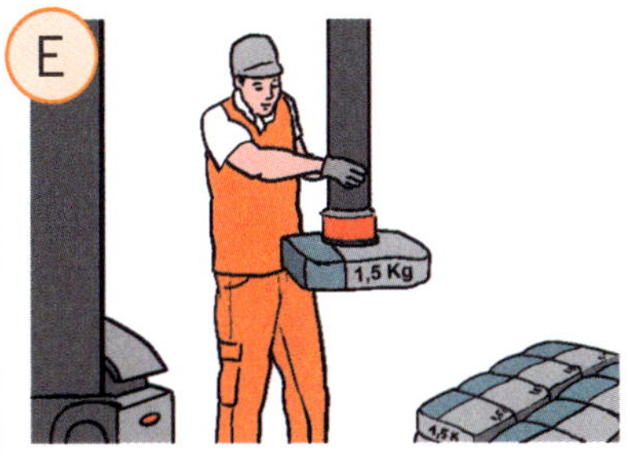

Utiliser un préhenseur pneumatique

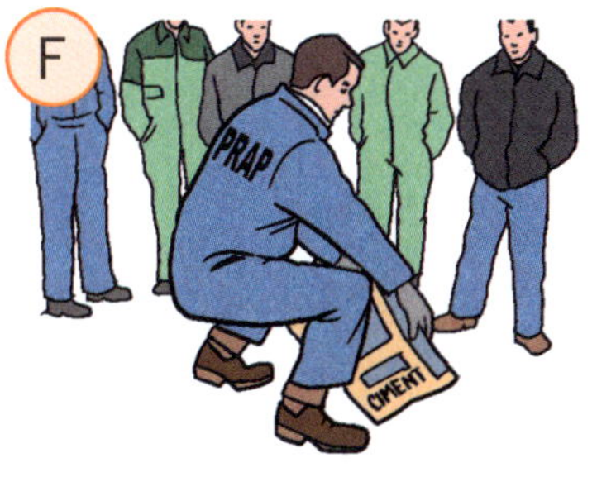

Suivre une formation aux ports de charges (PRAP)

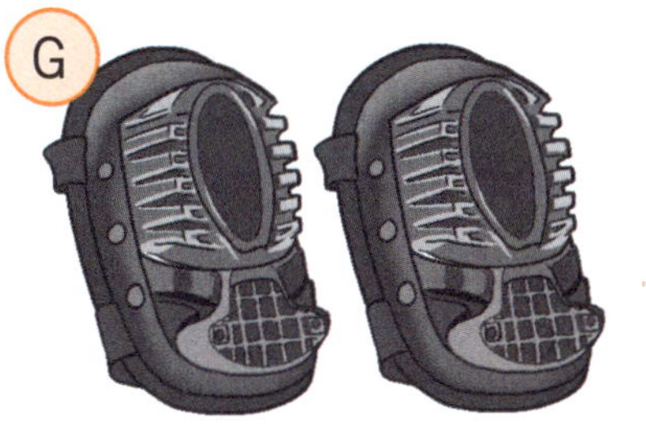

Porter des équipements de protection individuelle

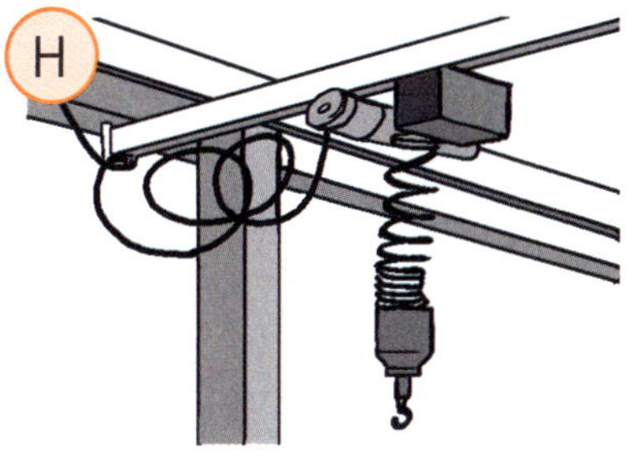

Utiliser un équilibreur d'outils

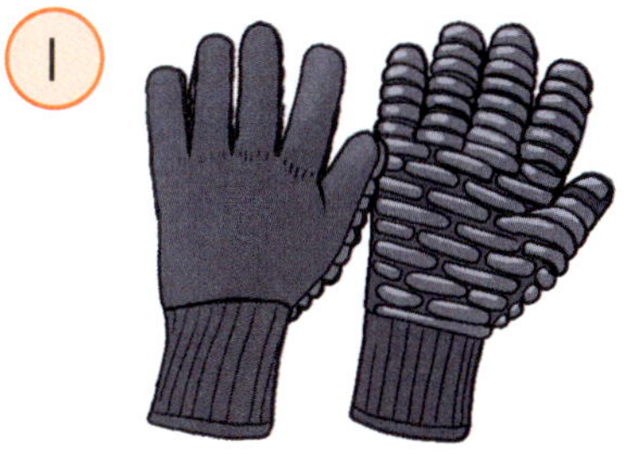

Utiliser des gants anti-vibration

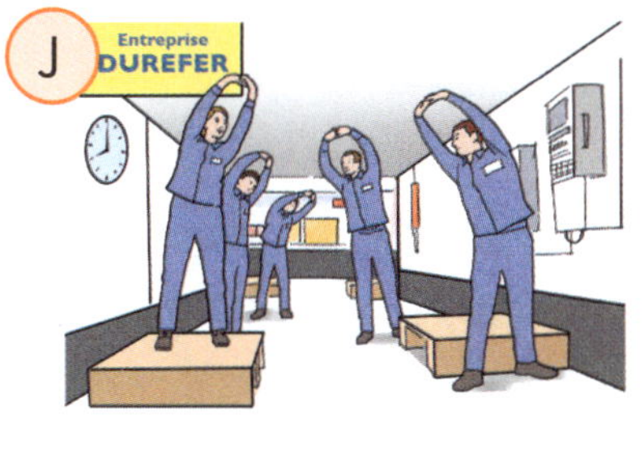

Organiser des séances d'échauffement musculaire pour les salariés

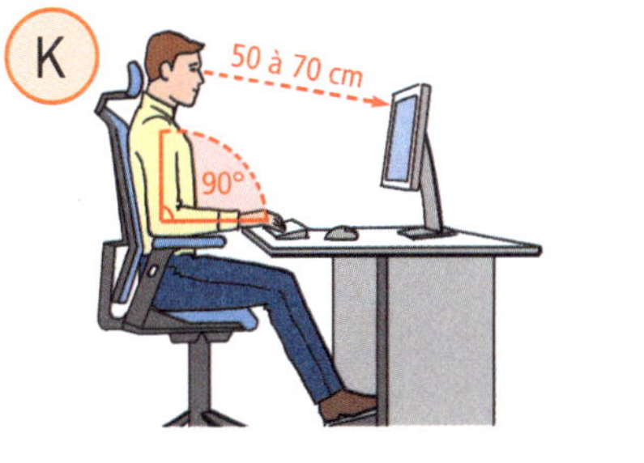

Préconiser une position ergonomique au poste de travail

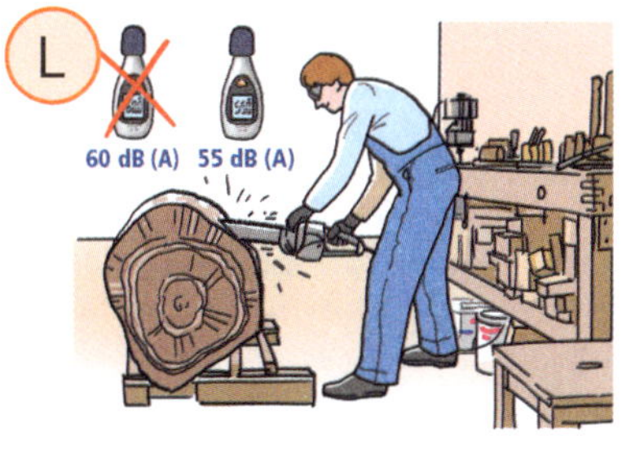

Ne pas dépasser un niveau sonore de 55 dB (A)

PROPOSER DES SOLUTIONS

9 **Nommez** les troubles musculo-squelettiques dont peut souffrir Alban.

. . . .

10 **Indiquez** trois mesures de prévention pour réduire les problèmes de TMS d'Alban.

. . . .

. . . .

. . . .

MÉMO 23 Les troubles musculo-squelettiques (TMS)

1. Des situations dangereuses

Définition : les TMS sont des **affections des tissus mous autour des articulations** (muscles, nerfs, tendons, ligaments).

Les principaux TMS

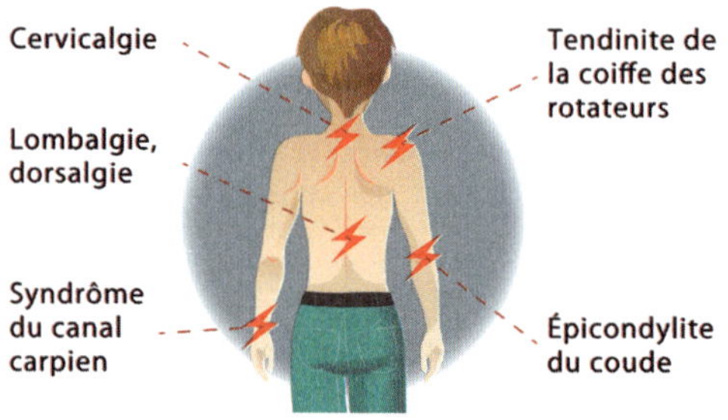

Des exemples de situations dangereuses

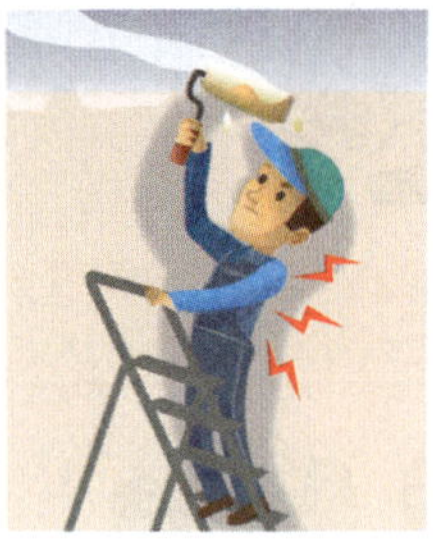

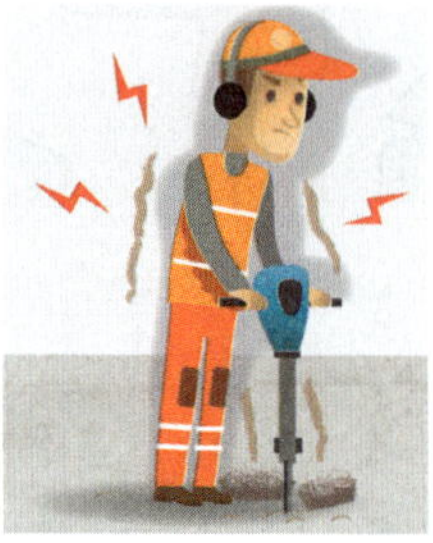
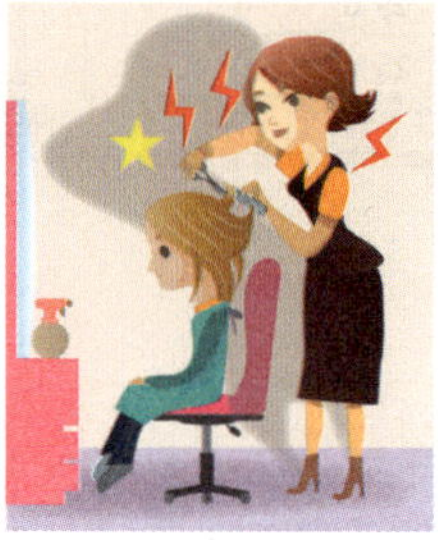
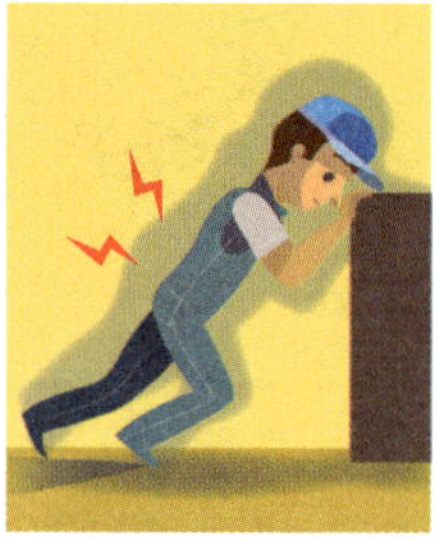

2. Des facteurs aggravants

- **Âge**.
- État de **santé**.
- **Stress**.
- Utilisation d'**outils vibrants**.
- Gestes **répétitifs**.

3. Les effets sur l'organisme

- **Douleur**.
- **Fatigue musculaire** localisée et persistante.

4. Des exemples de prévention des TMS

Utiliser des outils de manutention

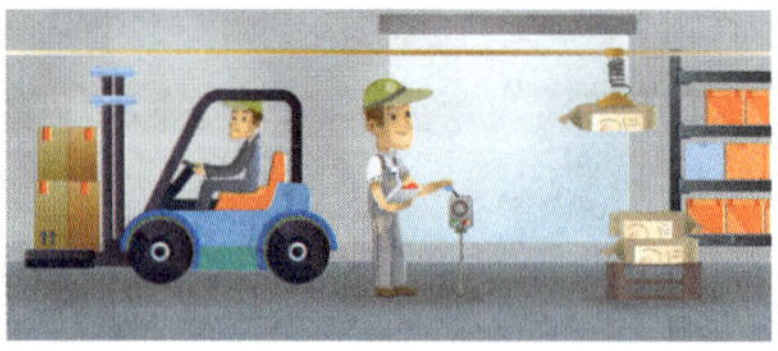

Former le personnel sur les gestes et postures de travail

Exemple : PRAP (Prévention des risques liés à l'activité physique)

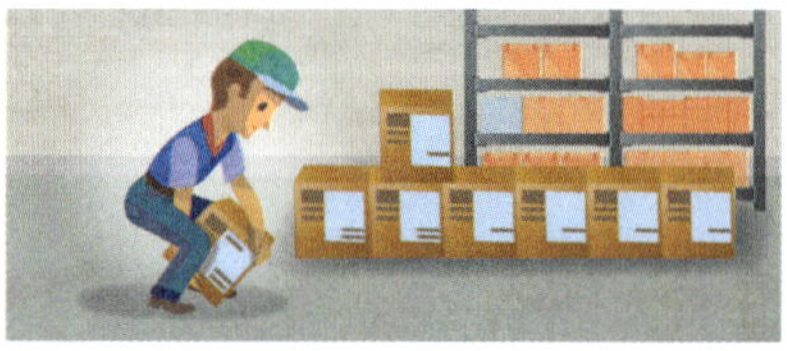

Aménager et organiser les postes de travail

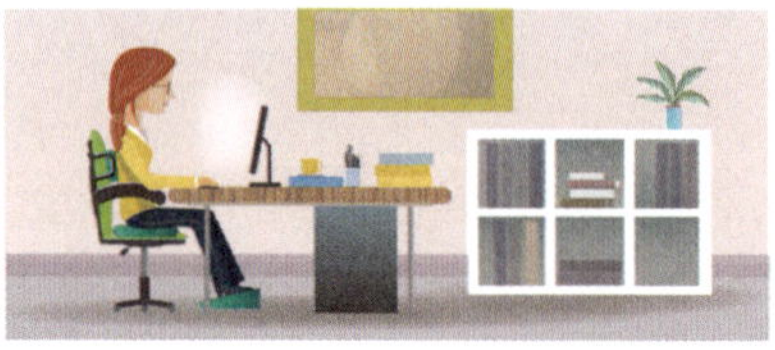

Organiser des séances d'échauffement musculaire pour les salariés

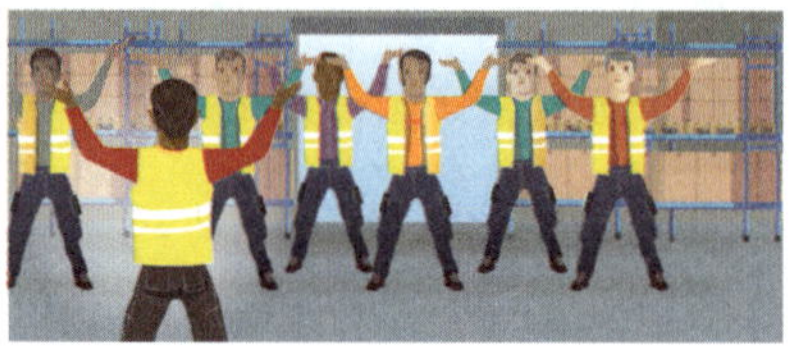

LE MÉMO RÉDIGÉ

foucherconnect.fr/18pc079

qcm

8 questions pour réviser

foucherconnect.fr/18pc080

Le risque lié au bruit

24

Objectif : prévenir le risque lié au bruit

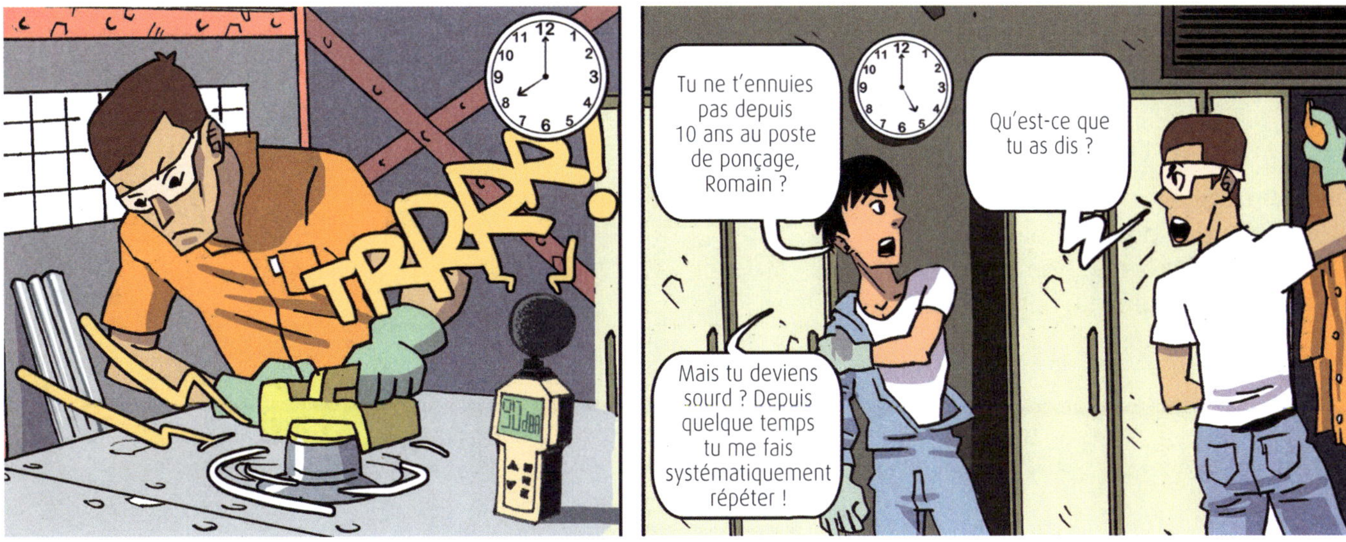
TRRRR!
Tu ne t'ennuies pas depuis 10 ans au poste de ponçage, Romain ?
Mais tu deviens sourd ? Depuis quelque temps tu me fais systématiquement répéter !
Qu'est-ce que tu as dis ?

ANALYSER LA SITUATION

1 **Cochez** le problème posé dans la situation.

- ☐ L'écoute de la musique amplifiée.
- ☐ L'exposition au bruit sur le lieu de travail.
- ☐ La surdité.

2 À partir de la situation, **complétez** le schéma du principe d'apparition d'un dommage.

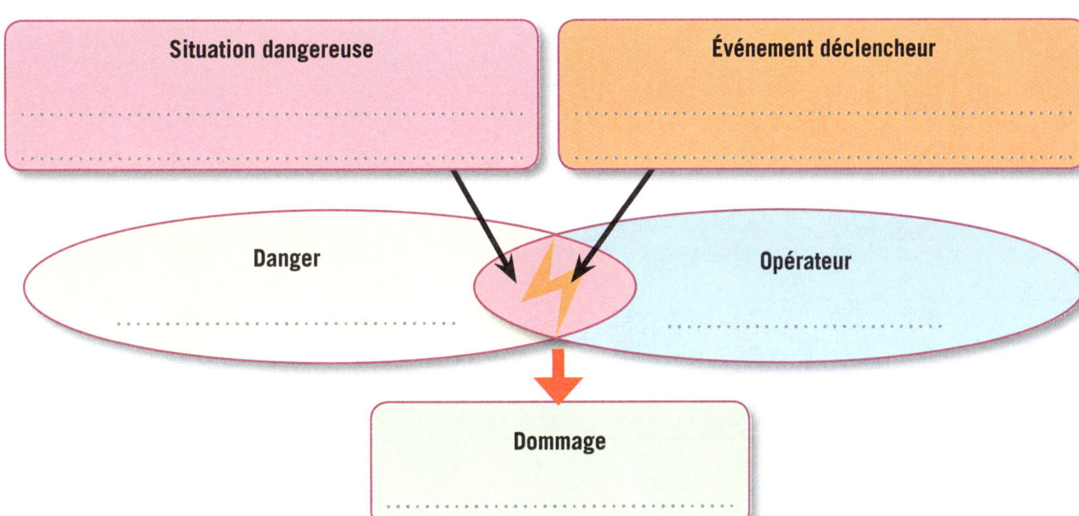

ACTIVITÉ 1 Les caractéristiques du risque lié au bruit

3 À partir du **document A**, **relevez** :

– le seuil de nocivité pour une journée de travail de 8 heures :

....

– le seuil de la douleur :

....

– le seuil de la fatigue :

....

4 **Surlignez**, sur le **document A**, le niveau de bruit relevé dans l'atelier de Romain, puis **formulez** un commentaire.

....

....

....

....

....

DOC A L'échelle du bruit en décibels (A)*

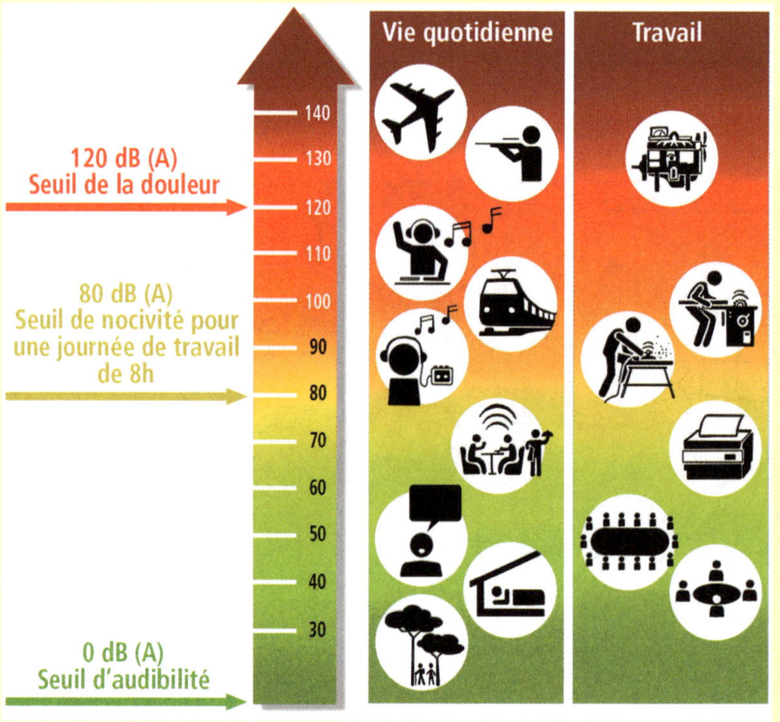

* Décibels (A) : le niveau de bruit réellement perçu par l'oreille.

5 **Indiquez**, sous chaque illustration, les paramètres qui rendent le bruit dangereux pour l'homme.

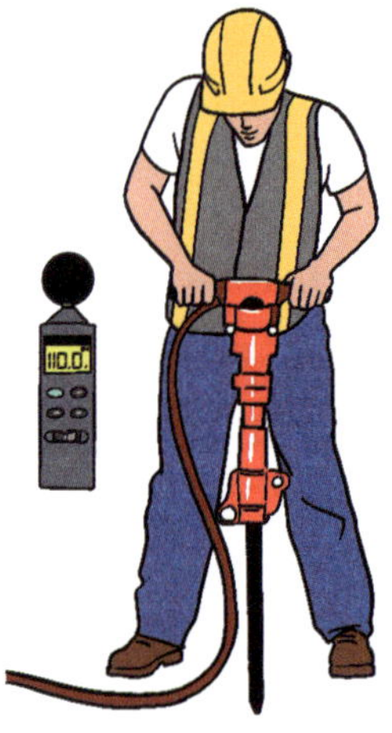

....

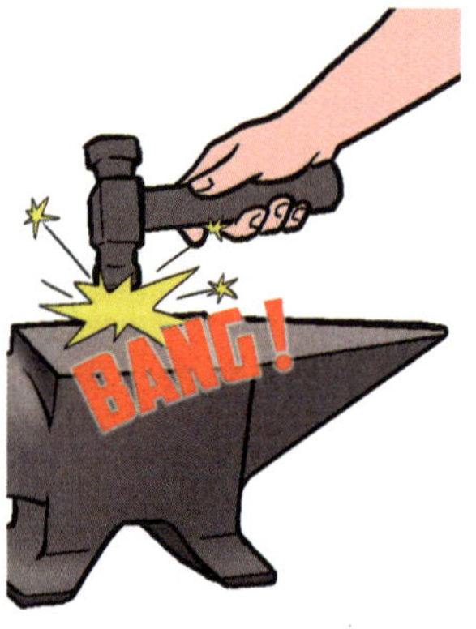

....

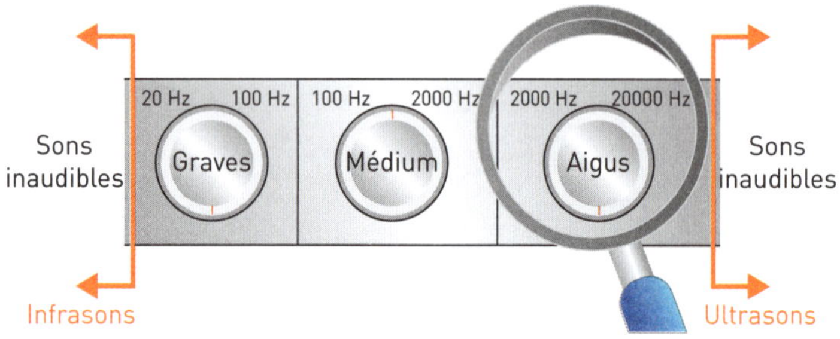

....

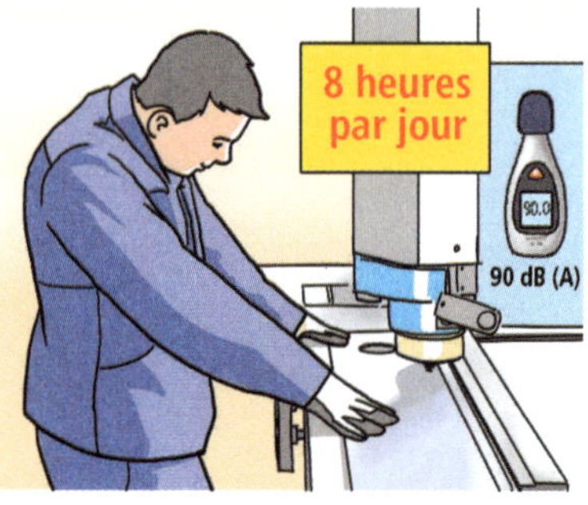

....

ACTIVITÉ 2 Les effets sur l'organisme

 # vidéo
Qu'est-ce qu'une surdité ?
foucherconnect.fr/18pc081

6 À partir du **document B**, des illustrations et des **vidéos**, **indiquez** les causes des deux types de surdité.

Les deux types de surdité	Les causes de la surdité	
Surdité de transmission Elle est due à une **lésion de l'oreille externe ou moyenne**. Le déficit porte sur les sons graves. 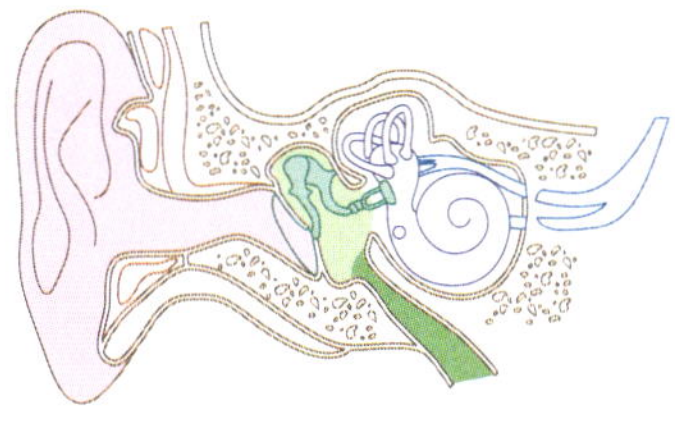	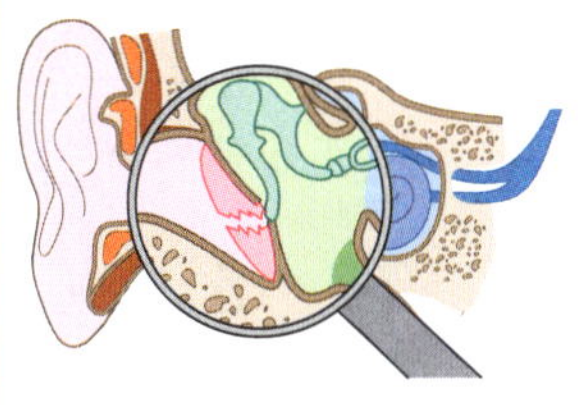	....
	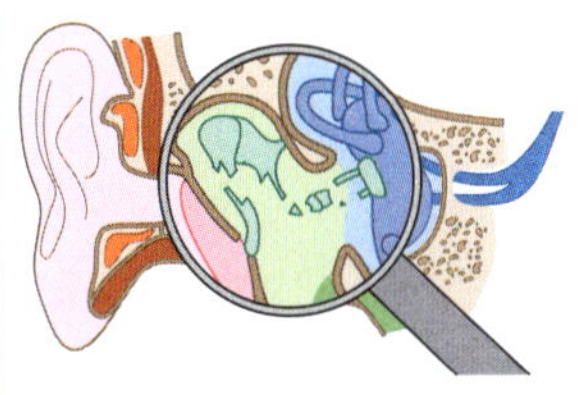	....
Surdité de perception Elle est due à une **lésion de l'oreille interne**. Le déficit porte sur les sons aigus. 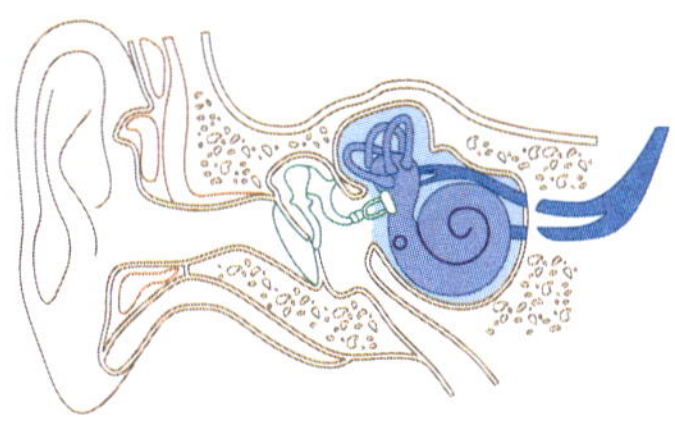	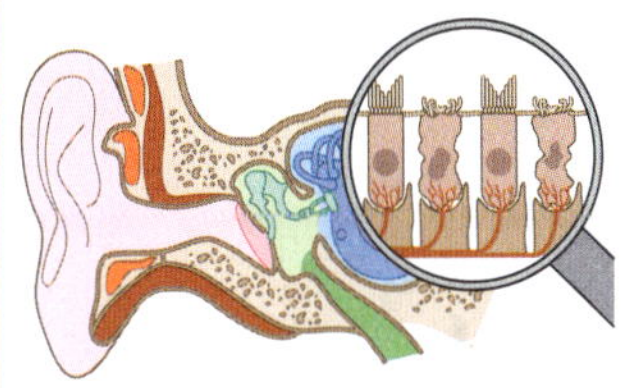	....
	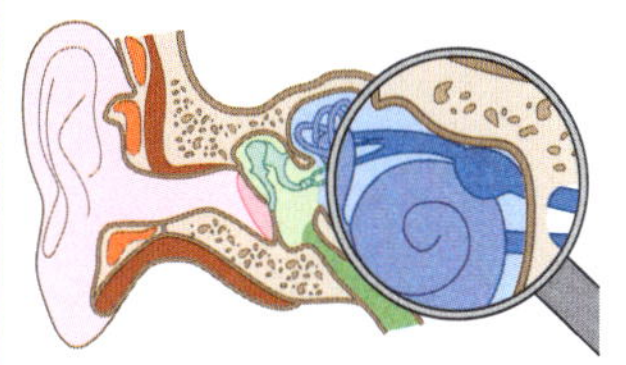	Tumeur du ....

DOC B L'appareil auditif

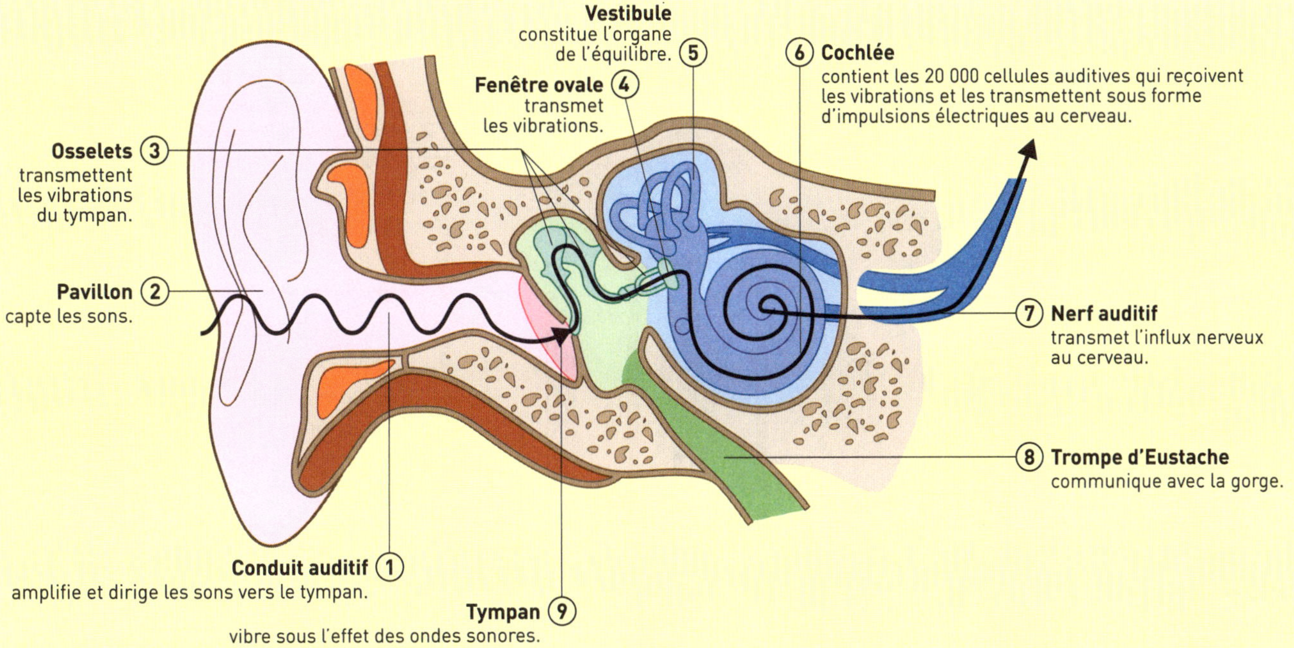

7 À l'aide du glossaire, **définissez** acouphène et hyperacousie qui sont deux conséquences possibles d'une exposition à un niveau de bruit élevé.

Acouphène

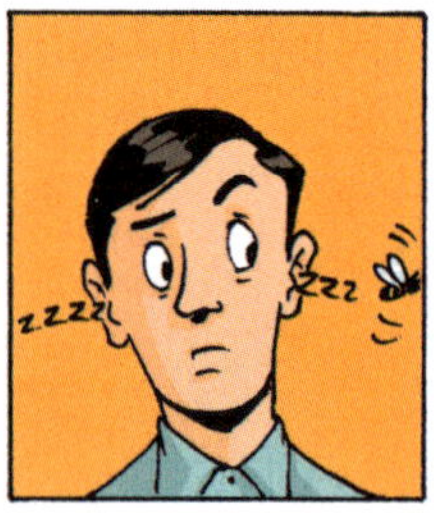

....

....

....

....

....

....

....

Hyperacousie

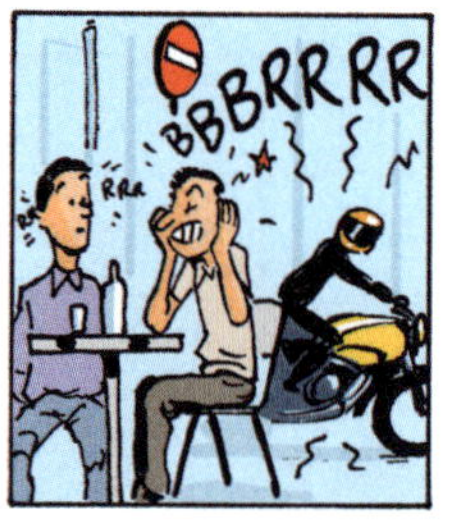

....

....

....

....

....

....

....

8 Dans le **document C**, **surlignez** les effets du bruit sur l'organisme humain.

DOC C Le bruit au travail, l'ouïe n'est pas seule en danger !

Longtemps le bruit a été considéré comme n'agissant que sur l'appareil auditif. Nous savons maintenant que cette conception est fausse. Le bruit entraîne des réactions sur l'ensemble de l'organisme.
Le bruit est source de fatigue, de stress, de troubles du sommeil, d'une accélération du rythme cardiaque et d'une augmentation de la tension artérielle. On observe également chez les personnes exposées au bruit un rétrécissement du champ visuel et une difficulté à s'adapter à la vision nocturne. Au travail, il entraîne des problèmes de concentration d'où la survenue de nombreux accidents du travail. Il rend aussi la communication difficile, pouvant aller jusqu'à l'isolement.

ACTIVITÉ 3 Les mesures de prévention

9 À partir du **document D**, **notez** dans les bulles les numéros des moyens de prévention contre le bruit.

10 **Coloriez** la ou les bulles correspondant aux moyens de prévention qui agissent sur la propagation du bruit.

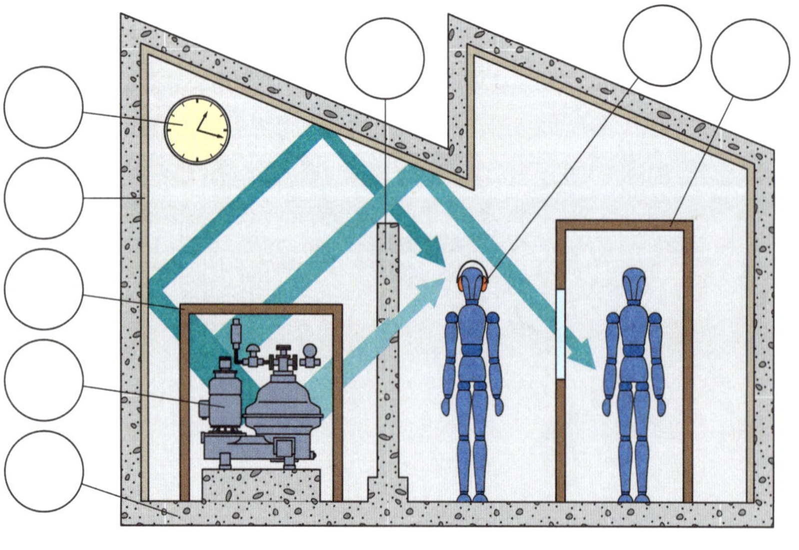

DOC D Des moyens de prévention contre le bruit

Pour réduire le niveau sonore au travail, il existe différents moyens de prévention :

0. Modification de la machine
1. Écran
2. Encoffrement
3. Traitement acoustique
4. Isolement de l'opérateur dans une cabine
5. Réduction du temps d'exposition
6. Équipement de protection individuelle
7. Isolation antivibratile

11 À partir du **document E**,

11.1 Nommez deux autres moyens de prévention.

....

....

11.2 Indiquez à partir de quel niveau sonore l'employeur peut exiger d'un salarié le port des protections auditives.

....

....

....

12 Sur le **document F**,

12.1 Surlignez l'information qui permet de connaître l'efficacité de la PICB.

12.2 Entourez la PICB la plus efficace.

DOC E Un extrait de la réglementation en matière de bruit

Lorsque l'exposition moyenne au bruit sur 8 heures ne peut être réduite au-dessous de 80 dB(A), ou de 135 dB(A) pour le niveau de bruit impulsionnel, l'employeur doit mettre à disposition des travailleurs des protections individuelles contre le bruit (casque antibruit, bouchons d'oreilles), les informer et les former à la problématique du bruit, proposer un examen auditif et consulter les représentants des travailleurs.
Lorsque l'exposition moyenne au bruit sur 8 heures atteint 85 dB(A) ou 137 dB(A) pour le niveau de bruit impulsionnel, l'employeur impose le port de protections individuelles, met en place une signalisation sur les lieux à risque et s'assure d'une surveillance médicale renforcée de ses employés. Il met également en œuvre des mesures techniques ou organisationnelles qui visent à réduire l'exposition au bruit (choix et agencement des machines, traitement acoustique des locaux, etc.).

DOC F Des exemples de protection individuelle contre le bruit (PICB)

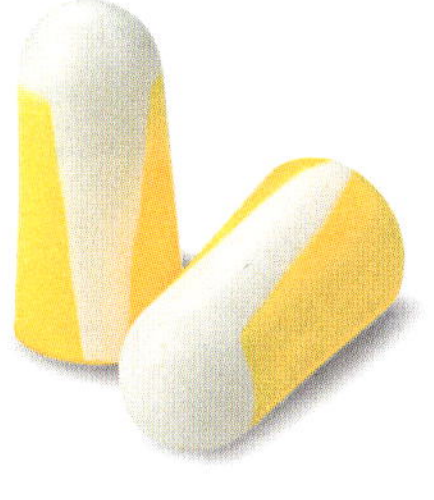

Type	Bouchon d'oreilles
Usage	Unique
Marque	HONEYWELL
Indice d'affaiblissement sonore	33 dB
Matériau bouchon	Mousse polyuréthane ultradoux et lisse
Forme bouchon	Conique
Taille	S
Catégorie d'EPI	2
Norme	EN 352-2

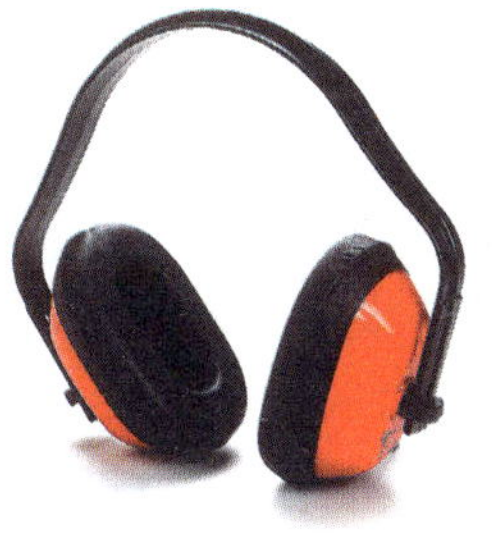

Type	Casque antibruit
Marque	HONEYWELL
Indice d'affaiblissement sonore	31 dB
Matériau serre-tête	Polyester enveloppe vinyle
Serre-tête réglable	Oui
Bandeau	Rembourré
Matériau coquille	Polypropylène
Compatible	Lunettes et masques

PROPOSER DES SOLUTIONS

13 Indiquez pour Romain :

– les moyens pour réduire son exposition au bruit : ....

....

– les moyens pour contrôler l'évolution de sa perte auditive : ....

....

....

MÉMO 24 Le risque lié au bruit

1. Les caractéristiques du risque lié au bruit

Échelle de mesure de bruit en décibels (A)

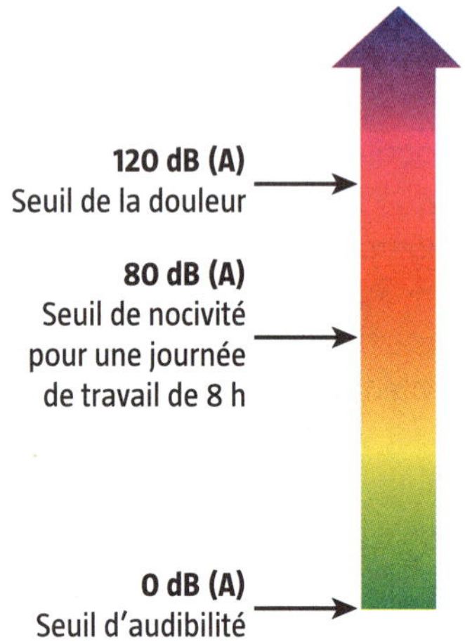

4 paramètres rendant le bruit dangereux

- **L'intensité du bruit :** plus il est fort, plus il est dangereux.
- **La fréquence :** les sons aigus sont plus dangereux que les sons graves.
- **La durée d'exposition :** plus elle est longue, plus elle est dangereuse.
- **Le rythme :** les sons impulsionnels ayant un caractère soudain et imprévisible sont plus dangereux.

2. Les effets sur l'organisme

Sur l'appareil auditif

- Surdité.
- Acouphènes.
- Hyperacousie.

Sur les autres parties du corps

- Fatigue.
- Stress.
- Troubles du sommeil.
- Augmentation de la tension artérielle.

3. Les mesures de prévention

Réduire le bruit à la source

Remplacer une machine bruyante par une machine moins bruyante

Avant | Après

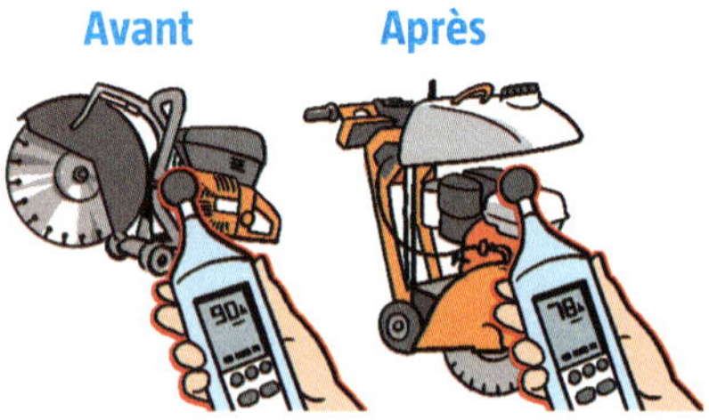

Agir sur la propagation du bruit

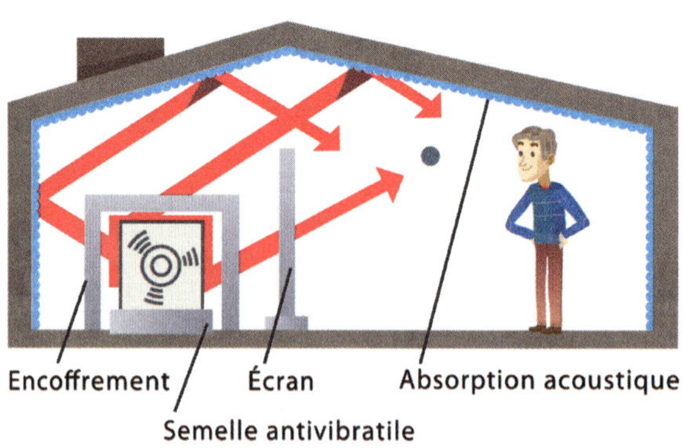

Avoir des équipements de protection individuelle

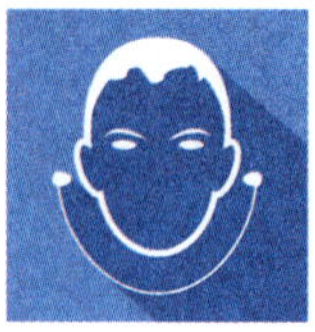

LE MÉMO RÉDIGÉ

foucherconnect.fr/18pc082

qcm

8 questions pour réviser

foucherconnect.fr/18pc083

Le risque lié aux poussières

25

Objectif : prévenir le risque lié aux poussières

Albert, salarié depuis 25 ans dans la menuiserie Fagot, est exposé à des risques provoqués par les poussières de bois.
En effet, lors des opérations de production, les machines utilisées génèrent une grande quantité de poussières de bois très volatiles. Elles se dispersent dans l'atmosphère de l'atelier où elles restent en suspension. Même quand les machines sont arrêtées, il y en a toujours dans l'air.

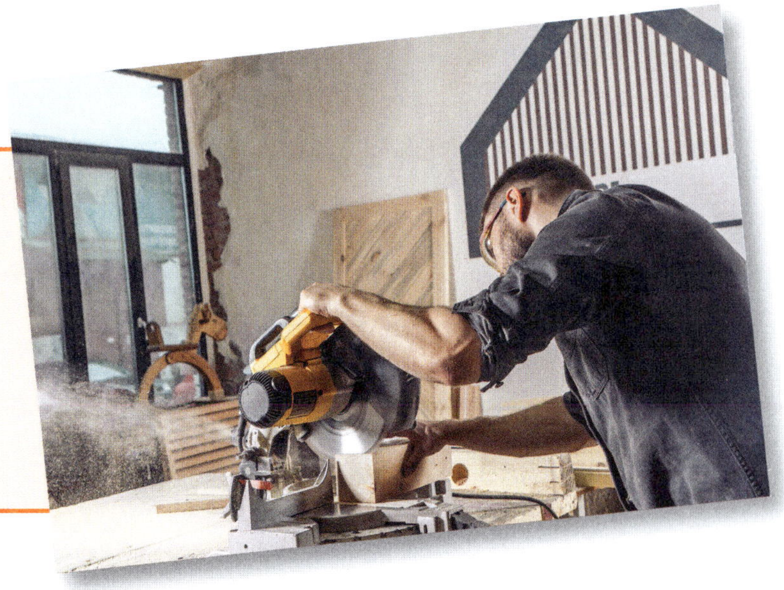

ANALYSER LA SITUATION

1 **Cochez** le problème posé dans la situation.

- ☐ Les caractéristiques des machines utilisées dans le secteur de la menuiserie.
- ☐ L'exposition des salariés aux poussières de bois.
- ☐ Les équipements obligatoires sur les machines dangereuses.

2 À partir de la situation, **complétez** le schéma du principe d'apparition d'un dommage.

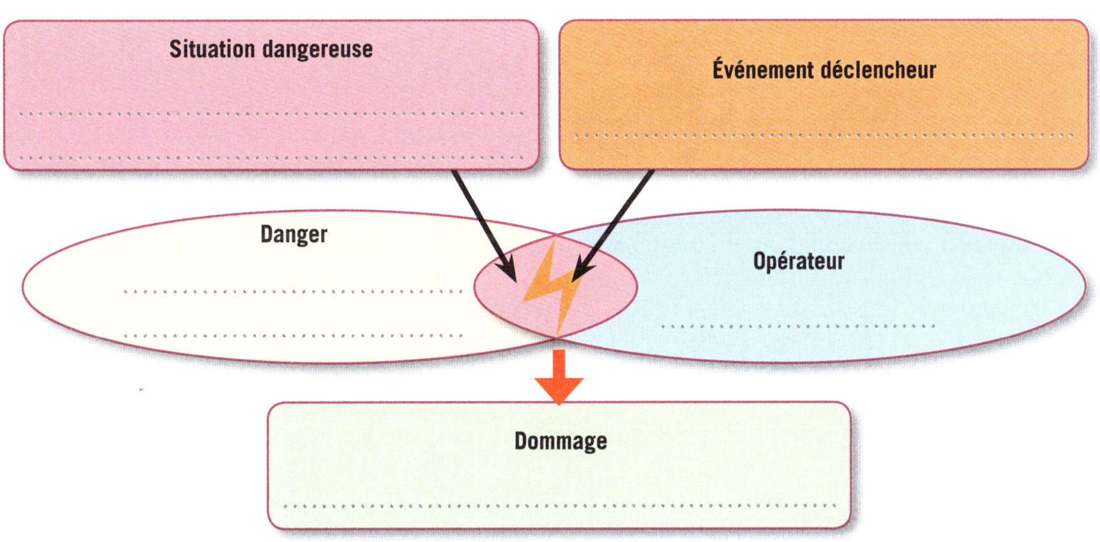

ACTIVITÉ 1 Les facteurs de risques liés aux poussières

3 À partir du **document A**,

3.1 Nommez les risques provoqués par les poussières.

3.2 Indiquez, sous chaque illustration, le facteur qui augmente les risques liés aux poussières.

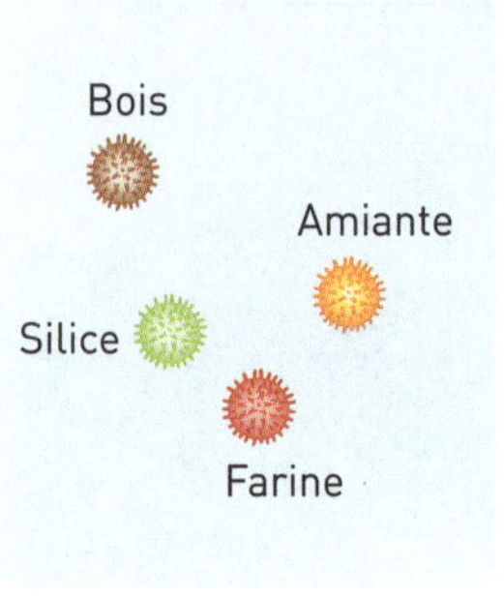

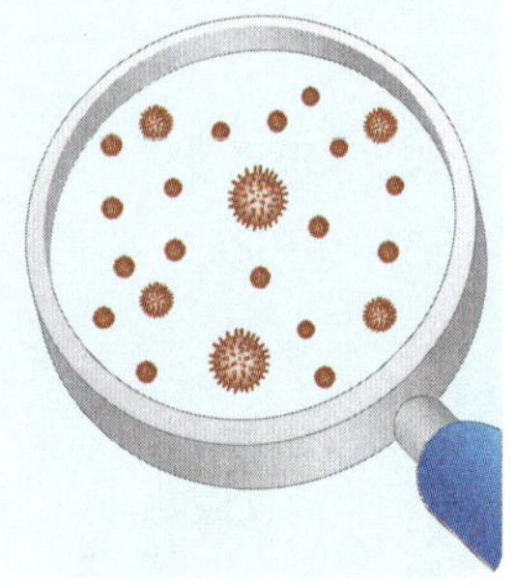

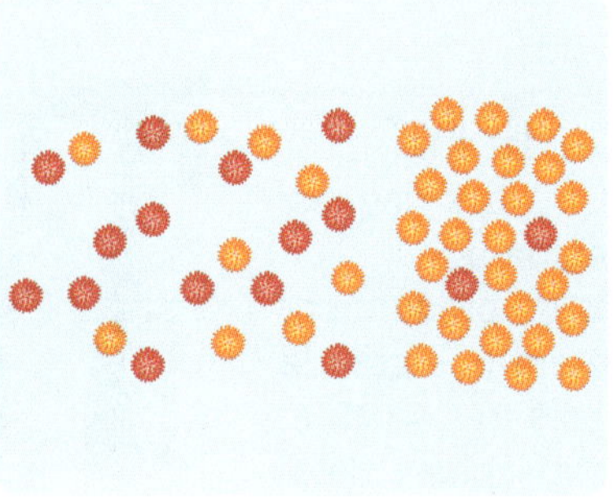

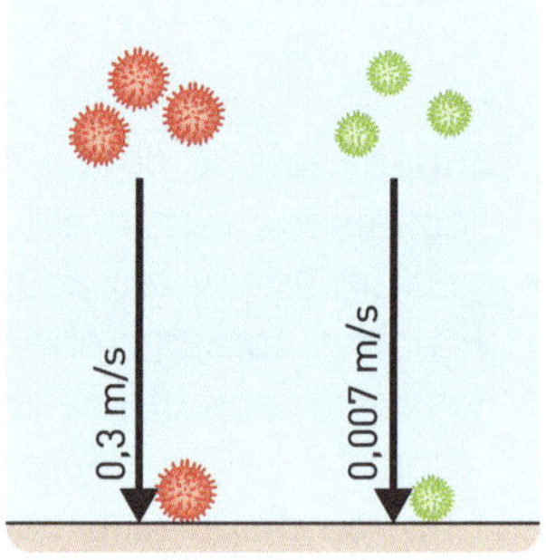

3.3 Coloriez sur l'échelle de granulométrie :

– en vert, la zone qui correspond à la taille des poussières retenues au niveau des fosses nasales ;

– en bleu, la zone de danger à partir de laquelle les poussières parviennent aux alvéoles pulmonaires.

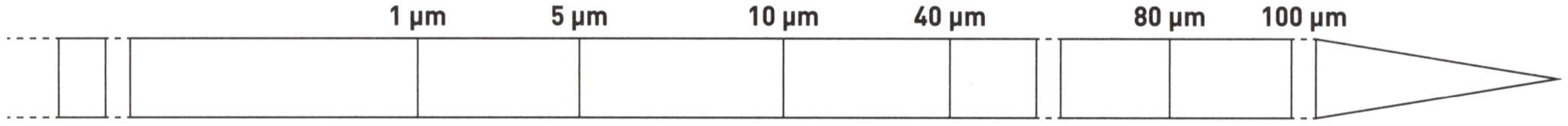

DOC A Les caractéristiques des poussières

Les poussières sont des particules solides en suspension dans l'air dont le diamètre est inférieur ou égal à 100 micromètres (μm) (0,1 mm) ou dont la vitesse de chute dans l'air est inférieure ou égale à 25 cm/s.
Certaines présentent un risque d'incendie ou d'explosion, selon leur concentration dans l'atmosphère, et d'autres sont considérées comme gênantes ou dangereuses pour la santé.
L'évaluation du risque pour l'homme dépend de :

- la nature des poussières : on distingue les poussières inertes sans toxicité particulière qui ont pour effet une gêne respiratoire et les poussières actives, c'est-à-dire toxiques (exemples : le bois par ses effets cancérigènes, la farine par ses effets allergènes) ;
- leur concentration : plus leur concentration atmosphérique dans l'air est élevée, plus le risque est important ;
- leur vitesse de chute : plus elles sont fines, plus elles restent en suspension dans l'air ;
- la granulométrie : c'est-à-dire le diamètre des particules inhalées. Plus elles sont fines, plus elles sont susceptibles de se déposer le long du trajet des voies respiratoires jusqu'aux alvéoles pulmonaires :
  – de 10 à 100 micromètres : elles sont retenues au niveau des fosses nasales ;
  – de 5 à 10 micromètres : elles pénètrent dans la trachée, les bronches et les bronchioles ;
  – inférieur à 1 micromètre : elles se déposent sur les alvéoles pulmonaires.

ACTIVITÉ 2 Les effets sur l'organisme

4 À partir du **document B**,

4.1 Indiquez pour chaque organe et appareil les effets des poussières sur l'organisme.

4.2 Tracez, sur le schéma de l'appareil respiratoire, le trajet d'une poussière dont la taille est inférieure à 1 micromètre.

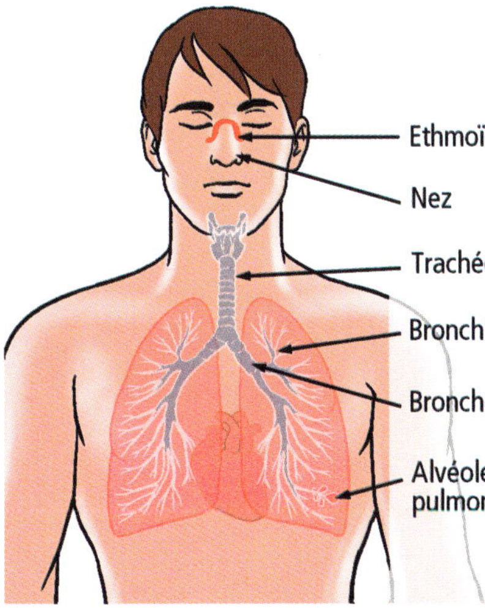

Organes ou appareil atteints	Effets sur l'organisme
Peau	....
Yeux	....
Os (à la base du crâne)	....
Appareil respiratoire	....

DOC B Les effets des poussières sur l'organisme

La pénétration cutanée : la majorité des signes cutanés correspond à un eczéma de contact, dont le mécanisme est allergique. Au niveau de la face, avant la rougeur de la peau, il y a souvent atteinte de la conjonctive des yeux avec des larmoiements et un gonflement des paupières.

L'inhalation dans les voies respiratoires : une partie des poussières est bloquée au niveau des sinus de la face. En effet, la muqueuse qui recouvre l'ethmoïde et les sinus a pour rôle de filtrer l'air inspiré, de le réchauffer et de l'humidifier avant qu'il ne pénètre dans la trachée puis dans les bronches. En cas d'empoussièrement important, la muqueuse est irritée, inflammée, s'infecte facilement et peut évoluer lentement vers un cancer. Les plus fines poussières (diamètre inférieur à 1 micromètre) atteignent les alvéoles pulmonaires. La réaction immédiate est l'asthme apparaissant dans les minutes suivant l'inhalation et s'accompagnant parfois de troubles plus bénins comme la rhinite (écoulement nasal, éternuements). Quelques mois après l'exposition, d'autres symptômes peuvent apparaître : fièvre, toux, expectorations, difficultés à respirer. La bronchite chronique s'installe.

ACTIVITÉ 3 Les mesures de prévention

5 À partir du **document C**,

5.1 Indiquez la valeur limite d'exposition professionnelle à respecter par l'employeur.

....

5.2 Nommez le suivi médical obligatoire pour les salariés exposés.

....

DOC C La législation sur les poussières de bois

L'employeur doit évaluer les risques d'exposition aux poussières de bois et recenser l'ensemble des travailleurs exposés afin d'établir pour chacun d'eux une fiche d'exposition consultable par l'intéressé et transmise au médecin du travail qui assure le suivi individuel renforcé pour ces salariés.

Une valeur limite d'exposition professionnelle (VLEP) pour les poussières de bois inhalables à ne pas dépasser dans l'atmosphère des lieux de travail, mesurée sur 8 heures, est fixée à 1 mg/m^3. Le respect de la valeur limite d'exposition professionnelle doit être contrôlé par un organisme accrédité, au moins une fois par an.

6 **Reportez**, sous chaque illustration, le niveau de prévention correspondant : *prévention intrinsèque, protection collective, protection individuelle, formation et/ou information de l'opérateur :*

1 Captage à la source par un dispositif intégré sur les machines et les équipements portatifs.

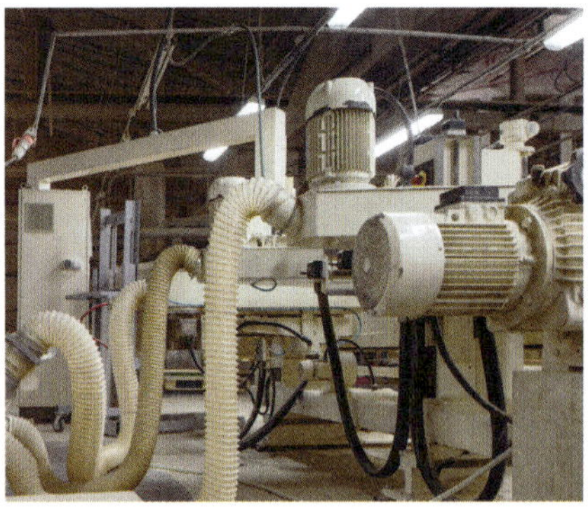

2 Nettoyage régulier des locaux, vêtements de travail avec un aspirateur équipé d'un filtre haute efficacité.

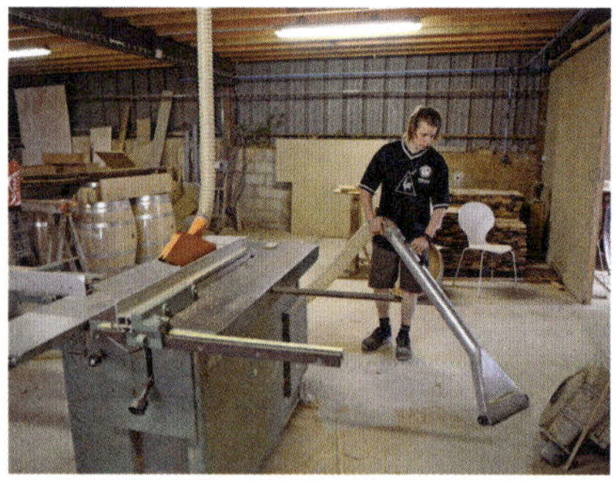

3 Masque respiratoire doté de filtres appropriés.

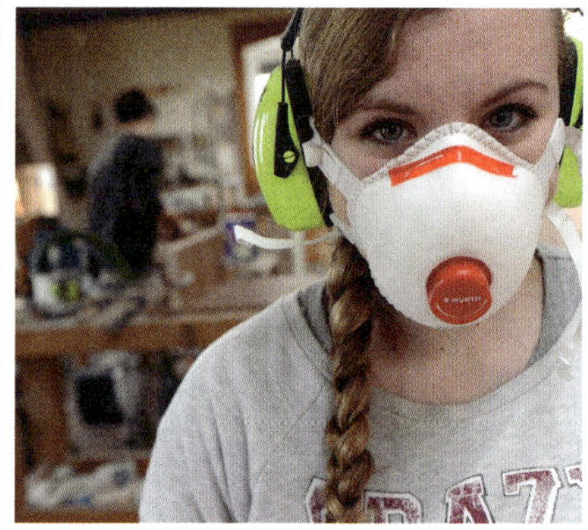

4 Suivi individuel renforcé de l'état de santé des salariés par le médecin du travail.

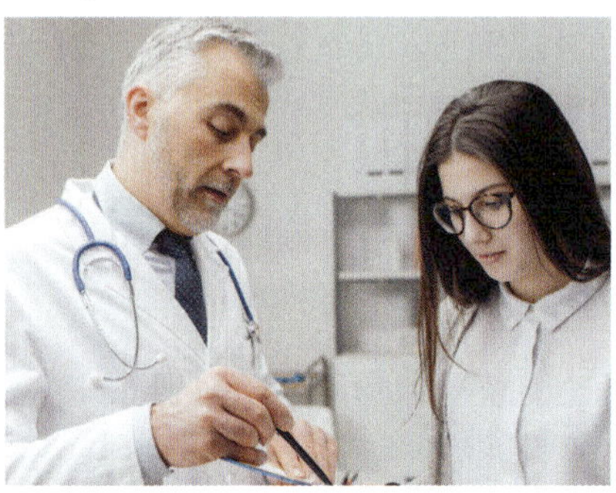

5 Formation spécifique pour les nouveaux salariés et ceux exposées au risque.

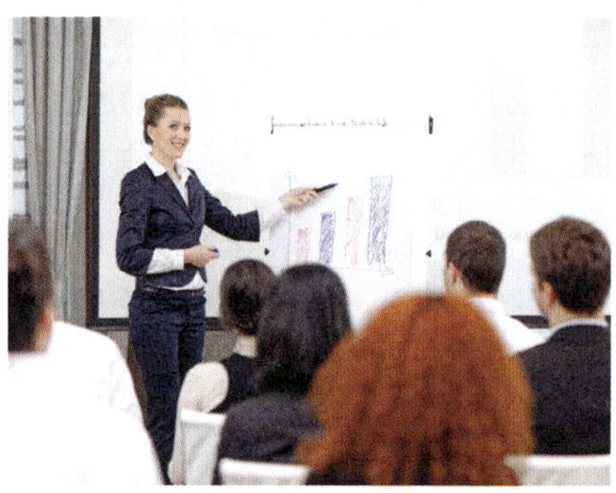

6 Contrôle par un organisme accrédité du respect de la valeur limite d'exposition (VLEP) au moins une fois par an.

7 Signalisation appropriée.

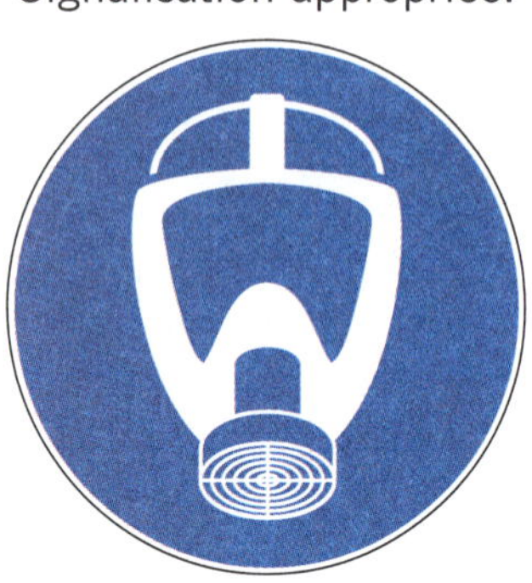

8 Lunettes.

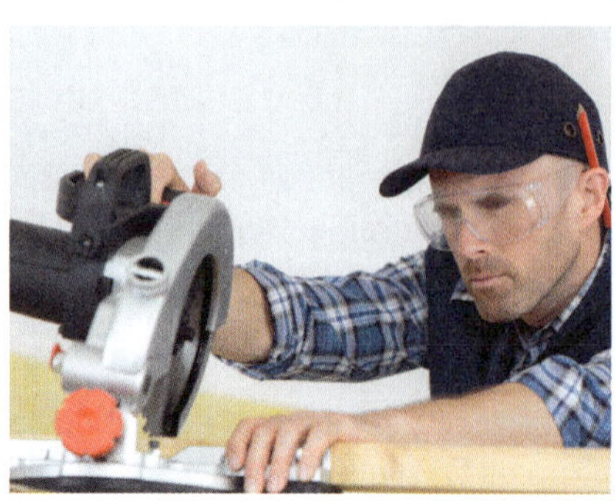

9 Affiche d'information.

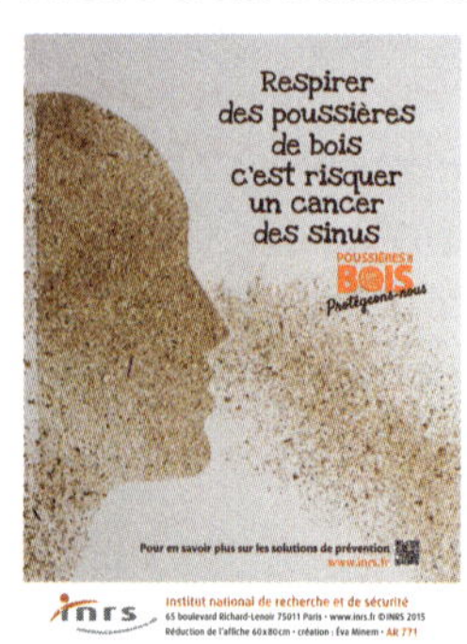

7 À partir du **document D**, **indiquez** dans quelle situation de travail le port du masque FFP3 est obligatoire.

....

....

DOC D Les appareils de protection respiratoire

Le masque filtrant de protection respiratoire jetable doit être adapté au type de poussières présentes à filtrer, ce qui implique une bonne connaissance des produits utilisés et des procédés de fabrication.
Il est indispensable de bien placer le masque sur le visage et d'en vérifier l'étanchéité avant de l'utiliser, c'est la condition essentielle de son efficacité.
Il existe trois types de masque selon la spécificité du filtre.

Masque appellation FF*	Efficacité des filtres anti-aérosols**	Nature des poussières
P1 (FFP1) 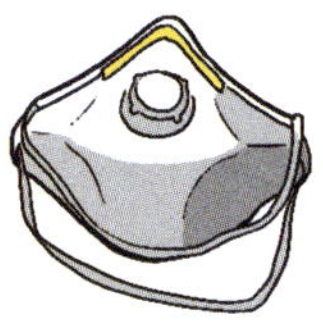	**Faible** : arrête 80 % des poussières	Poussières gênantes, **non toxiques** (soufre, laine de verre, poussière textile...)
P2 (FFP2) 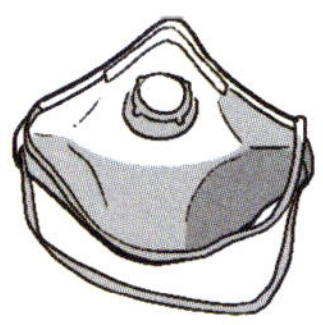	**Moyenne** : arrête 94 % des poussières	Poussières **toxiques** (bois, poussières métalliques...)
P3 FFP3) 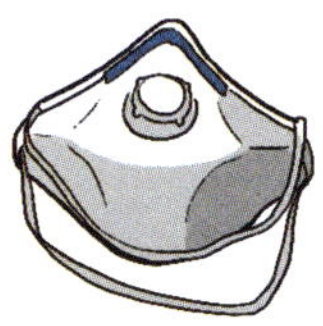	**Haute** : arrête 99 % des poussières	Poussières **très toxiques** (amiante, plomb, chrome...)

Ces caractéristiques doivent être inscrites sur le masque et sur l'emballage, et un pourtour de couleur indique la classe de filtration.
* FF : pièce faciale filtrante.
** Aérosols : suspension dans l'air de particules solides et/ou liquides.

PROPOSER DES SOLUTIONS

8 **Renseignez** le tableau.

Mesures de prévention à mettre en œuvre par l'entreprise Fagot		Justifications
Prévention intrinsèque	....	....
Protection individuelle	....	....

MÉMO 25 Le risque lié aux poussières

1. Les facteurs de risques liés aux poussières

Définition : les poussières sont des **particules solides en suspension dans l'air** dont le diamètre est inférieur ou égal à 0,1 mm ou dont la vitesse de chute dans l'air est inférieure ou égal à 25 cm/s.

Facteurs de toxicité

- La **nature** des poussières : inertes, actives ou toxiques.
- La **concentration** des poussières.
- Le **diamètre** des poussières inhalées (granulométrie).
- La **vitesse de chute** des poussières.

2. Les effets sur l'organisme

Conjonctivite

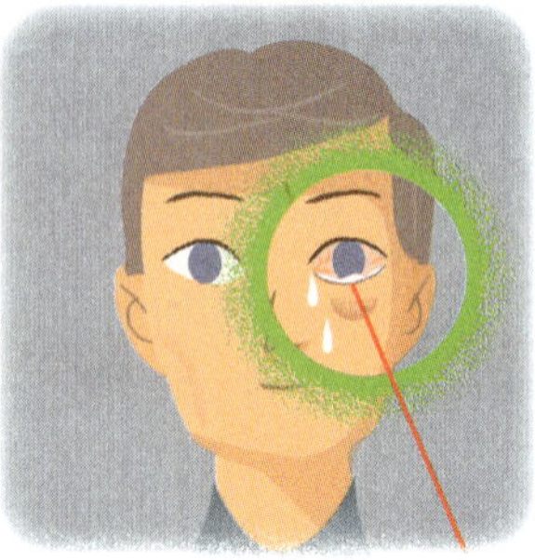

Rhinite

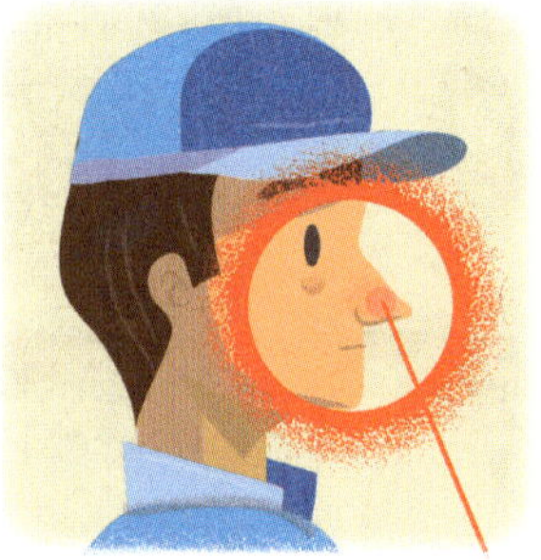

Asthme

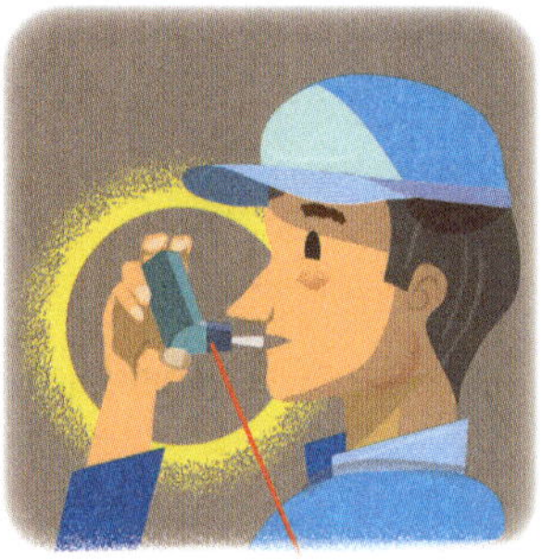

Cancer de l'ethmoïde

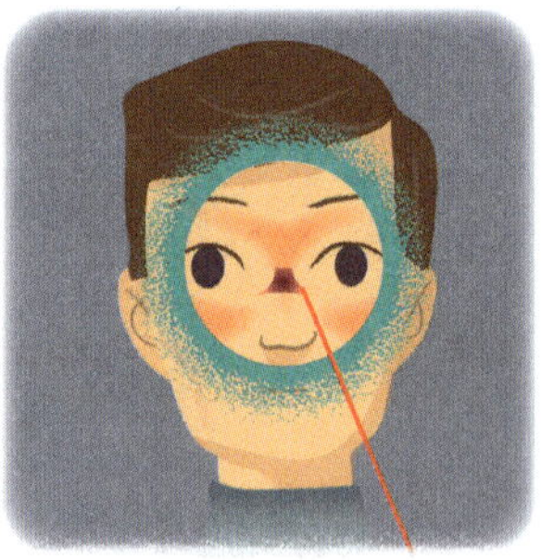

3. Les mesures de prévention

Prévention intrinsèque

Aspiration à la source

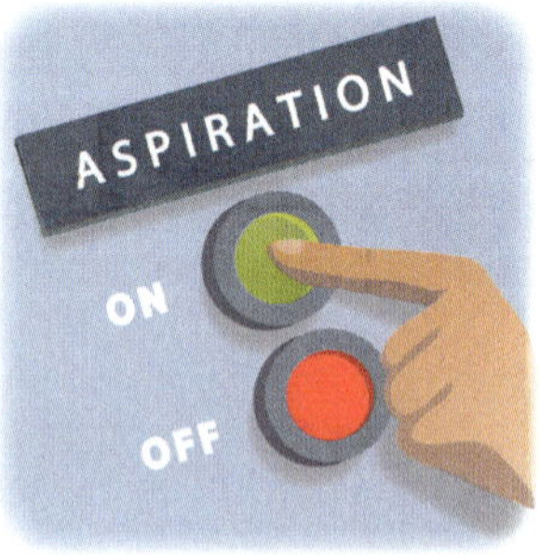

Protection collective

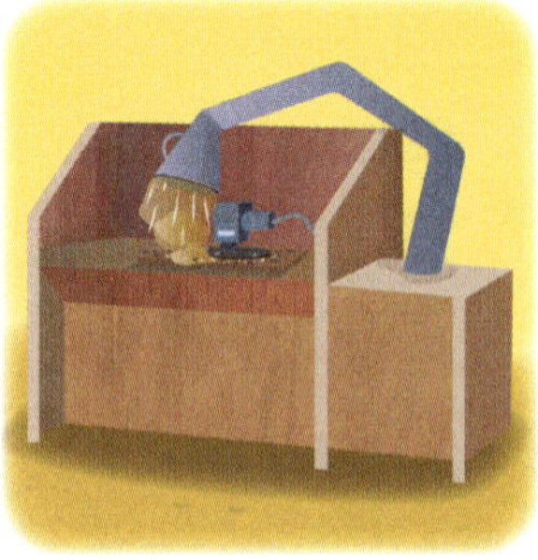

Protection individuelle

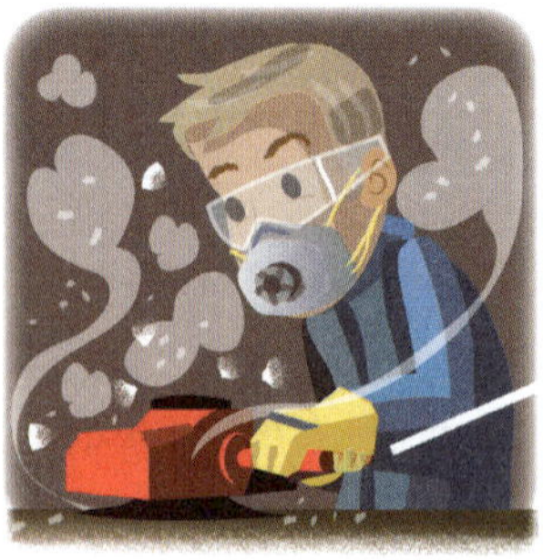

Formation et /ou information de l'opérateur

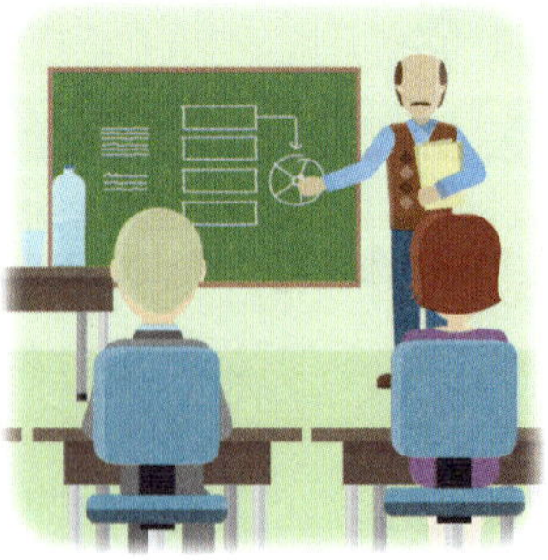

LE MÉMO RÉDIGÉ

foucherconnect.fr/18pc084

qcm

8 questions pour réviser

foucherconnect.fr/18pc085

26 Le risque chimique

Objectif : prévenir le risque chimique

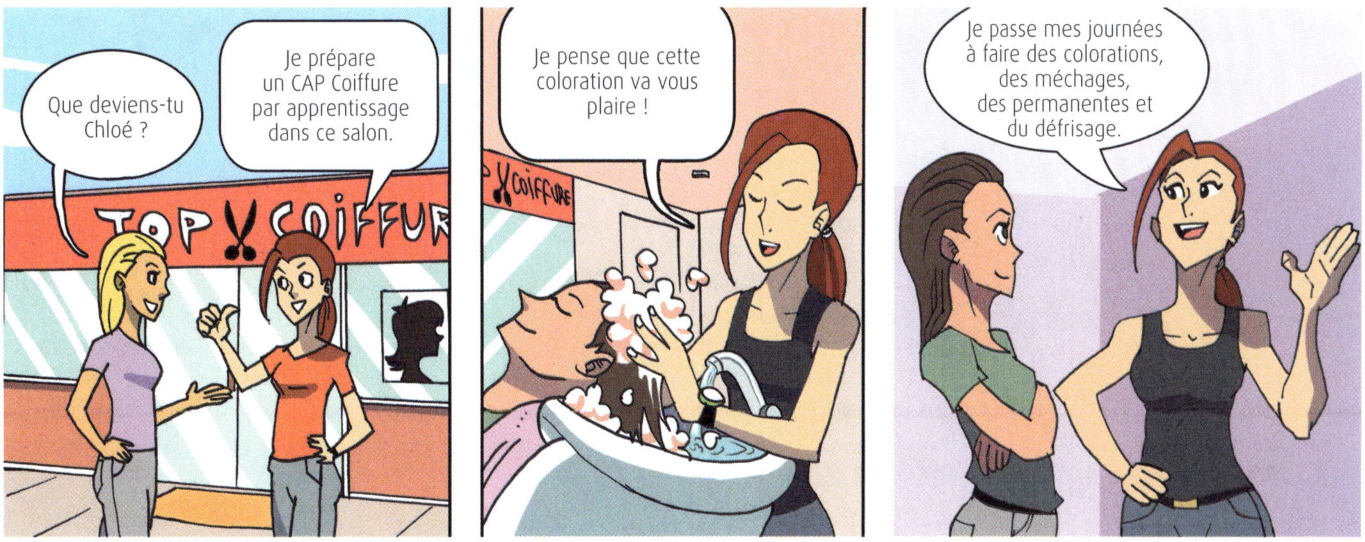
Que deviens-tu Chloé ?
Je prépare un CAP Coiffure par apprentissage dans ce salon.
TOP COIFFUR
Je pense que cette coloration va vous plaire !
Je passe mes journées à faire des colorations, des méchages, des permanentes et du défrisage.

ANALYSER LA SITUATION

1 **Cochez** le problème posé dans la situation.

- ☐ Les produits utilisés en salon de coiffure.
- ☐ Les différentes techniques de méchage.
- ☐ Le choix d'un shampooing pour une cliente.

2 À partir de la situation, **complétez** le schéma du principe d'apparition d'un dommage.

Situation dangereuse
....
....

Événement déclencheur
....
....

Danger
....
....

Opérateur
....

Dommage
....

Autre situation TEXTE

foucherconnect.fr/18pc086

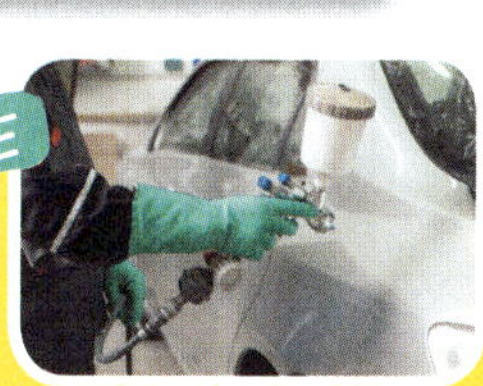

ACTIVITÉ 1 L'étiquetage, un moyen pour identifier le risque chimique

3 À l'aide du **document A**, **nommez** les informations figurant sur l'étiquette du produit.

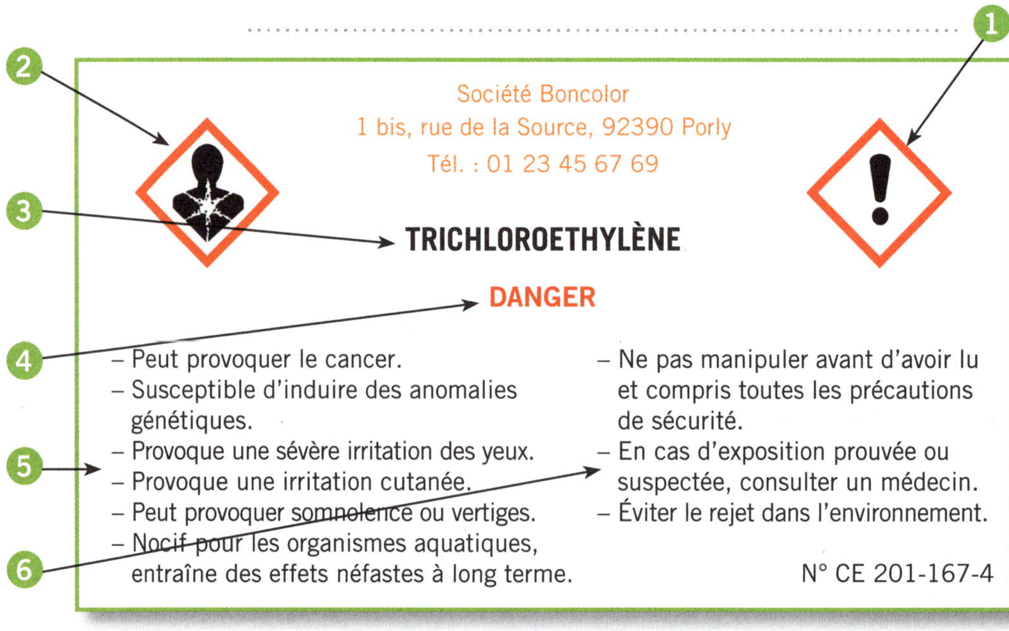

DOC A L'étiquetage et les 9 pictogrammes de danger

Les étiquettes sont obligatoires et doivent figurer sur le récipient d'origine et sur chacun des emballages successifs en cas de transvasement et de reconditionnement. Elles regroupent les informations suivantes :

– l'identité du fournisseur ;
– l'identificateur du produit (numéro CE, nom commercial) ;
– les conseils de prudence (ex. : « Éviter tout contact avec les yeux, la peau ou les vêtements ») ;
– la ou les mentions de danger (ex. : « Mortel par inhalation ») ;
– la mention d'avertissement et le ou les pictogrammes de danger suivants :

J'explose  Danger physique	**Je suis sous pression**  Danger physique	**Je nuis gravement à la santé** 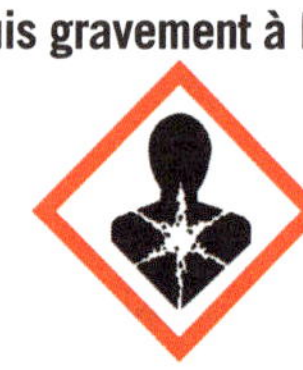 Danger pour la santé
Je flambe  Danger physique	**Je ronge** 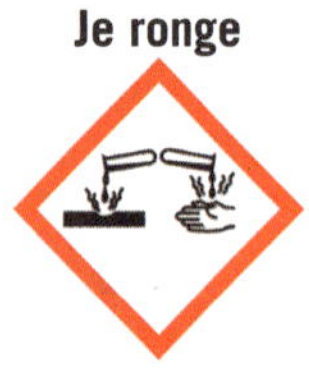 Danger physique Danger pour la santé	**J'altère la santé ou la couche d'ozone**  Danger pour la santé Danger pour l'environnement
Je fais flamber  Danger physique	**Je tue**  Danger pour la santé	**Je pollue** 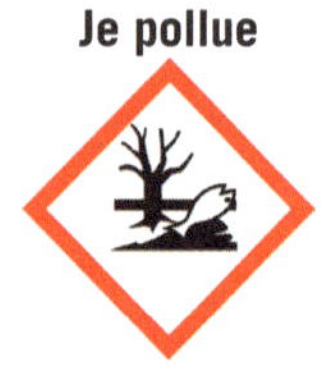 Danger pour l'environnement

ACTIVITÉ 2 Les effets sur l'organisme

4 Sur le schéma, **nommez** les trois voies de pénétration des produits chimiques.

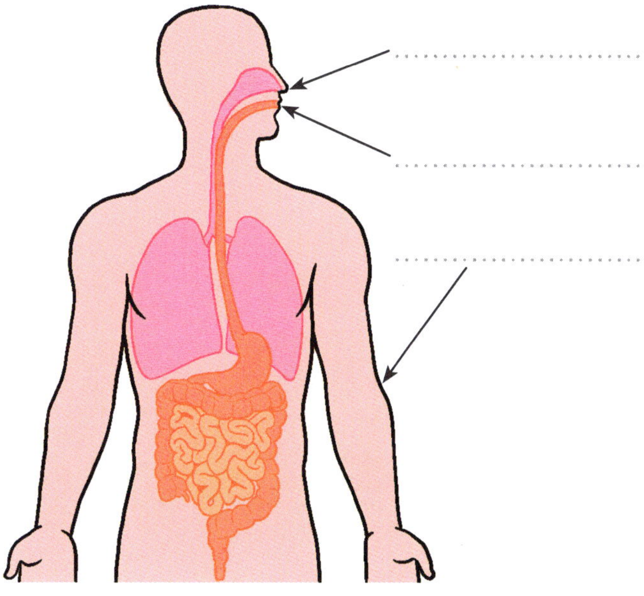

5 À l'aide des étiquettes des produits chimiques utilisées dans votre secteur professionnel, **complétez** le tableau.

Effets immédiats	....
Effets à long terme	....

ACTIVITÉ 3 Les mesures de prévention

6 **Cochez** dans le tableau le niveau de prévention pour chaque mesure proposée.

Exemples de mesures de prévention	Niveau 1	Niveau 2		Niveau 3
	Prévention intrinsèque	Protection collective	Protection individuelle	Formation et/ou information de l'opérateur
Port de gants				
Remplacement du produit par un produit moins dangereux				
Affichage du risque chimique				
Étiquetage des produits				
Ventilation des locaux				

PROPOSER DES SOLUTIONS

7 **Indiquez** :

– la voie de pénétration des produits utilisés par Chloé :

....

– les mesures de prévention que Chloé doit prendre lors de l'utilisation des produits de coloration :

....

MÉMO 26 Le risque chimique

1. L'étiquetage, un moyen pour identifier le risque chimique

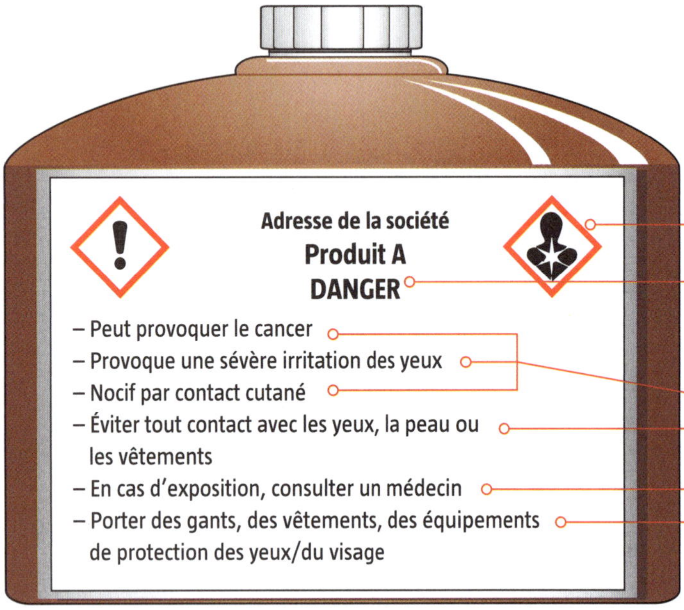

Adresse de la société
Produit A
DANGER
– Peut provoquer le cancer
– Provoque une sévère irritation des yeux
– Nocif par contact cutané
– Éviter tout contact avec les yeux, la peau ou les vêtements
– En cas d'exposition, consulter un médecin
– Porter des gants, des vêtements, des équipements de protection des yeux/du visage

Pictogrammes de danger

Mentions d'avertissement donnent une indication sur le niveau de risque (« danger » pour le plus élevé ou « attention »).

Mentions de danger pour la santé définissent la nature du danger et les voies de pénétration dans l'organisme.

Conseils de prudence indiquent comment manipuler, stocker ou intervenir en cas d'accident.

2. Les effets sur l'organisme

3 voies de pénétration

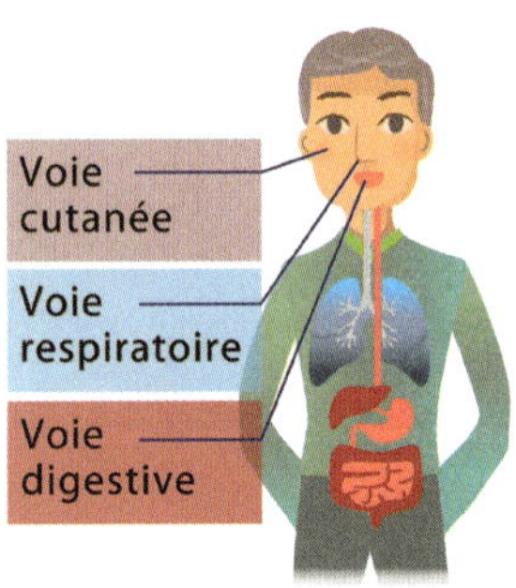

Effets immédiats

- Vomissements.
- Nausées, maux de tête.
- Irritations de la peau et des yeux.
- Brûlures, intoxication.
- Vertiges.
- Perte de connaissance.
- Coma...

Effets à long terme

- Allergies.
- Cancers (peau, poumons...).

3. Les mesures de prévention

- Remplacer un produit dangereux par un produit moins dangereux.
- Utiliser les protections collectives (ventilation...).
- Porter les EPI (masque respiratoire, gants...).
- Lire les étiquettes des produits pour identifier les dangers.
- Former et informer les salariés sur le risque chimique.

LE MÉMO RÉDIGÉ
foucherconnect.fr/18pc087

#qcm
8 questions pour réviser
foucherconnect.fr/18pc088

Le risque mécanique

27

Objectif : prévenir le risque mécanique

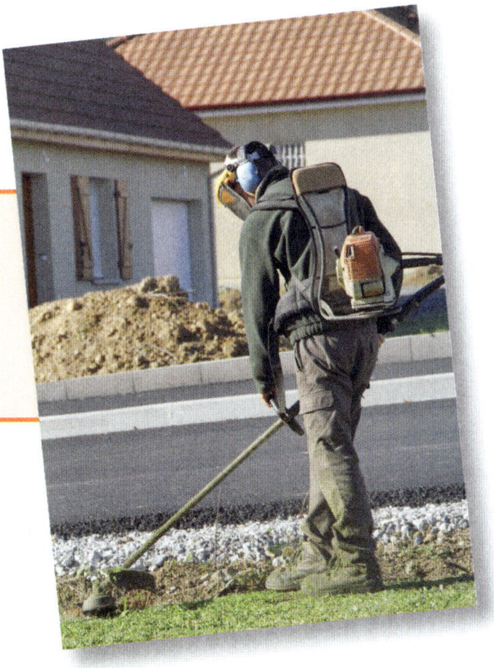

Enzo est employé au service des espaces verts. Il est chargé de débroussailler une petite parcelle de terrain en friche attenante à l'école. Il utilise la débroussailleuse en fauchant de droite à gauche. Régulièrement, depuis le démarrage du chantier, des cailloux, de taille plus ou moins importante, sont projetés par la débroussailleuse.

ANALYSER LA SITUATION

1 **Cochez** le problème posé dans la situation.

- ☐ Le choix d'un modèle de débroussailleuse.
- ☐ Les projections liées à l'utilisation d'une débroussailleuse.
- ☐ Le port de charges lourdes.

2 À partir de la situation, **complétez** le schéma du principe d'apparition d'un dommage.

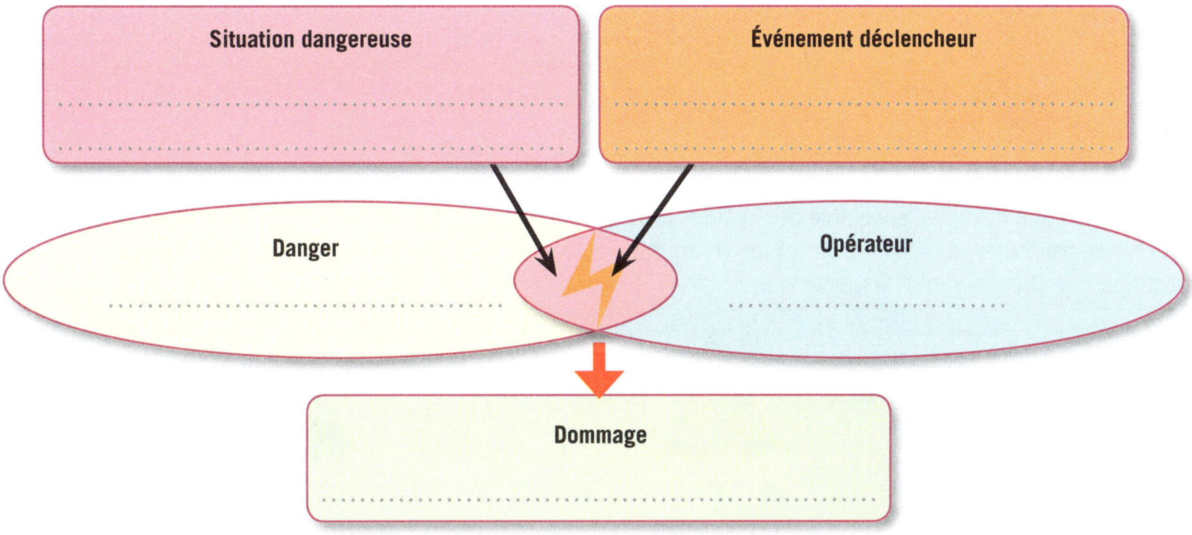

Autre situation TEXTE

foucherconnect.fr/18pc089

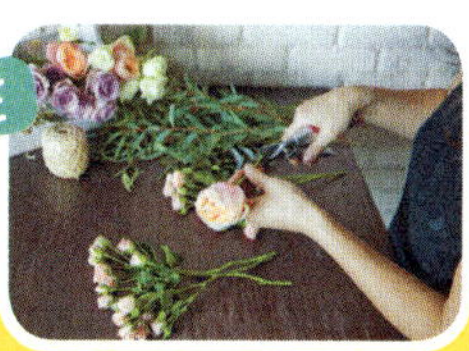

MOBILISER SES CONNAISSANCES

ACTIVITÉ 1 Des situations dangereuses

3 À partir du **document A** et des situations de travail, **complétez** le tableau.

Situation dangereuse *(situation dans laquelle une personne est exposée à un danger)*	**Risque** *(combinaison de la probabilité d'apparition du dommage et de la gravité de ce dommage)*	**Exemples de danger dans mon secteur professionnel** *(cause capable de provoquer une lésion)*
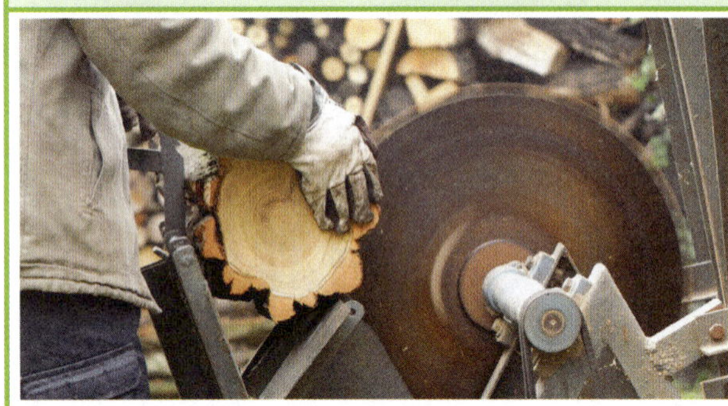		
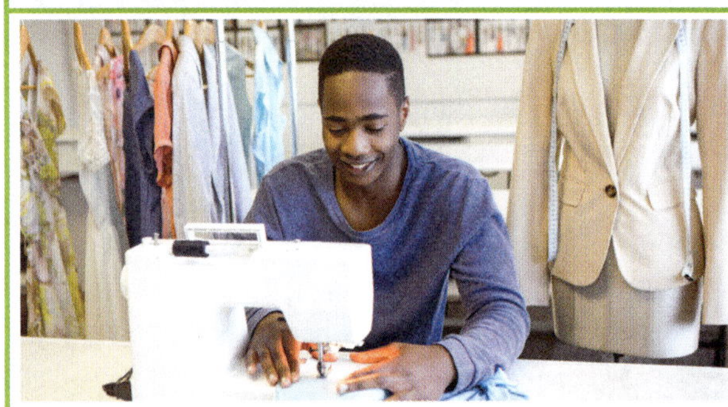		
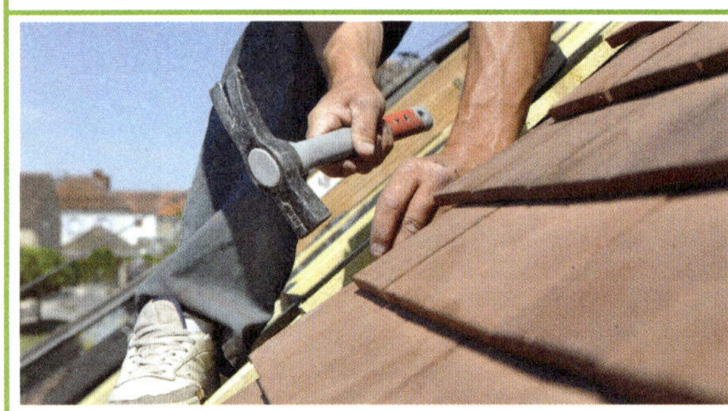		

DOC A Le risque mécanique

Le risque mécanique désigne l'ensemble des facteurs qui peuvent être à l'origine d'une blessure par l'action mécanique d'éléments de machines, d'outils, de pièces, de charges, de projections de matériaux solides ou de fluides.
Des exemples de risques d'origine mécanique :

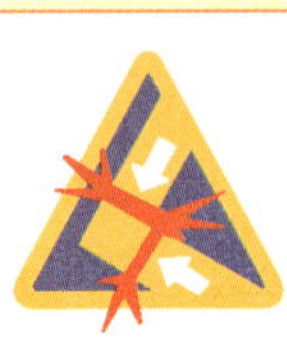	Risque d'écrasement	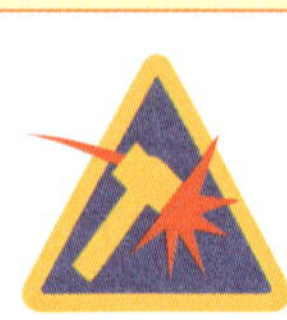	Risque de chocs avec des éléments solides		Risque de cisaillement, de coupure ou de sectionnement
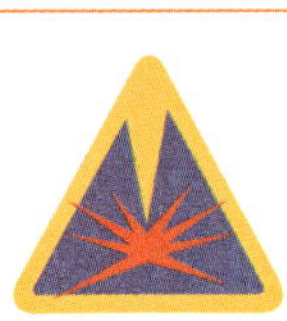	Risque de perforation ou de piqûre		Risque de happement, d'enroulement, d'entraînement	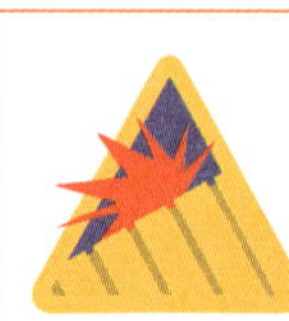	Risque d'abrasion, de frottement

ACTIVITÉ 2 Les effets sur l'organisme

4 **Nommez**, sous chaque photo, les dommages occasionnés par le risque mécanique en vous aidant de vos connaissances et du vocabulaire suivant : *luxation, amputation, piqûre, fracture, brûlure, entorse, contusion, coupure.*

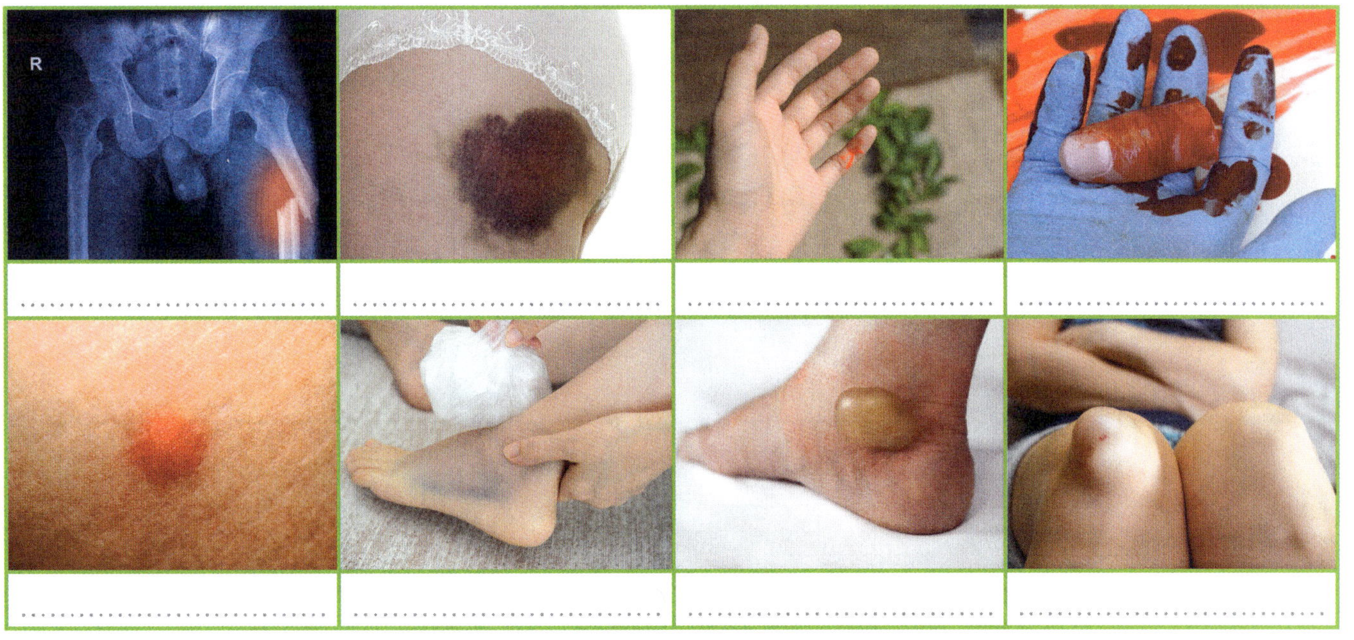

5 **Entourez** la ou les photos qui correspondent aux atteintes de la peau.

6 En cas de plaie, **identifiez**, en vous aidant du **document B**, les éléments qui sont à l'origine :

– du saignement : ....

– de la douleur : ....

DOC B Le schéma de la coupe de la peau

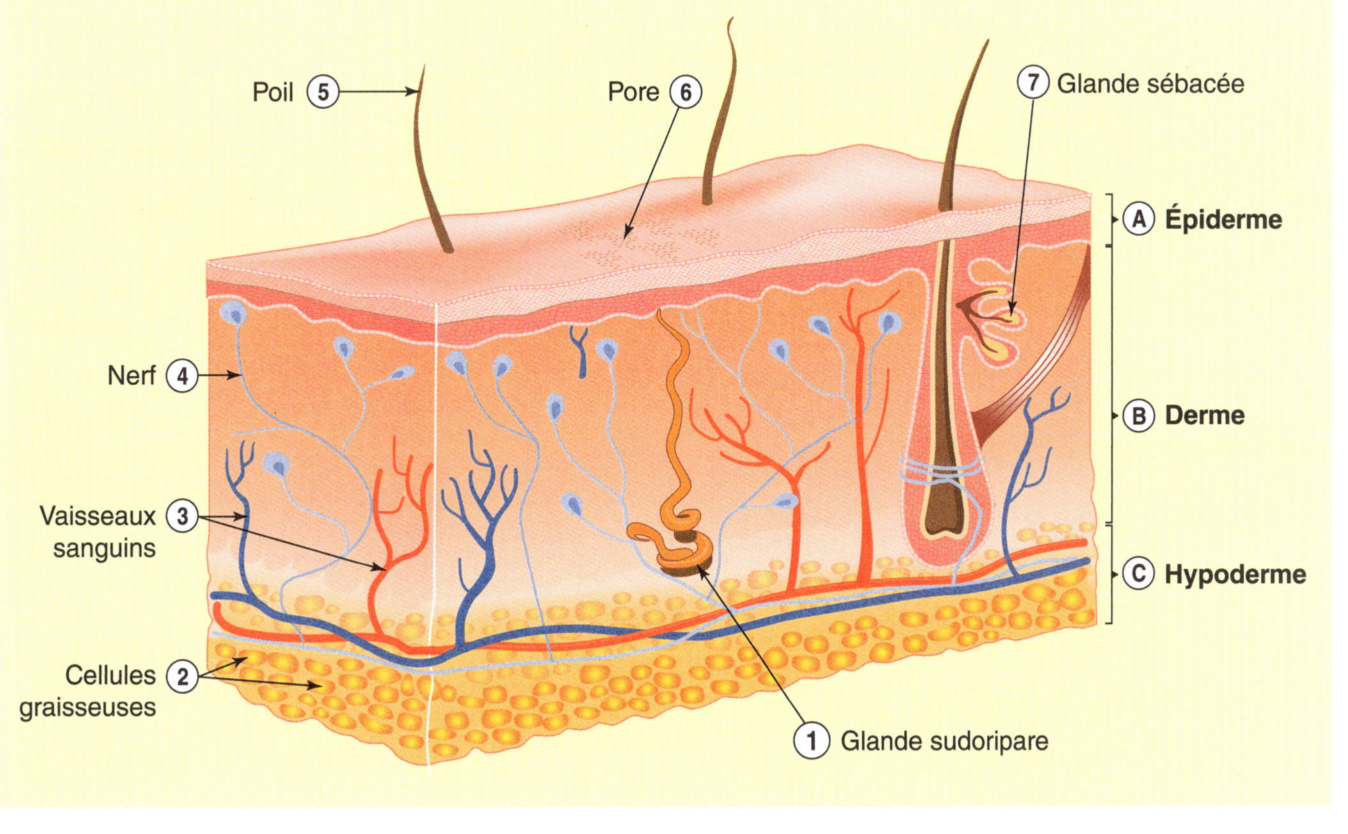

7 À partir de vos connaissances et de la **vidéo**,

 # vidéo
La réaction inflammatoire - 3,40 min
foucherconnect.fr/18pc090

7.1 Reliez chaque étape de la réaction inflammatoire à sa description.

Étape 1	Étape 2	Étape 3
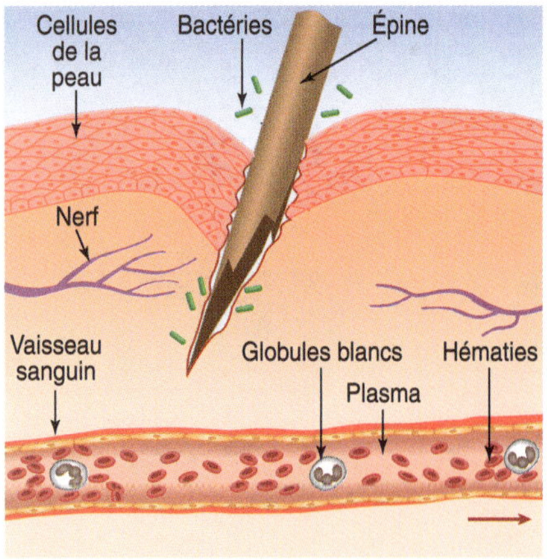	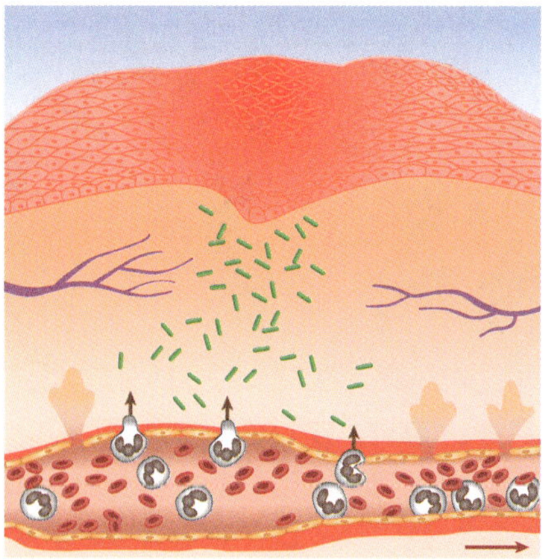	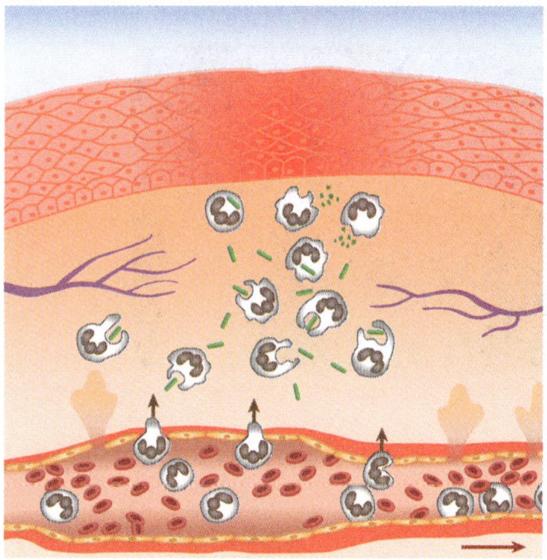

Les terminaisons nerveuses sont touchées (**douleur**). Les vaisseaux sanguins se dilatent (**chaleur** et **rougeur**) et laissent sortir du plasma (**gonflement**). Les globules blancs, attirés par les bactéries qui se sont multipliées, sortent des vaisseaux sanguins.	Les globules blancs entourent les bactéries, les englobent et les digèrent. C'est le phénomène de la **phagocytose**.	La barrière naturelle de la peau est lésée. Les bactéries (**micro-organismes**) pénètrent dans l'organisme.

7.2 Nommez le mécanisme mis en place par les globules blancs pour éliminer les micro-organismes introduits dans l'organisme en cas de plaie.

....

ACTIVITÉ 3 Des mesures de prévention

8 À partir du **document C**, **décodez** les caractéristiques de la paire de gants.

....

....

....

....

....

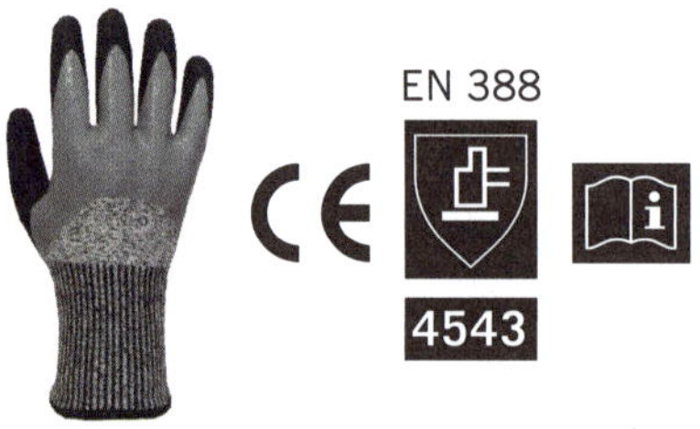

DOC C Les gants de protection contre le risque mécanique

La protection contre le risque mécanique est exprimée par un pictogramme symbolisant la résistance, suivi de quatre chiffres correspondant au niveau de performance des gants. Plus le chiffre est élevé, plus le gant est performant sur ce critère. Un X signifie que le gant n'a pas subi le test. Pour être conforme, les gants de protection doivent porter le pictogramme approprié accompagné des niveaux de performance et de la référence à la norme.

La norme EN 388 des gants de protection (Résistance mécanique)

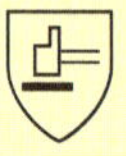

Niveaux de performance

0 à 4 – Résistance à l'abrasion
0 à 5 – Résistance à la coupure
0 à 4 – Résistance au déchirement
0 à 4 – Résistance à la perforation

9 **Reportez**, sous chaque photo, le niveau de prévention correspondant : *prévention intrinsèque* ; *protection collective et individuelle* ; *formation et/ou information de l'opérateur*.

1 Dispositif d'arrêt d'urgence

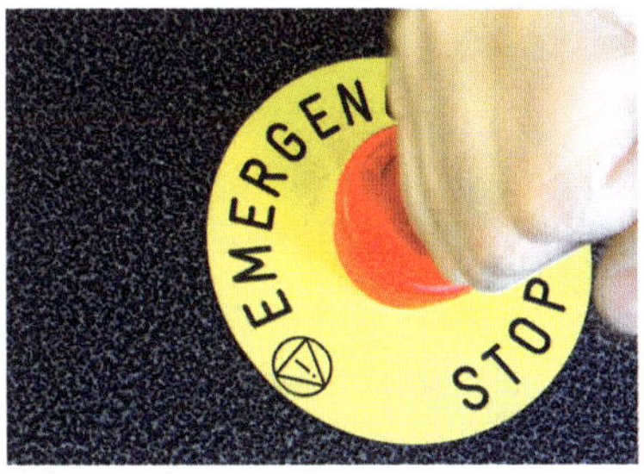

....

....

2 Protecteur fixe

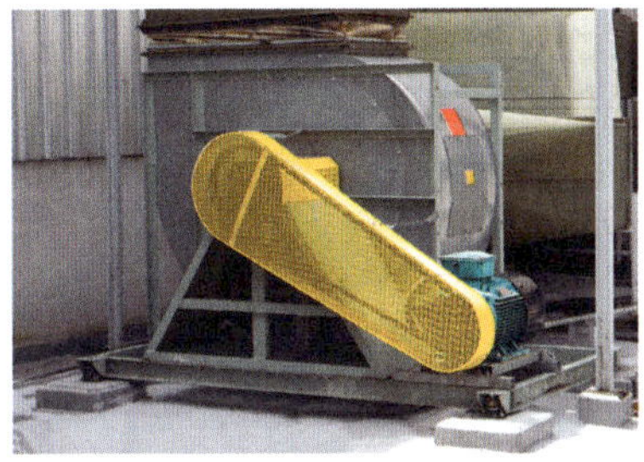

....

....

3 EPI

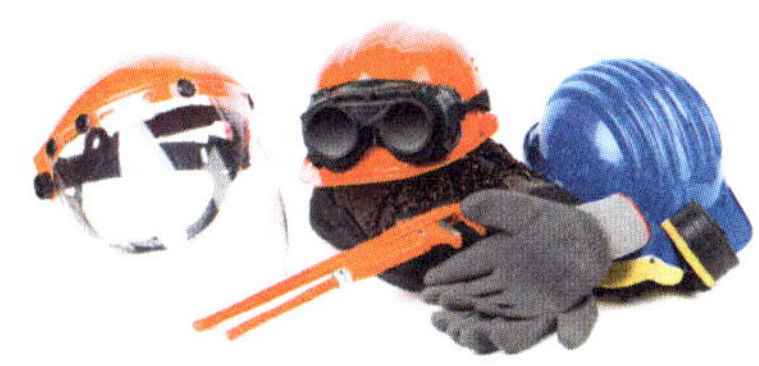

....

....

4 Affiche

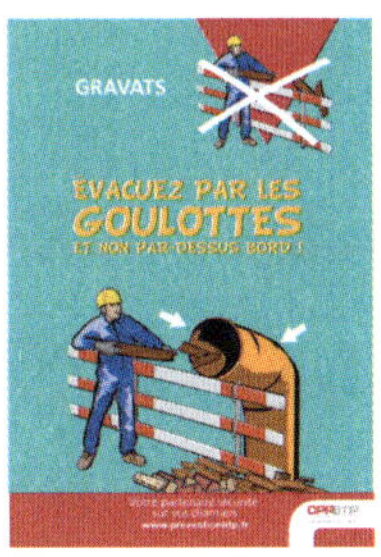

....

....

5 Matériel automatisé

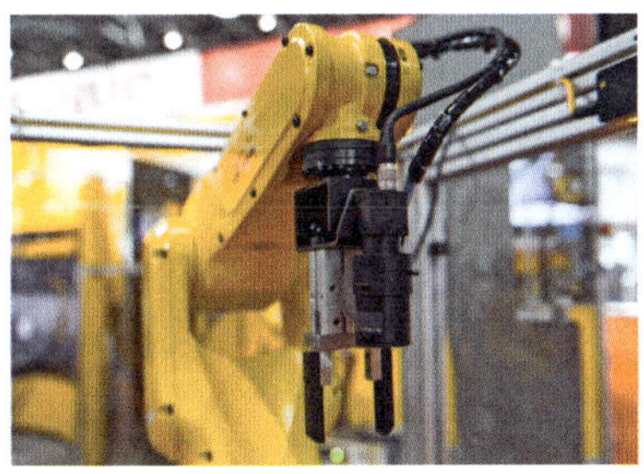

....

....

6 Carter de protection

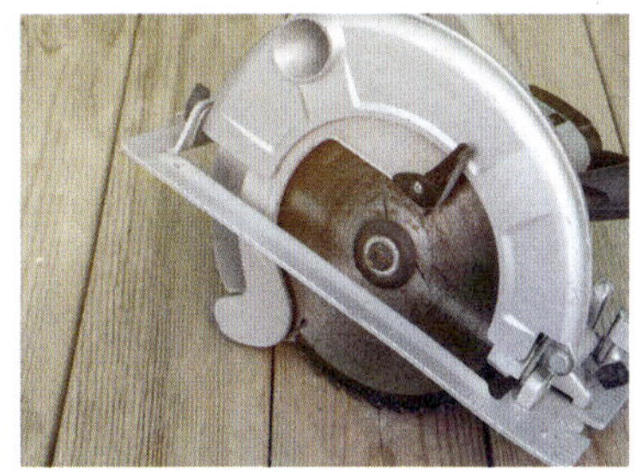

....

....

PROPOSER DES SOLUTIONS

10 **Complétez**, dans le tableau, les mesures de prévention à mettre en place pour éviter le risque de projection induit par l'utilisation d'une débroussailleuse.

Niveaux de prévention		Mesures de prévention
Prévention intrinsèque		Vérifier les dispositifs de protection qui équipent la débroussailleuse.
Protection	collective	....
	individuelle	....
Formation et/ou information de l'opérateur		– Former l'opérateur aux pratiques gestuelles appropriées par rapport à l'utilisation de la débroussailleuse. – Assurer un périmètre de sécurité suffisant autour de l'aire de travail (un rayon de 10 m au minimum autour de l'utilisateur).

MÉMO 27 Le risque mécanique

1. Des situations dangereuses

Définition : le risque mécanique est présent dès lors qu'un élément en mouvement peut entrer en contact avec une partie du corps humain et entraîner une blessure. Réciproquement, une partie du corps humain en mouvement peut entrer en contact avec un élément matériel (en cas de chute par exemple).

Exemples de risques d'origine mécanique

Risque de **coupure** ou de **sectionnement**

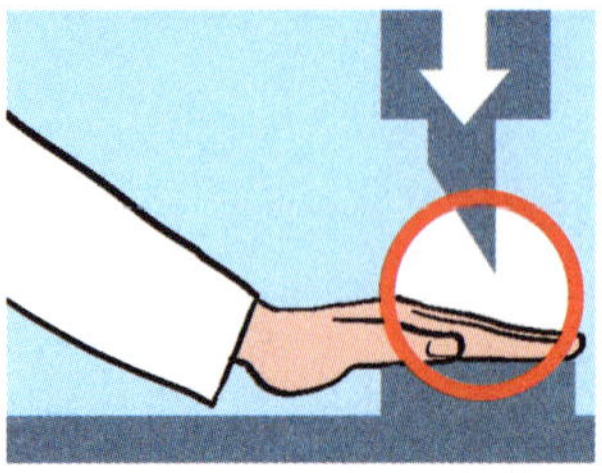

Risque d'**écrasement**

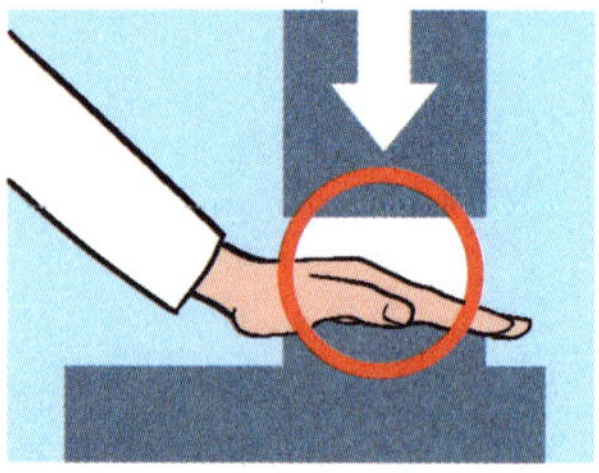

Risque de **piqûre, perforation**

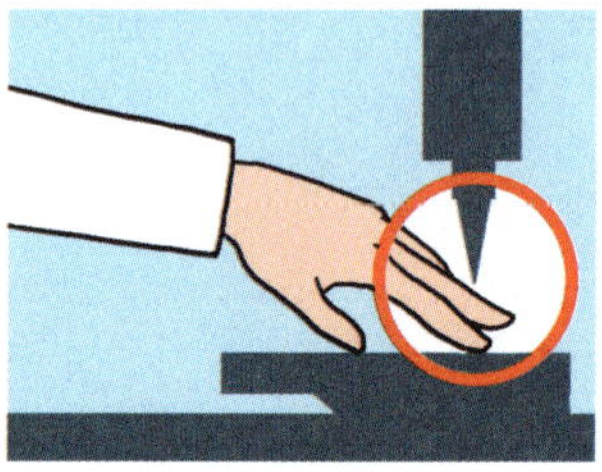

2. Des effets sur l'organisme

Amputation

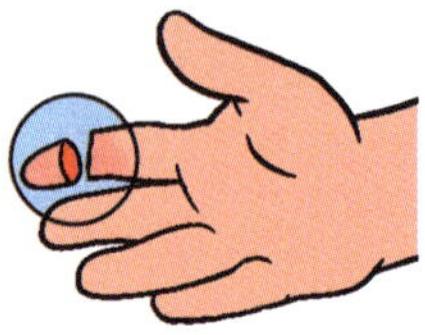

Coupure

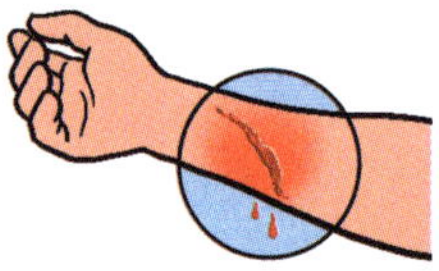

Contusion

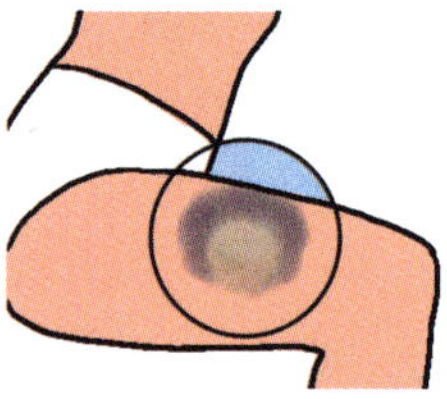

Fracture

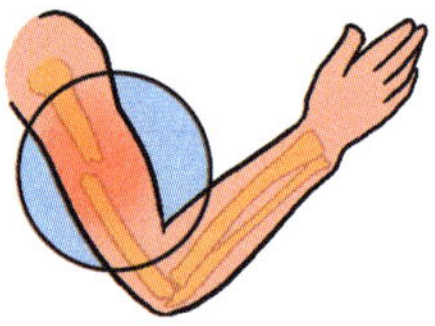

Brûlure

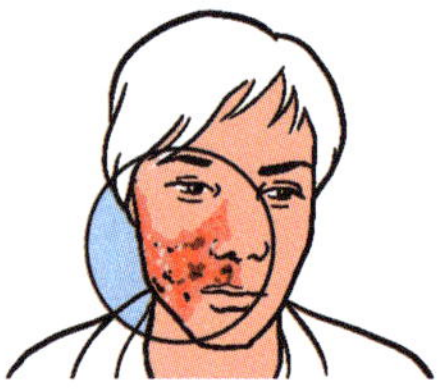

Luxation

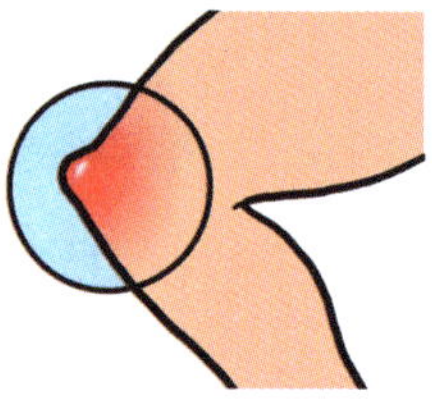

Entorse

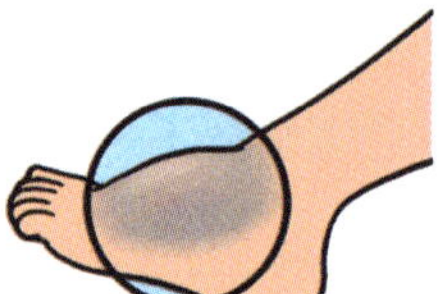

3. Des mesures de prévention

Prévention intrinsèque	Protection collective	Protection individuelle	Formation et/ou information de l'opérateur
Carter de protection intégré à la conception de la machine.	Capot de protection de la machine à positionner au moment de l'utilisation.	Port d'EPI obligatoire (masque, gants, lunettes).	Affichage, stage de formation.

LE MÉMO RÉDIGÉ

foucherconnect.fr/18pc091

 # qcm

8 questions pour réviser

foucherconnect.fr/18pc092

28

Objectif : prévenir le risque électrique

Le risque électrique

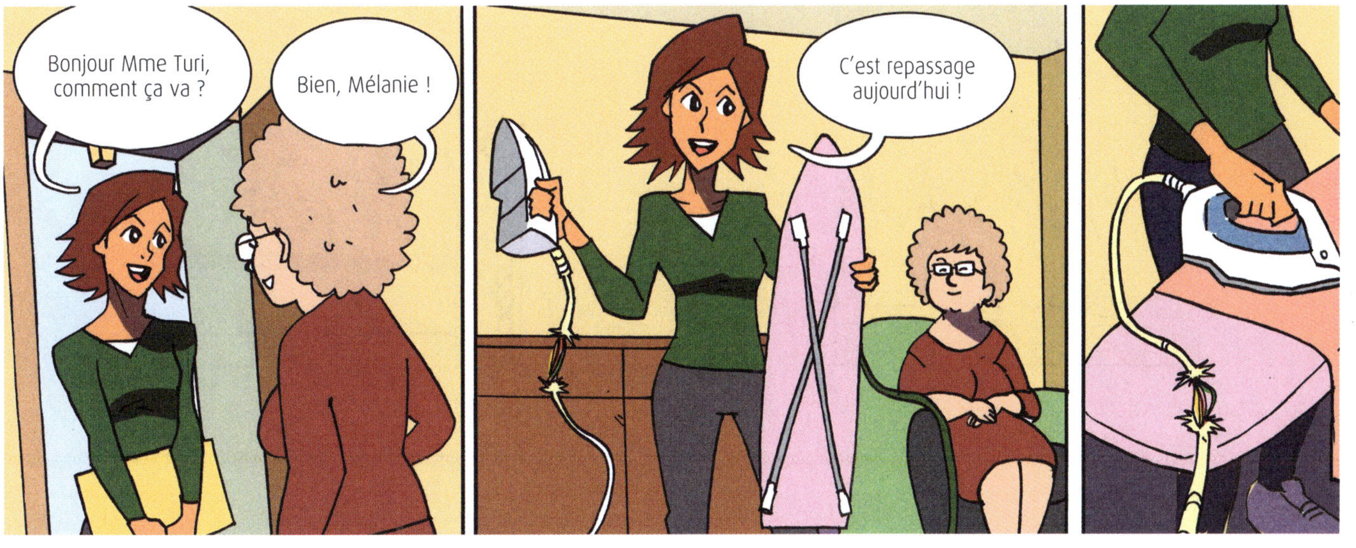
Bonjour Mme Turi, comment ça va ?
Bien, Mélanie !
C'est repassage aujourd'hui !

ANALYSER LA SITUATION

1 **Cochez** le problème posé dans la situation.

- ☐ La fréquence des accidents d'origine électrique.
- ☐ L'utilisation de matériel électrique défectueux.
- ☐ Le choix des appareils électroménagers.

2 À partir de la situation, **complétez** le schéma du principe d'apparition d'un dommage.

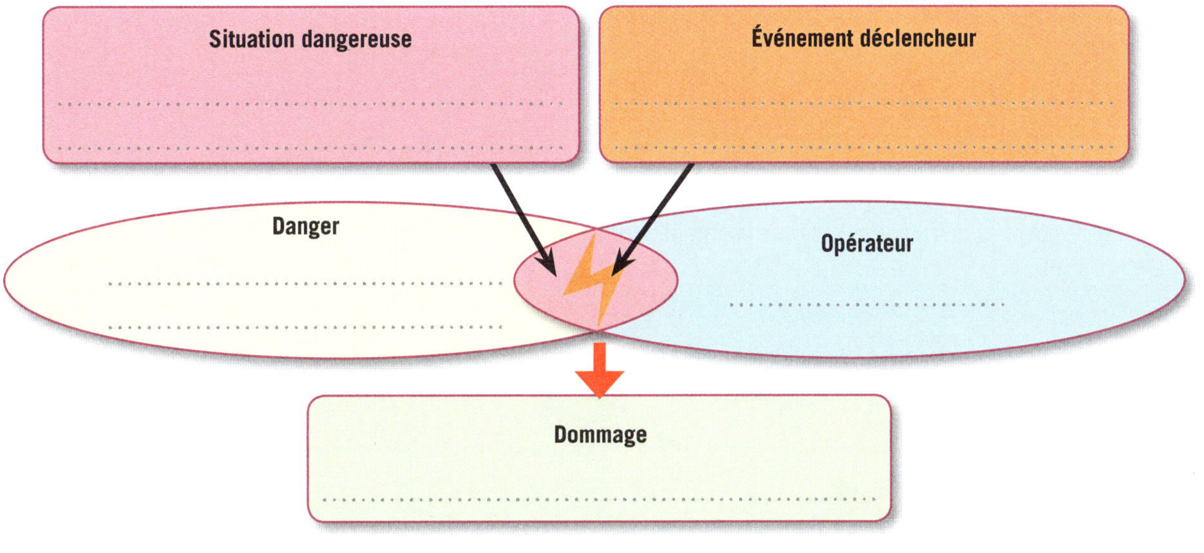

Autre situation TEXTE

foucherconnect.fr/18pc093

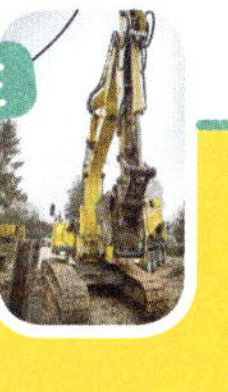

ACTIVITÉ 1 Des situations dangereuses

3 À partir du **document A**, **identifiez** le mode de contact pour chacune des situations et **cochez** la réponse exacte.

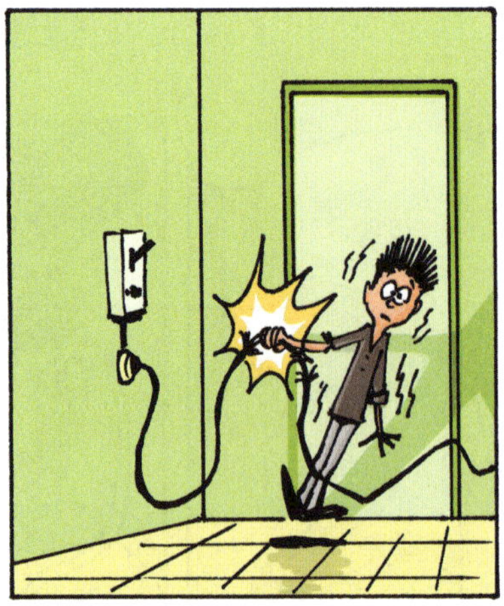

☐ Contact direct.
☐ Contact indirect.

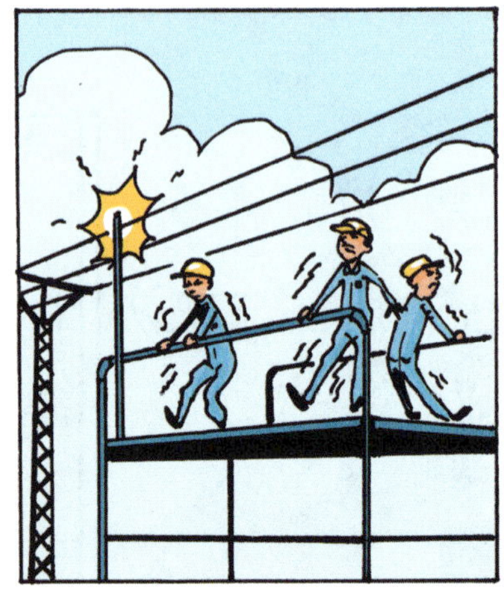

☐ Contact direct.
☐ Contact indirect.

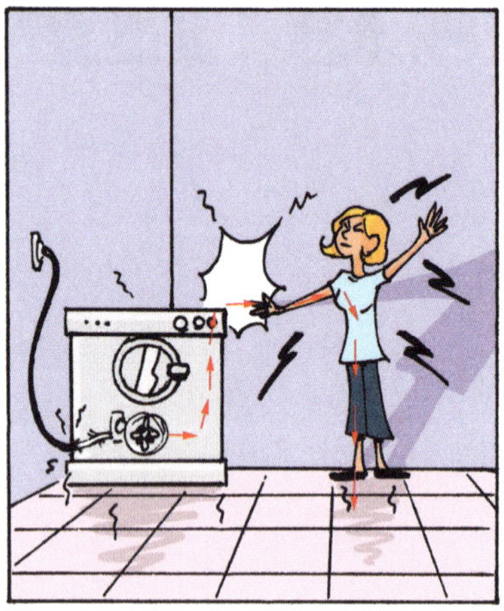

☐ Contact direct.
☐ Contact indirect.

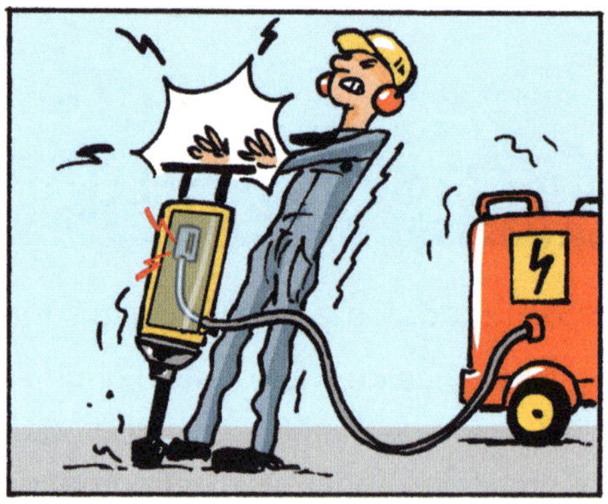

☐ Contact direct.
☐ Contact indirect.

DOC A Les formes d'électrisation

Un opérateur peut entrer en contact avec le courant électrique de quatre façons différentes.

- **Par contact direct**

Contact entre le corps et des pièces nues normalement sous tension directement ou à l'aide d'un conducteur (outil).

- **Par contact indirect**

Contact entre le corps et une masse métallique mise accidentellement sous tension.

- **Par amorçage d'arc électrique**

Phénomène se produisant sans contact physique à côté d'un conducteur sous haute tension ou d'étincelle.

- **Par foudroiement**

Contact direct

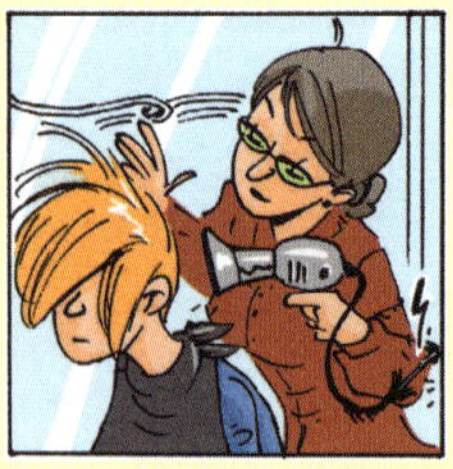

Contact indirect

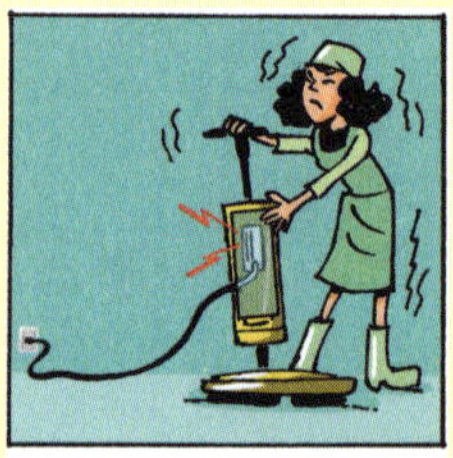

ACTIVITÉ 2 Les effets sur l'organisme

4 À partir du **document B** et de vos connaissances,

4.1 Reliez chaque terme à la définition correspondante.

Électrocution	Passage du courant électrique dans le corps humain provoquant des lésions plus ou moins graves
Électrisation	Passage du courant électrique dans le corps humain provoquant la mort immédiate

4.2 Indiquez l'intensité à partir de laquelle on parle d'électrocution et **justifiez** votre réponse.

....

....

4.3 Nommez les effets du courant électrique sur les différents organes.

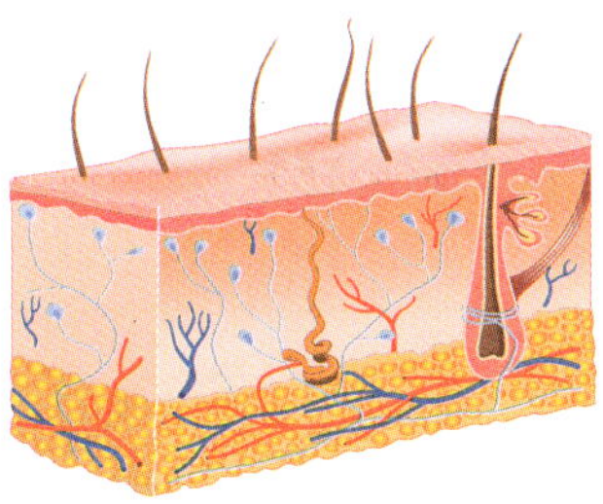

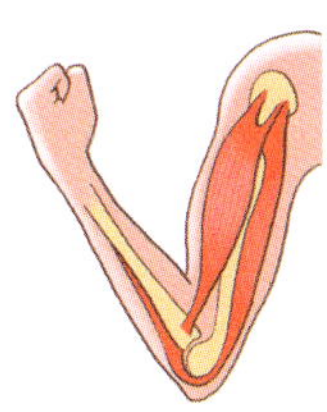

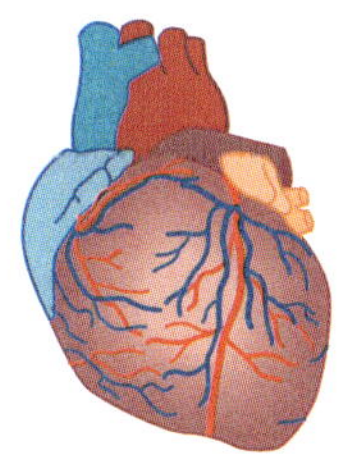

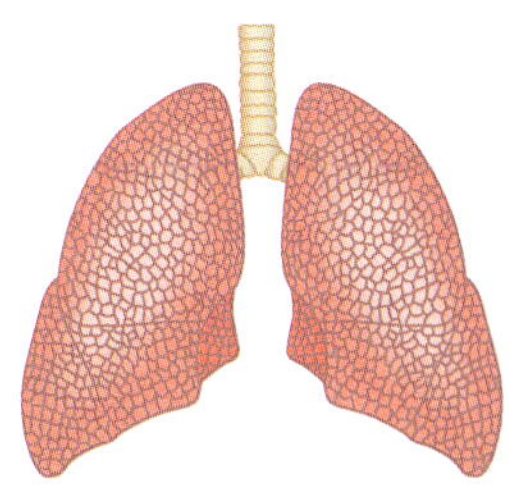

....

....

5 Cochez les paramètres électriques intervenant comme facteurs de gravité lors d'une électrocution.

☐ Temps de passage ☐ Âge ☐ État de la peau (mouillée, sèche) ☐ Intensité

DOC B Les effets du passage du courant électrique dans le corps humain

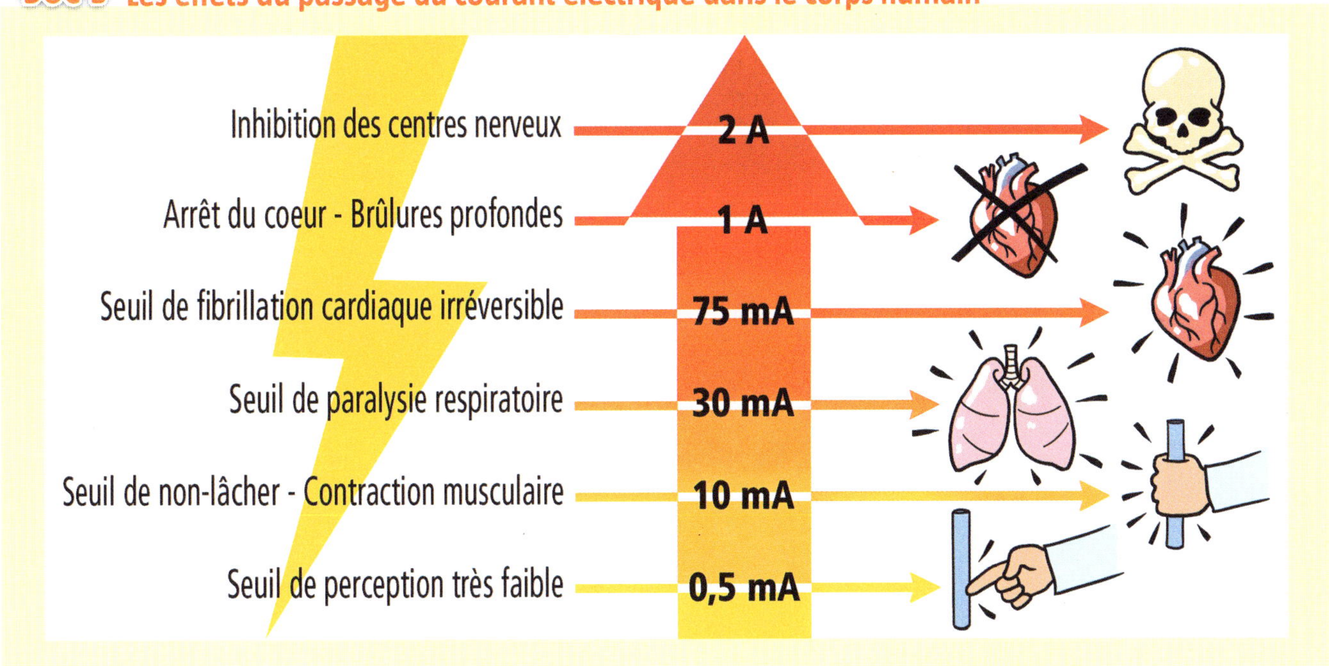

ACTIVITÉ 3 Les mesures de prévention

6 **Reportez**, sous chaque illustration, le moyen de protection appliqué contre les contacts directs : *isolation* ; *éloignement* ; *interposition d'obstacle*.

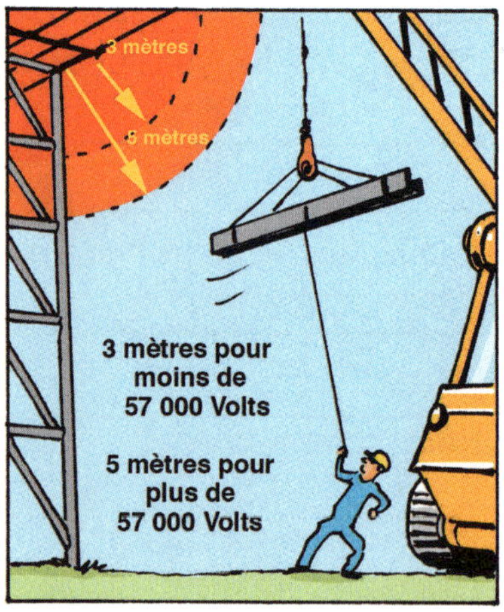

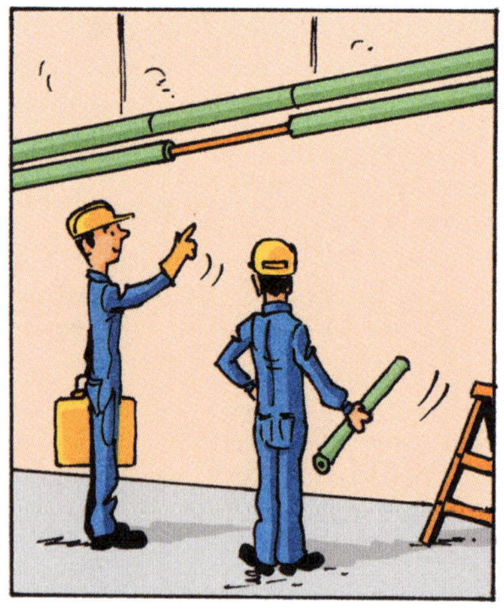

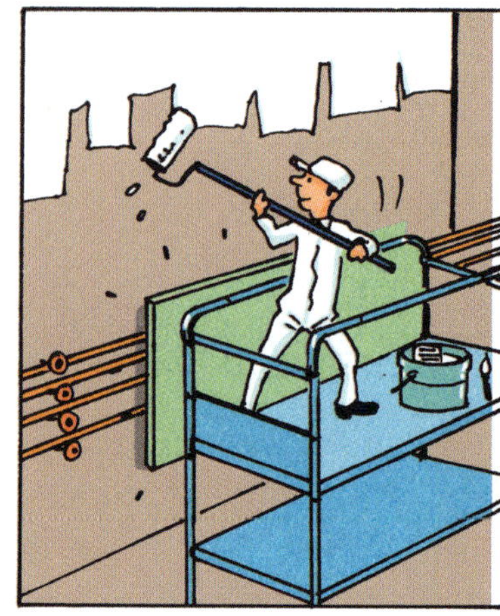

....

....

7 **Reliez** le moyen de protection contre les contacts indirects à l'illustration correspondante.

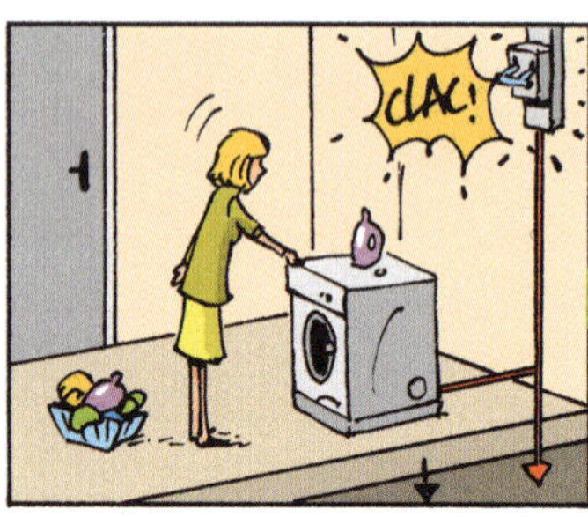

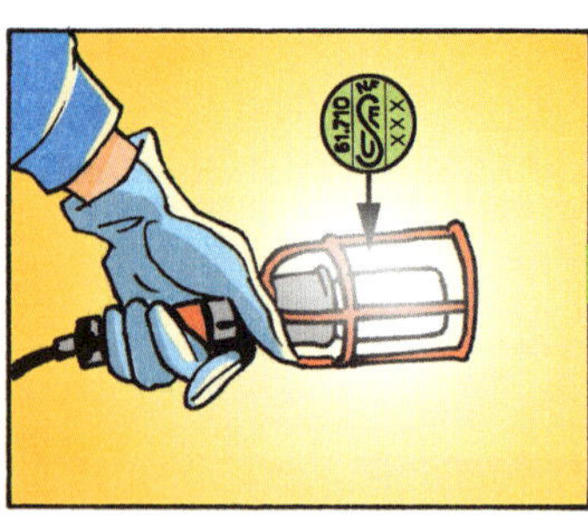

- Utiliser du matériel homologué NF
- Utiliser du matériel à double isolation de classe II (⧈)
- Munir les installations électriques de disjoncteur différentiel
- Utiliser la très basse tension de sécurité grâce au transformateur de sécurité

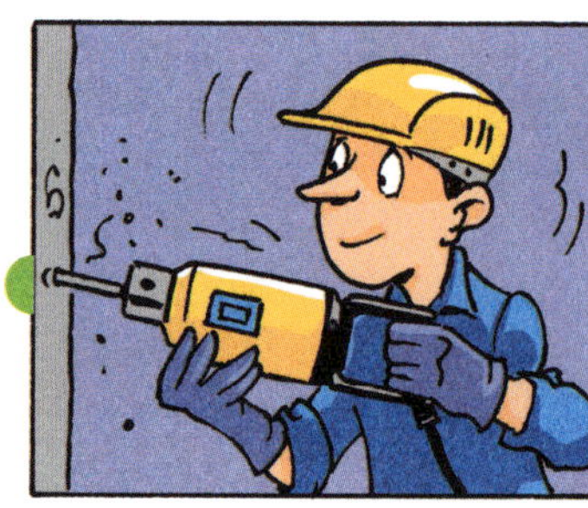

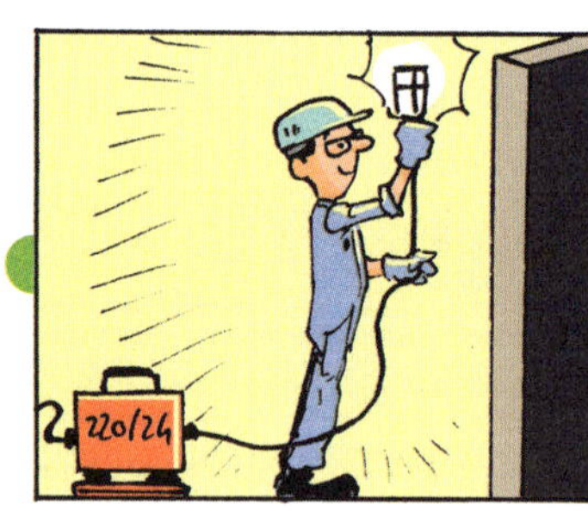

8 À partir de vos connaissances **indiquez**, sous chaque illustration, l'action à réaliser avant d'intervenir sur le circuit électrique.

La procédure de consignation (ensemble des opérations permettant d'effectuer des travaux hors tension)

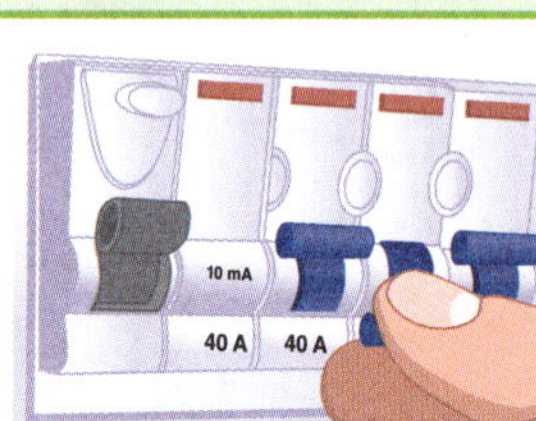

....

....

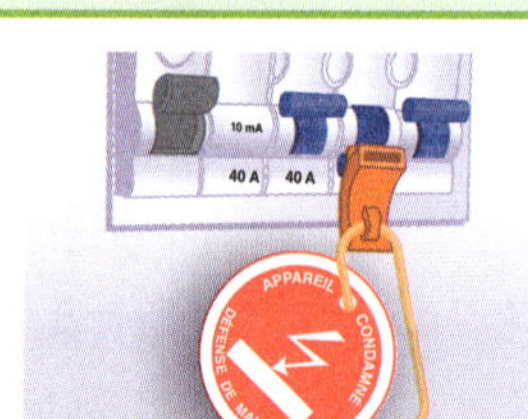

....

....

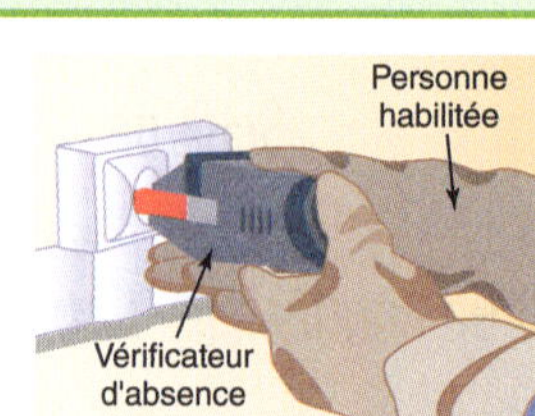

....

....

9 À l'aide de la photo et de vos connaissances, **complétez** la liste des principaux équipements de protection individuelle contre le risque électrique.

– Chaussures ou bottes isolantes.

....

....

....

....

....

....

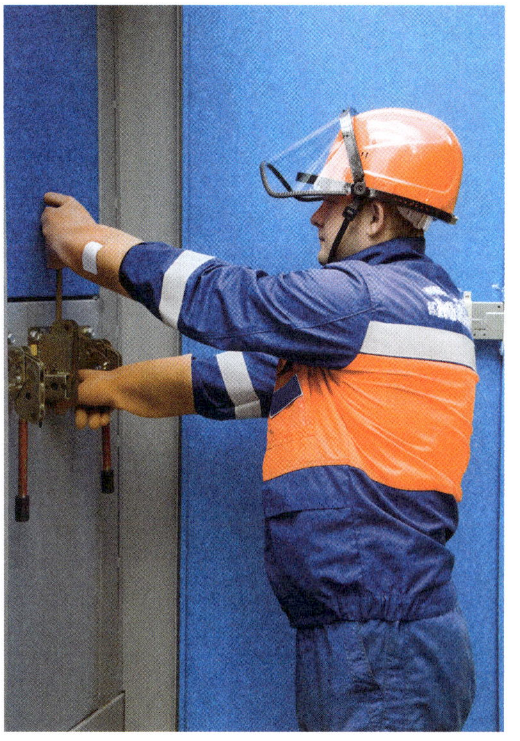

10 À partir du **document C**,

10.1 Nommez la personne qui délivre l'habilitation électrique.

....

10.2 Précisez les objectifs de cette habilitation électrique.

....

....

....

10.3 Cochez la réponse exacte.

☐ L'habilitation est valable à vie.

☐ L'habilitation est valable moyennant un recyclage.

DOC C L'habilitation électrique

Pour intervenir sur ou à proximité d'une installation électrique, il est obligatoire de posséder une habilitation électrique délivrée par l'employeur. Cette habilitation témoigne de la capacité d'une personne à effectuer des opérations en toute sécurité et de sa connaissance de la conduite à tenir en cas d'accident. Pour obtenir l'habilitation électrique, le salarié doit suivre une formation initiale. Puis, un recyclage des compétences et des connaissances est effectué tous les trois ans, et plus souvent si nécessaire. Le titulaire doit disposer du titre d'habilitation électrique pendant ses heures de travail.

11 **Indiquez** l'habilitation électrique correspondant à votre formation.

....

PROPOSER DES SOLUTIONS

12 **Cochez** dans la situation de Mélanie le mode de contact pouvant être à l'origine d'une électrocution.

☐ Contact direct. ☐ Contact indirect

13 **Indiquez** pour Mélanie un moyen de prévention pour éviter une éventuelle électrocution.

....

....

MÉMO 28 Le risque électrique

1. Des situations dangereuses

Par contact direct

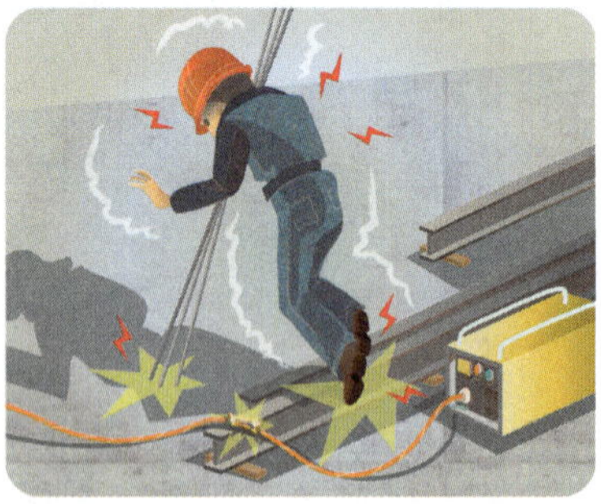

Contact entre le corps et des pièces nues normalement sous tension directement ou à l'aide d'un conducteur.

Par contact indirect

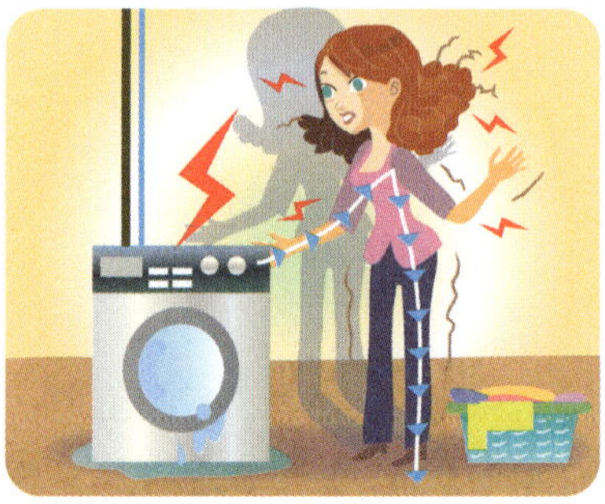

Contact entre le corps et une masse métallique mise accidentellement sous tension.

2. Les effets sur l'organisme

Électrisation

Lésions plus ou moins graves suite au passage du courant électrique dans le corps humain.

Électrocution

Mort immédiate consécutive à l'électrisation.

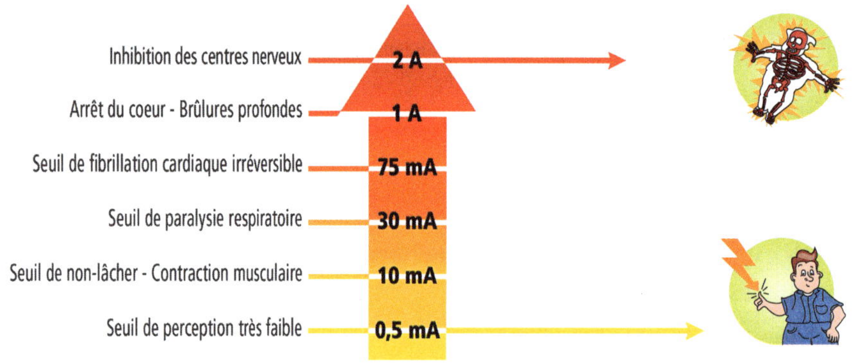

3. Les mesures de prévention

Pour les contacts directs

- Isolation.
- Éloignement.
- Interposition d'obstacle.

Pour les contacts indirects

- Emploi d'une très basse tension de sécurité.
- Utilisation d'appareils avec une double isolation.
- Installation d'un disjoncteur différentiel.
- Utilisation de matériel homologué NF.

Pour intervenir sur une installation électrique, l'opérateur doit :
- posséder une **habilitation électrique** délivrée par le chef d'établissement ;
- porter des **vêtements de protection individuelle** contre le risque électrique.

LE MÉMO RÉDIGÉ

foucherconnect.fr/18pc094

#qcm

8 questions pour réviser

foucherconnect.fr/18pc095

Le risque lié à l'éclairage

29

Objectif : prévenir le risque lié à l'éclairage

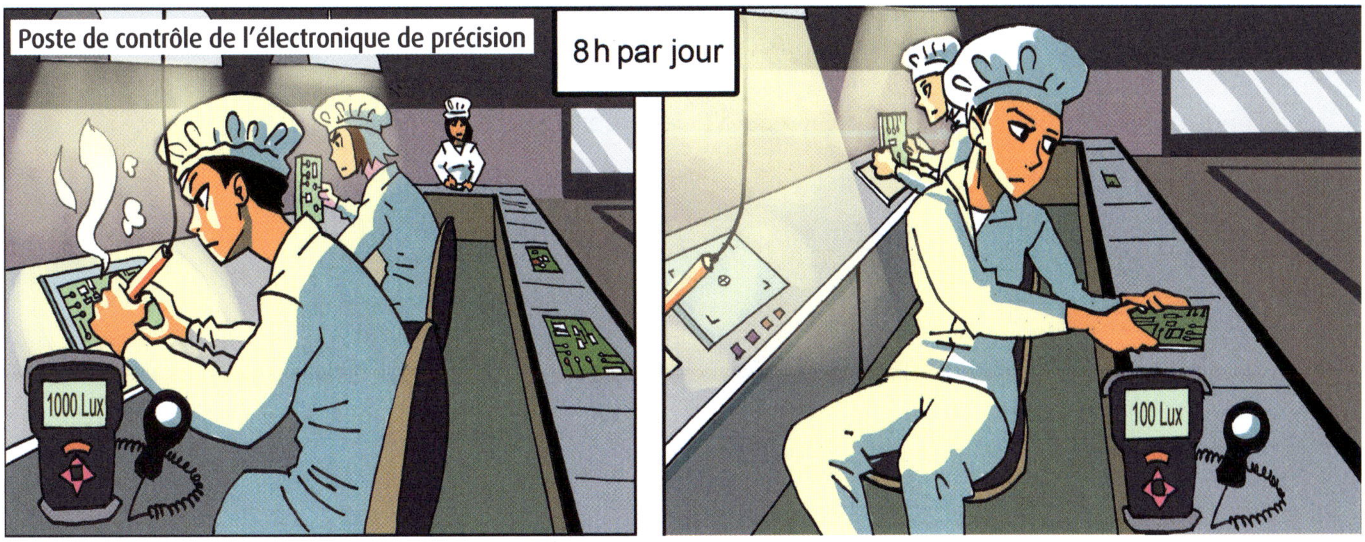

ANALYSER LA SITUATION

1 **Cochez** le problème posé dans la situation.

- ☐ L'éclairage au poste de travail.
- ☐ L'augmentation de la production sur la chaine de contrôle.
- ☐ L'absence de lumière naturelle.

2 À partir de la situation, **complétez** le schéma du principe d'apparition d'un dommage.

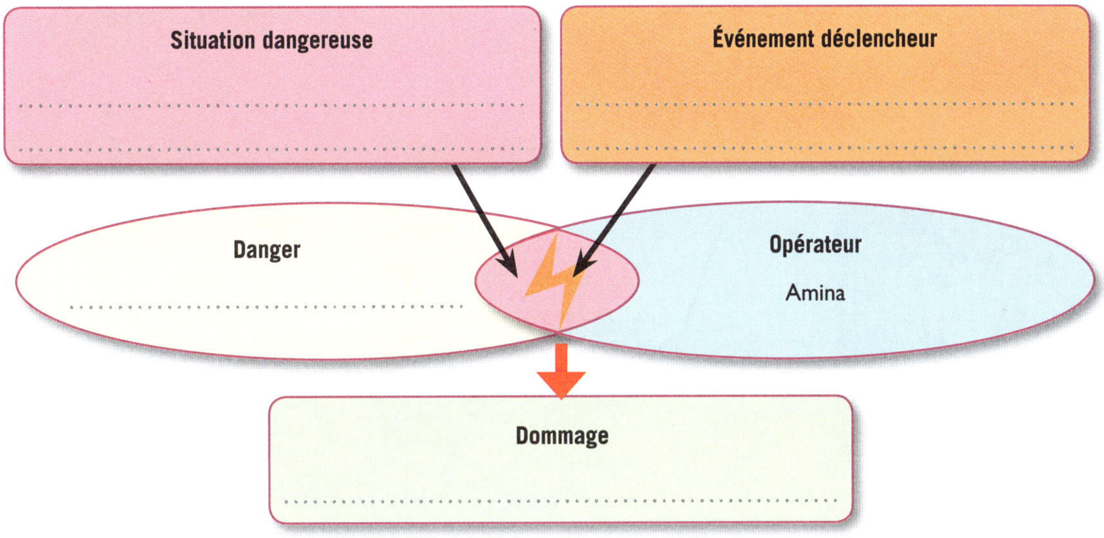

ACTIVITÉ 1 Les sources de lumière

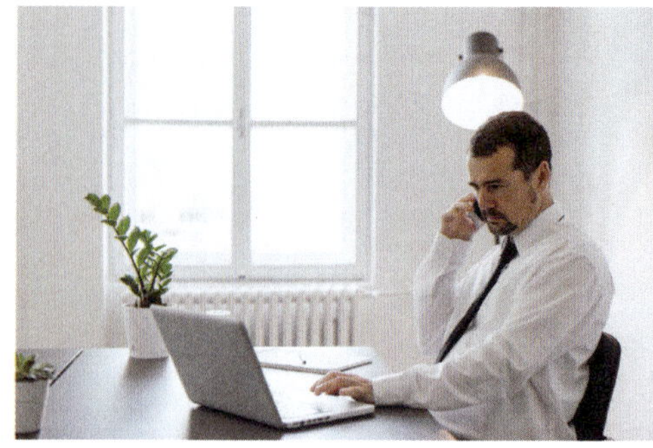

3 **Nommez** les deux sources de lumière présentes sur la photo.

....

4 À partir du **document A**,

4.1 Indiquez l'unité de mesure de l'éclairement. ....

4.2 Relevez le niveau d'éclairement minimal recommandé par le Code du travail :

– pour des activités de mécanique de précision : .... – pour un vestiaire : ....

4.3 Formulez un commentaire sur le niveau d'éclairement.

....

DOC A Les recommandations du Code du travail en matière d'éclairement

Locaux affectés au travail	Niveau d'éclairement minimal recommandé
Vestiaires, sanitaires	120 lux
Mécanique moyenne, dactylographie, travaux de bureau	200 lux
Travail de petites pièces, bureaux de dessin	300 lux
Mécanique fine, gravure, comparaison de couleurs, dessin difficile, industrie du vêtement, travail sur écran, lecture	400 lux
Mécanique de précision, électronique fine, contrôles divers	600 lux
Tâche très difficile dans l'industrie ou en laboratoire	800 lux

ACTIVITÉ 2 Des situations dangereuses

5 Sous chaque situation dangereuse, **nommez** le danger.

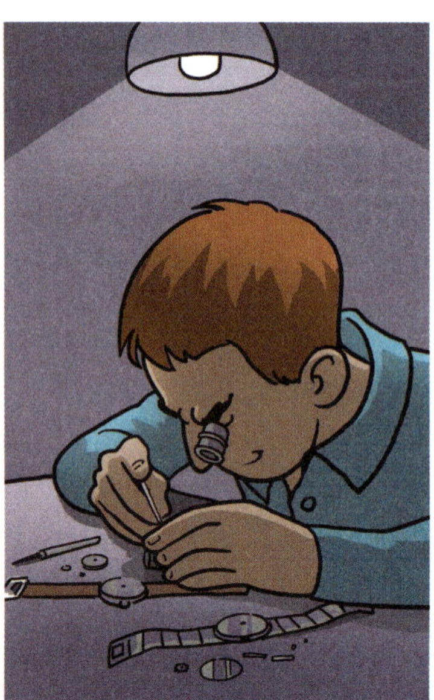

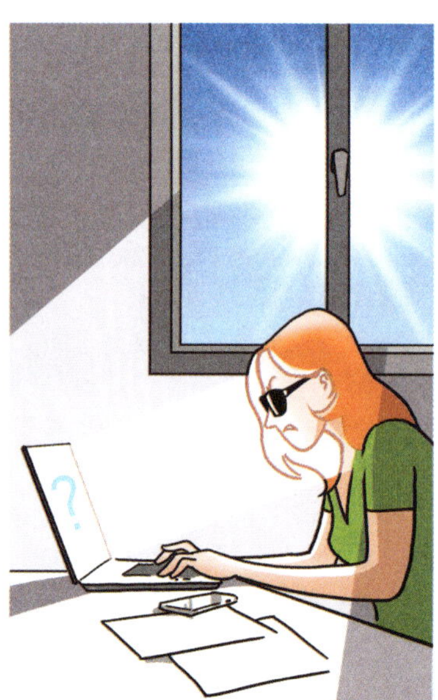

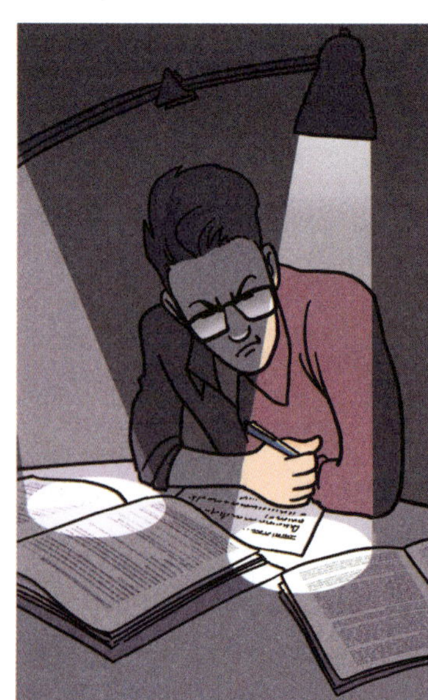

....

ACTIVITÉ 3 Les effets sur l'organisme

6 À partir du **document B**, **complétez** le tableau.

Effets sur les yeux	– Fatigue visuelle – Baisse de l'acuité visuelle – Diminution du champ visuel ....
Autres effets sur l'organisme	....

DOC B Des témoignages d'opérateurs

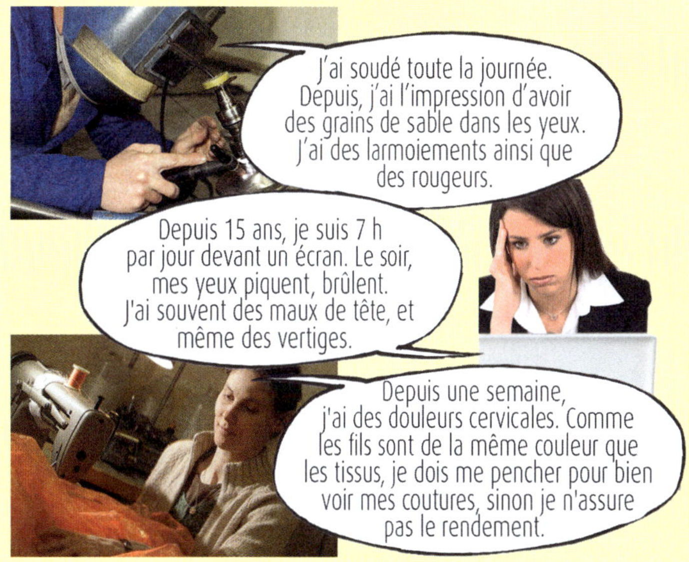
J'ai soudé toute la journée. Depuis, j'ai l'impression d'avoir des grains de sable dans les yeux. J'ai des larmoiements ainsi que des rougeurs.
Depuis 15 ans, je suis 7 h par jour devant un écran. Le soir, mes yeux piquent, brûlent. J'ai souvent des maux de tête, et même des vertiges.
Depuis une semaine, j'ai des douleurs cervicales. Comme les fils sont de la même couleur que les tissus, je dois me pencher pour bien voir mes coutures, sinon je n'assure pas le rendement.

ACTIVITÉ 4 Les mesures de prévention

7 **Surlignez** les mesures de prévention qui agissent :

en vert, sur l'éclairage ; en rouge, sur la vision ; en bleu, sur le poste et l'organisation du travail.

- Préférer l'éclairage indirect.
- Alterner des tâches à prédominance visuelle et des tâches moins contraignantes pour la vision.
- Contrôler et corriger les défauts de vision.
- Choisir des luminaires type réflecteur, diffuseur moins éblouissants.
- Entretenir régulièrement les luminaires.
- Aménager des pauses.
- Installer les postes de travail latéralement par rapport aux fenêtres.
- Éviter les contrastes.
- Utiliser des matériaux de finition mats pour éviter l'éblouissement.
- Respecter le niveau minimal d'éclairement indiqué par le Code du travail.
- Utiliser des couleurs claires pour les revêtements.

PROPOSER DES SOLUTIONS

8 **Renseignez** le tableau.

		Poste de travail	**Général dans l'atelier**	
Niveau d'éclairement	**dans la situation d'Amina**	....	....	
	minimal recommandé par le Code du travail	....	$\frac{\text{Local}}{3} >$ **330 lux**	Seuil limite = $\frac{\text{Local}}{5} <$ **200 lux**
Commentaire et mesure proposée	....			

MÉMO 29 Le risque lié à l'éclairage

1. Les sources de lumière

Éclairage naturel

Éclairage artificiel

La quantité de lumière est caractérisée par le niveau d'**éclairement** exprimé en **lux** (lx).

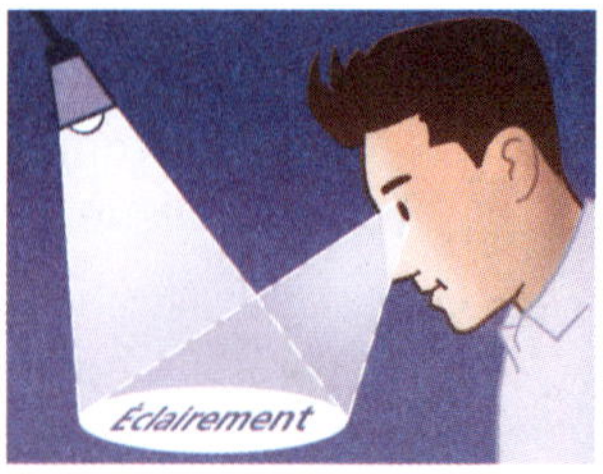

2. Des situations dangereuses

L'opérateur travaille dans un lieu :

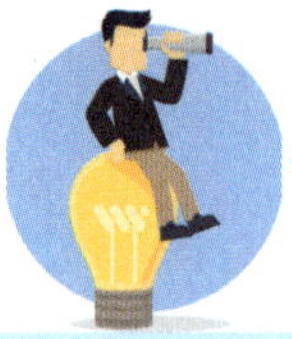

- **insuffisamment éclairé** pour l'activité exercée ;
- avec des **zones éblouissantes** : lampe nue, rayonnement solaire, réflexions sur écran…
- avec des **contrastes importants** entre les différentes zones de travail…

3. Les effets sur l'organisme

Sur les yeux

- Fatigue visuelle.
- Baisse de l'acuité visuelle.
- Diminution du champ visuel.
- Brûlures, picotements.
- Larmoiements.
- Rougeurs.

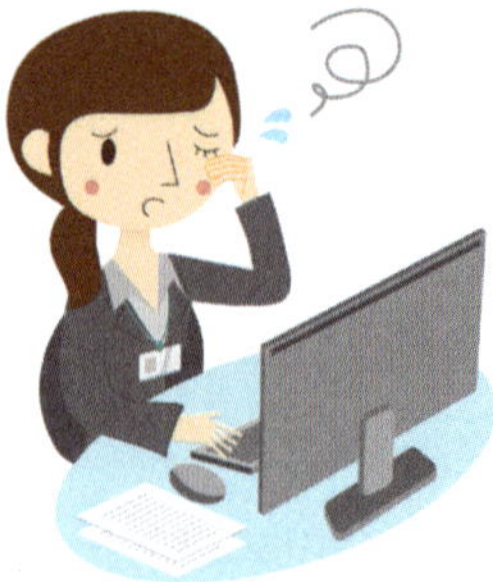

Sur les autres parties du corps

- Douleurs cervicales.
- Maux de tête.
- Vertiges.

4. Les mesures de prévention

Agir sur l'éclairage

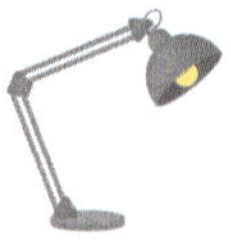

- Préférer l'éclairage indirect.
- Choisir des luminaires type réflecteur ou diffuseur moins éblouissants.
- Entretenir régulièrement les luminaires.

Agir sur le poste et l'organisation du travail

- Alterner des tâches à prédominance visuelle et des tâches moins contraignantes pour la vision.
- Aménager des pauses.
- Installer les postes de travail perpendiculairement aux fenêtres.
- Utiliser des couleurs claires pour les revêtements et des matériaux de finition mats pour éviter l'éblouissement.

Agir sur la vision

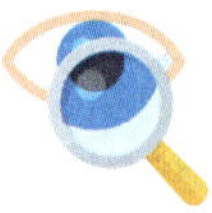

- Corriger les défauts de vision.
- Contrôler périodiquement la vue.

LE MÉMO RÉDIGÉ

foucherconnect.fr/18pc096

qcm

8 questions pour réviser

foucherconnect.fr/18pc097

30

Objectif : agir face à un incendie

Le risque incendie

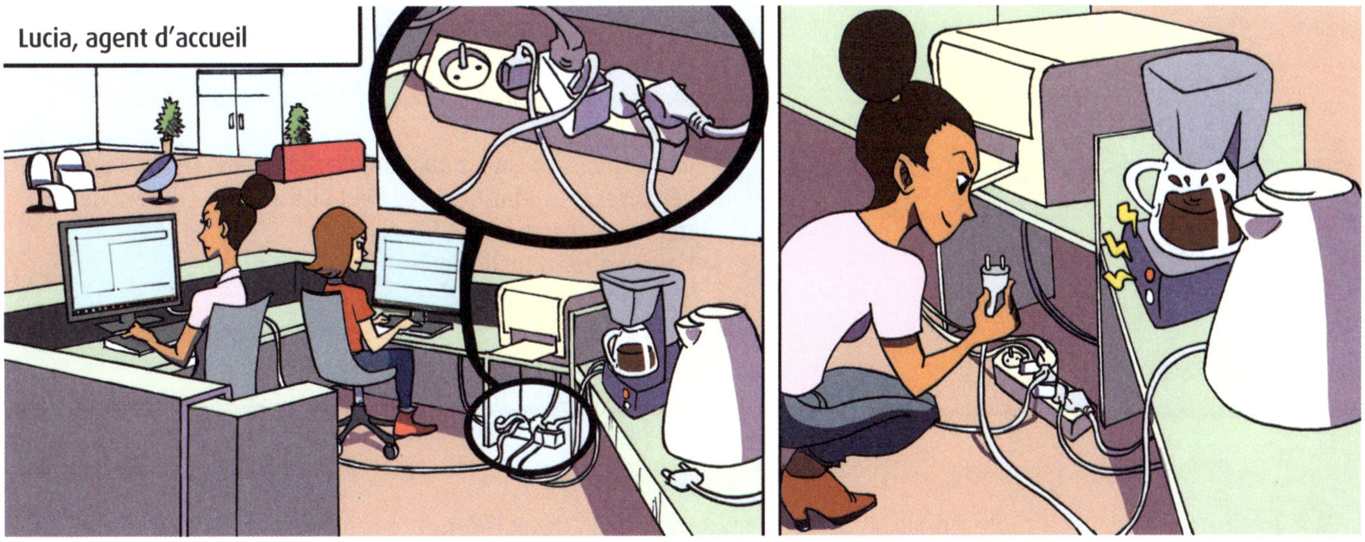

ANALYSER LA SITUATION

1 **Cochez** le problème posé dans la situation.

- ☐ Le stockage des produits d'entretien.
- ☐ L'utilisation des multiprises électriques.
- ☐ Le choix des appareils électroménagers.

2 À partir de la situation, **complétez** le schéma du principe d'apparition d'un dommage.

Situation dangereuse

....

....

Événement déclencheur

....

....

Danger

....

Opérateur

....

Dommage

....

Autre situation TEXTE

foucherconnect.fr/18pc098

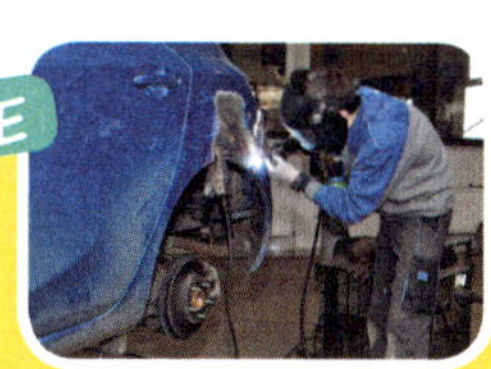

#vidéo
Conditions de survenue d'un incendie - 1,15 min
foucherconnect.fr/18pc099

ACTIVITÉ 1 Les caractéristiques du risque incendie

3 À partir du **document A** et de la **vidéo**, **nommez** les trois éléments à réunir pour déclencher un incendie et **citez** un exemple pour chacun d'eux.

Ex. : ……………………

Ex. : ……………………

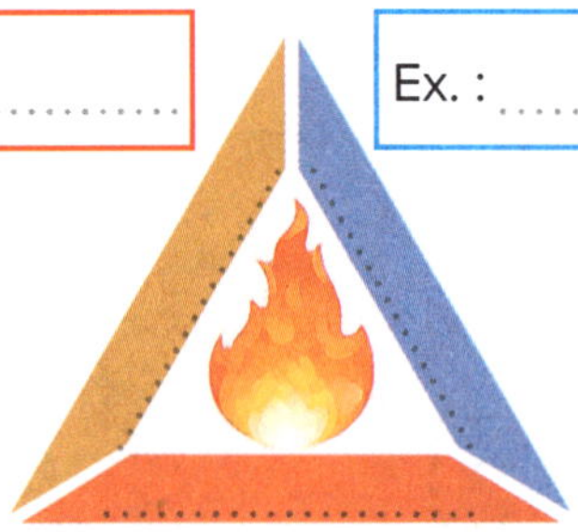

Ex. : ……………………

DOC A Le triangle du feu

- L'incendie est une réaction chimique de combustion qui se développe sans contrôle dans le temps et l'espace et qui résulte de la combinaison de trois éléments :
  - un combustible : corps qui a la particularité de brûler.
  - un comburant : corps simple qui, mis en présence d'un combustible, permet et entretient la combustion (le plus répandu est l'oxygène) ;
  - une source d'énergie : quantité de chaleur nécessaire pour démarrer la combustion. Elle peut être d'origine électrique, chimique, thermique…
- L'élimination d'un de ces trois éléments arrête immédiatement le feu.
- Sur les lieux de travail, le comburant (oxygène de l'air) est toujours présent. Le risque incendie dépend donc des combustibles (nature, quantité…) et des sources d'inflammation susceptibles d'être présents.

4 **Indiquez**, dans l'exemple de situation professionnelle, les deux éléments manquants du triangle du feu.

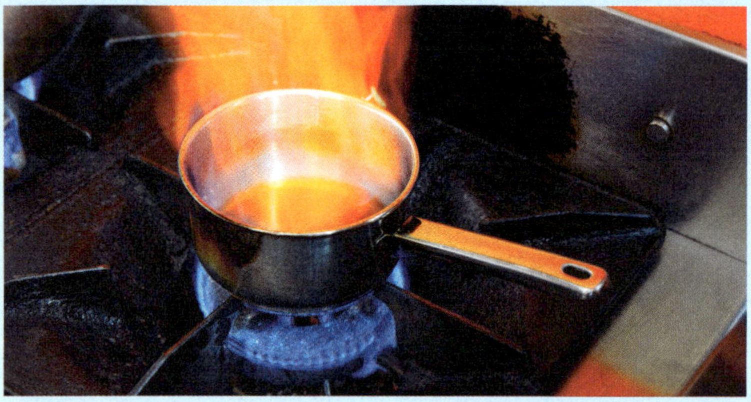

Mélanie, cuisinière, prépare un caramel pour confectionner un gâteau. Elle s'absente quelques instants, le caramel prend feu.

……………………

Oxygène

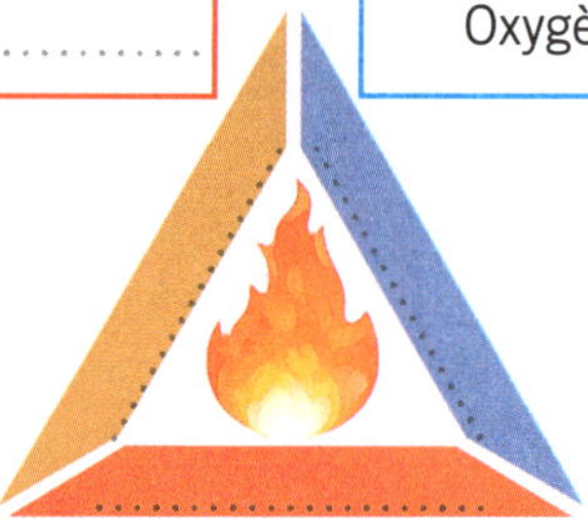

……………………

5 **Décrivez** une situation professionnelle dangereuse pouvant être à l'origine d'un incendie dans votre secteur professionnel.

Situation professionnelle dangereuse dans mon secteur professionnel

……………………………………………………

……………………………………………………

……………………………………………………

……………………………………………………

……………………………………………………

……………………………………………………

……………………

Oxygène

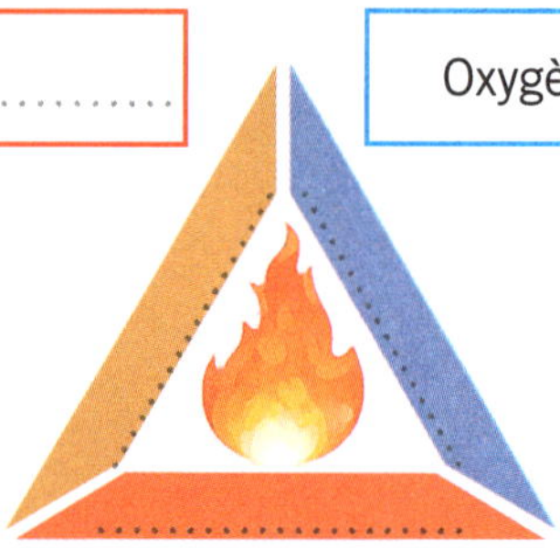

……………………

ACTIVITÉ 2 Les effets sur l'organisme

6 **Surlignez**, dans le **document B**, les effets d'un incendie sur l'organisme.

DOC B Les effets d'un incendie sur l'homme

Les principaux effets d'un incendie sur l'homme sont liés :
- aux fumées et aux gaz ; les fumées agissent par asphyxie liée à la baisse de la concentration en oxygène de l'air, et les gaz provoquent une intoxication par les produits de combustion, notamment le monoxyde de carbone ;
- à la chaleur et aux flammes qui causent surtout des brûlures. L'effet lumineux des flammes constitue également un danger pour les yeux ;
- à l'effondrement des structures ; leur fragilisation peut provoquer des blessures plus ou moins graves.

ACTIVITÉ 3 Les mesures de prévention du risque incendie

 # vidéo
Prévention des incendies - 1,36 min
foucherconnect.fr/18pc100

7 À partir du **document C** et de la **vidéo**, **nommez** :

- un moyen de prévention intégré à la conception des locaux qui permet de limiter ou d'empêcher la propagation de l'incendie : ....
- un moyen d'extinction de première intervention sur un début d'incendie : ....

....

DOC C Les moyens de prévention du risque incendie

1 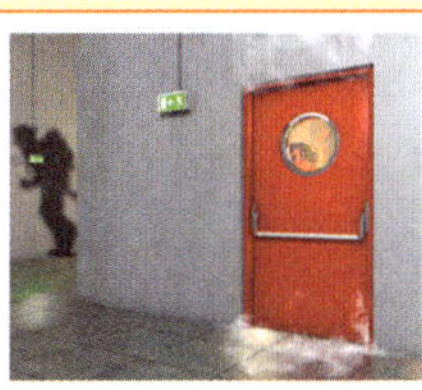	2 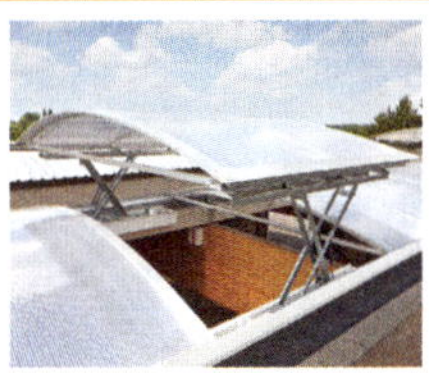	3 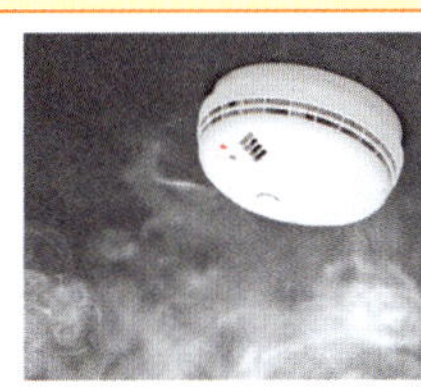	4 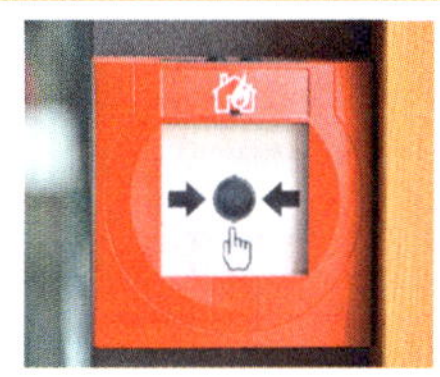
5 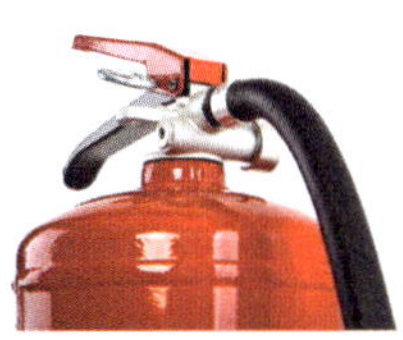	6 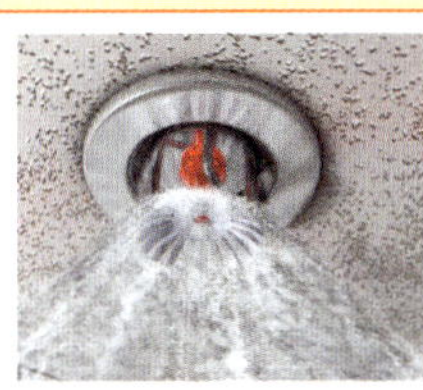	7 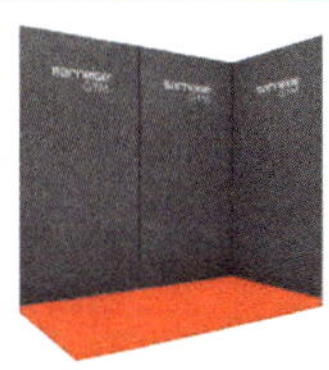	8 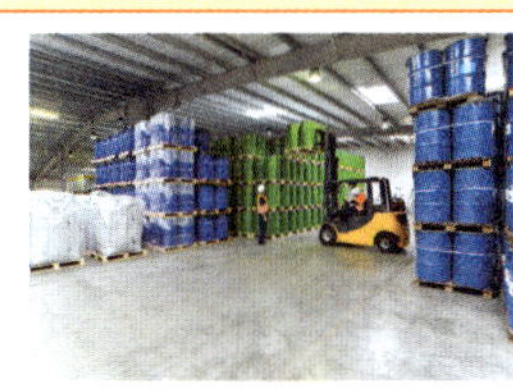
9 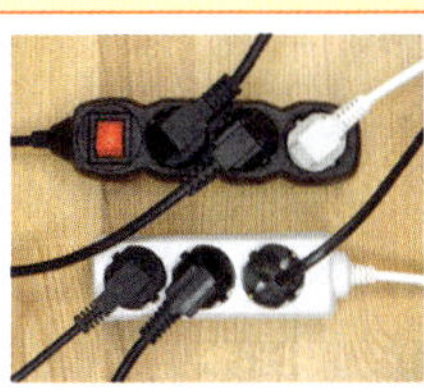	10 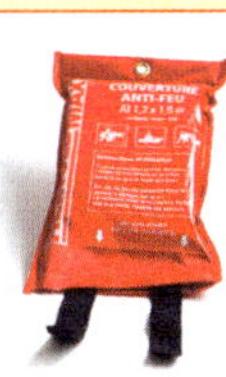	11 	12 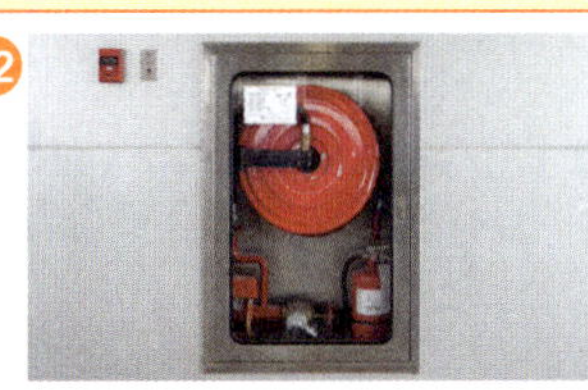

8 **Entourez**, sur le **document C**, deux moyens qui suppriment les causes de déclenchement d'un incendie.

9 **Renseignez** le tableau.

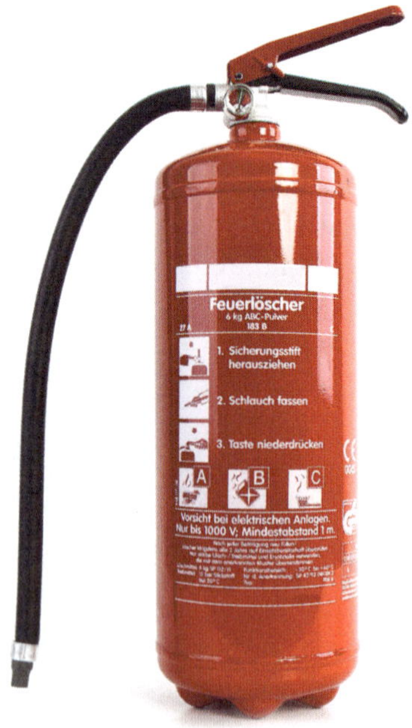
Feuerlöscher
6 kg ABC-Pulver
1. Sicherungsstift herausziehen
2. Schlauch fassen
3. Taste niederdrücken
Vorsicht bei elektrischen Anlagen.
Nur bis 1000 V; Mindestabstand 1 m.

Informations données	Rôle des informations
	Indiquer la capacité d'extinction de l'appareil (exemple : 55 kg de matières solides).
1 2 3	**Renseigner** sur le mode d'utilisation de l'appareil.
	Renseigner sur les classes de feux sur lesquels l'extincteur peut agir.
	S'adresser au fabricant.
	Avoir la preuve de la vérification annuelle de l'extincteur.

10 **Indiquez**, sous chaque illustration, le type d'information et de formation à mettre en place.

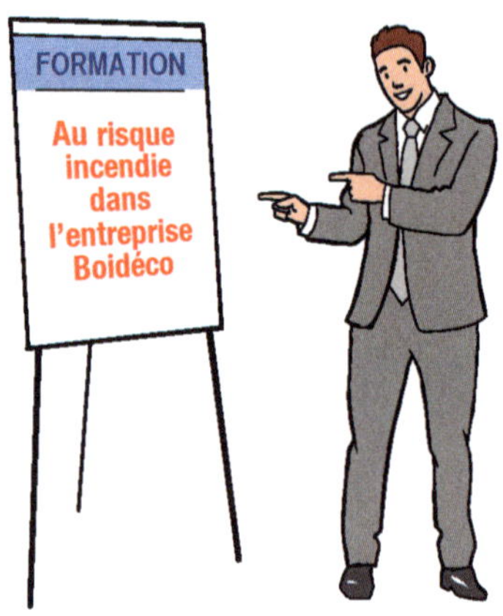
FORMATION
Au risque incendie dans l'entreprise Boidéco

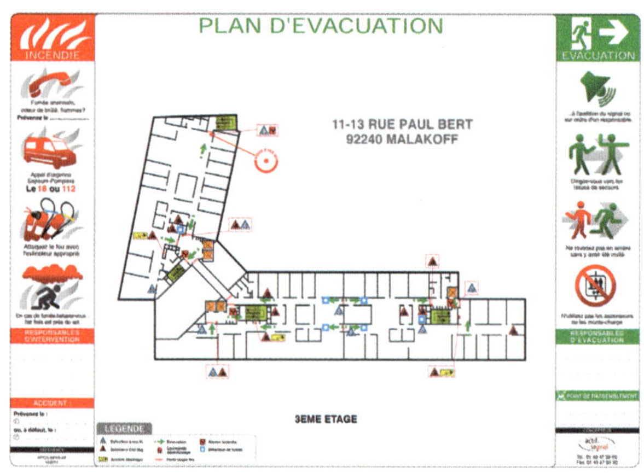

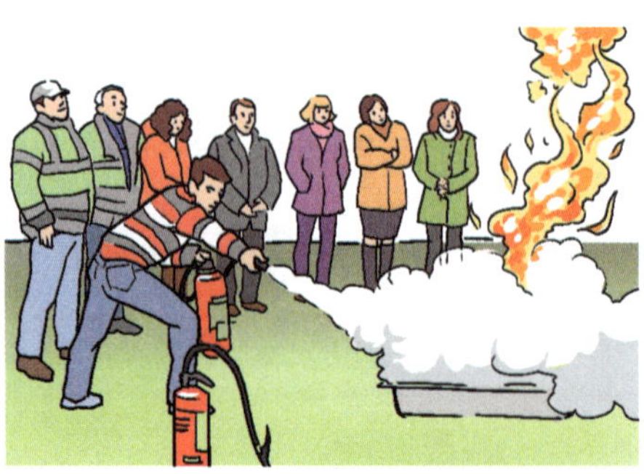

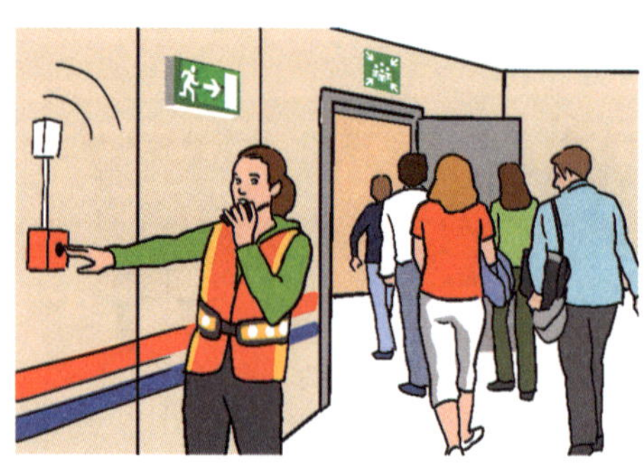

11 À partir du **document D**, **indiquez**, sous chaque illustration, la conduite à tenir à l'émission du signal d'alarme.

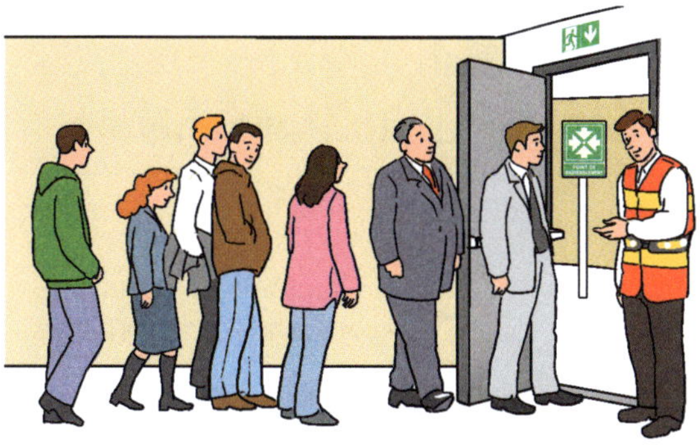

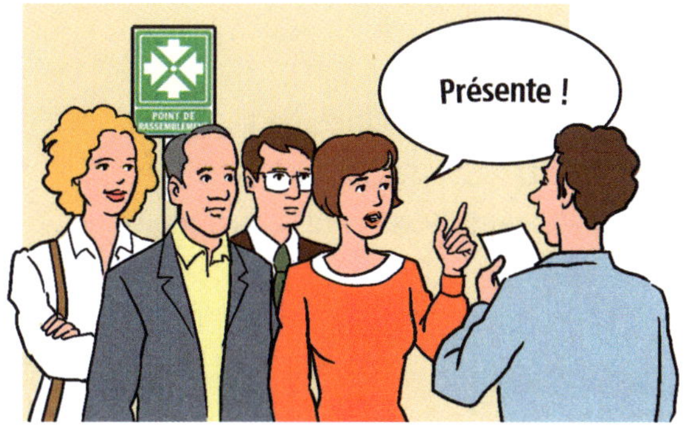

DOC D L'alarme

L'alarme est un avertissement donné par l'entreprise au personnel par un signal sonore et/ou visuel. C'est l'ordre d'évacuer obligatoirement, rapidement et dans le calme l'établissement en suivant les consignes d'évacuation jusqu'au point de rassemblement, en s'assurant que tout le personnel a quitté les lieux. Il informe d'un danger généralement invisible ou inodore de l'endroit où l'on se trouve.

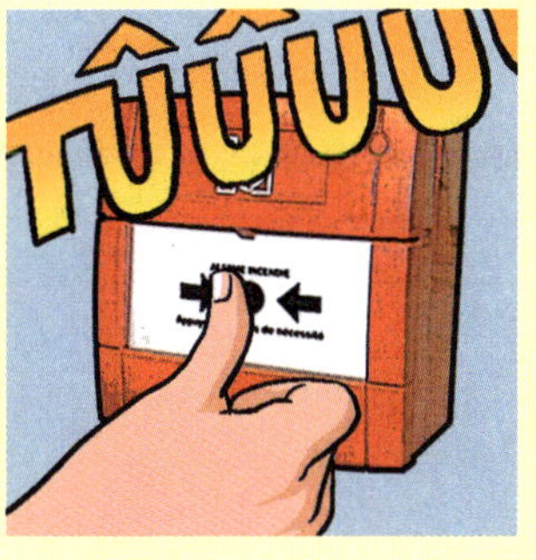

12 **Entourez** le numéro d'appel à composer pour alerter les sapeurs-pompiers.

15 18 17

PROPOSER DES SOLUTIONS

13 **Renseignez** le tableau concernant la situation d'introduction de la page 173.

	Pour la situation d'introduction	
	Éléments à l'origine de l'incendie	**Mesures de prévention à prendre**
Combustible		
Comburant		
Source d'énergie		

14 **Nommez** le matériel d'extinction de première intervention dont peut disposer le local d'accueil dans lequel travaille Lucia pour éteindre rapidement un début d'incendie.

MÉMO 30 Le risque incendie

1. Les caractéristiques du risque incendie

Les trois éléments nécessaires à la combustion

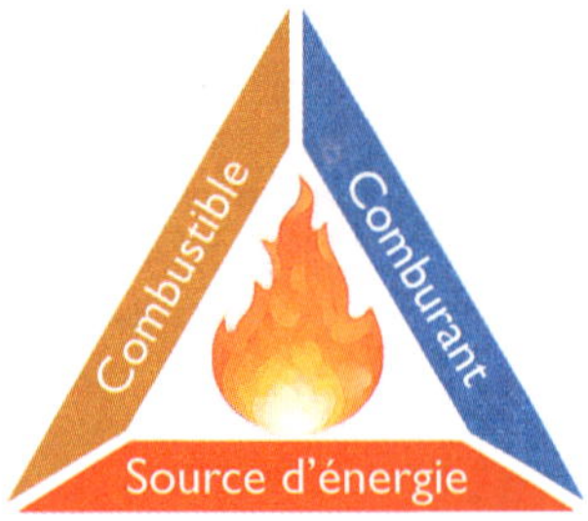

L'absence d'un des trois éléments empêche le démarrage de la combustion.

2. Les effets sur l'organisme

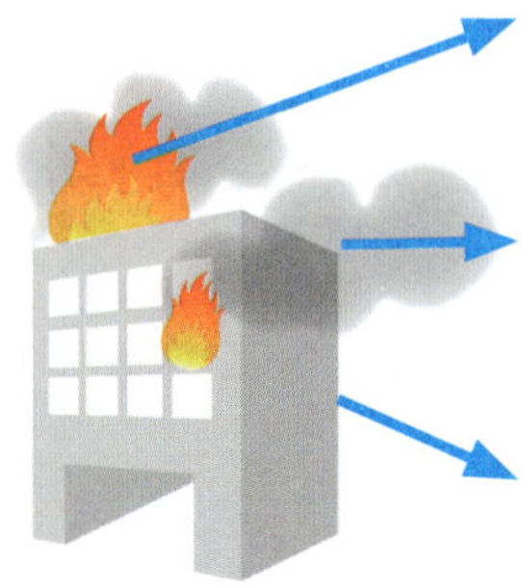

Flammes et chaleur provoquent des **brûlures**.

Fumées et gaz provoquent **asphyxie** ou **intoxication**.

L'effondrement des structures provoquent des **blessures** plus ou moins graves.

3. Les mesures de prévention du risque incendie

La mise en place de **dispositifs de sécurité incendie**

Porte coupe-feu	Exutoire de fumées	Extincteur	Sprinkler	Prises électriques en nombre suffisant
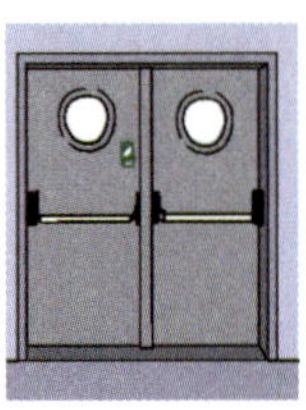	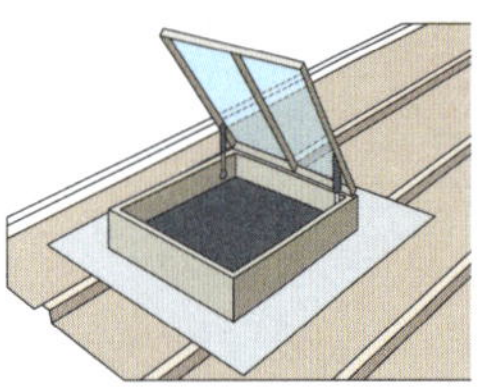	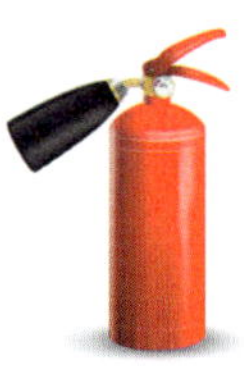	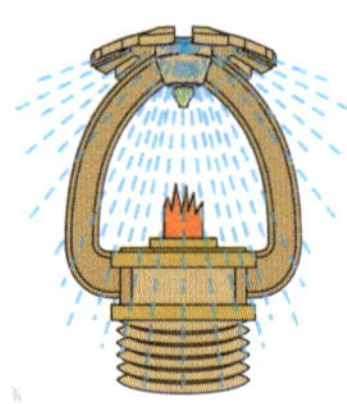	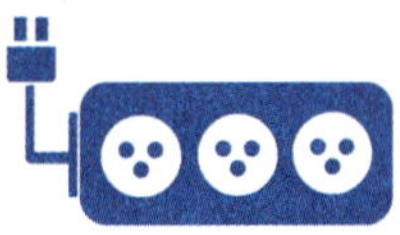
Cloison pare-feu	Détecteur automatique de fumée	Robinet d'incendie armé (RIA)	Couverture anti-feu	Stockage des produits chimiques
	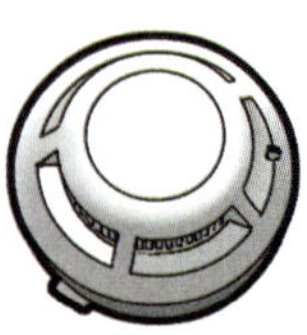	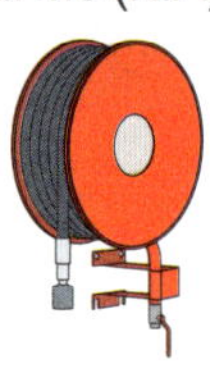		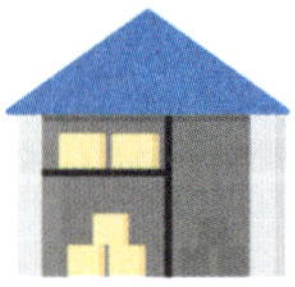

La **formation et/ou l'information** du personnel

Elle doit porter sur :

- Les consignes du plan d'évacuation en cas d'incendie
- L'utilisation d'un extincteur
- La connaissance de la signalétique visuelle et sonore mise en place
- La mise en place d'exercices d'évacuation

La conduite à tenir en cas d'incendie :

Donner l'alarme → Alerter les pompiers (18 / 112) → Évacuer → Se retrouver au point de rassemblement

LE MÉMO RÉDIGÉ

foucherconnect.fr/18pc101

#qcm

8 questions pour réviser

foucherconnect.fr/18pc102

31

Le risque lié à la charge mentale

Objectif : prévenir le risque lié à la charge mentale

Le stress au travail

55%
des salariés subissent un stress régulier au travail

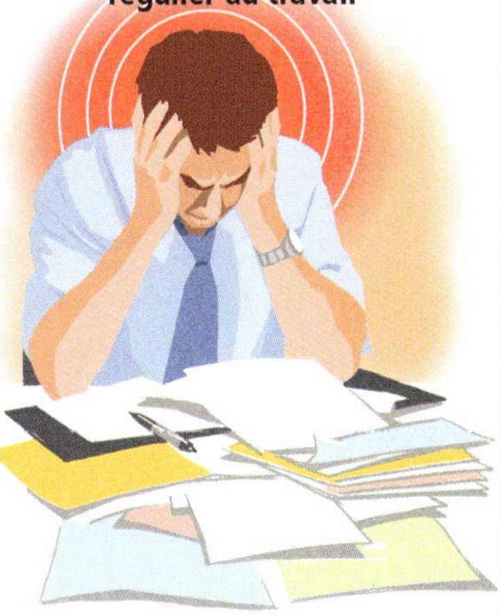

1 salarié sur 4
a vécu un problème psychologique grave lié au travail (dépression ou *burn-out*)

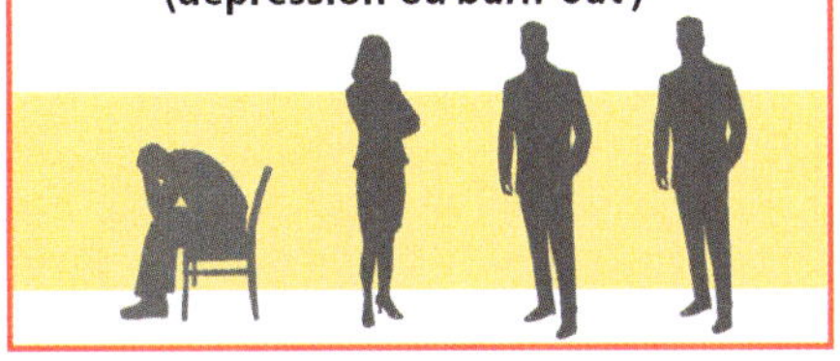

Les femmes
sont plus stressées que les hommes

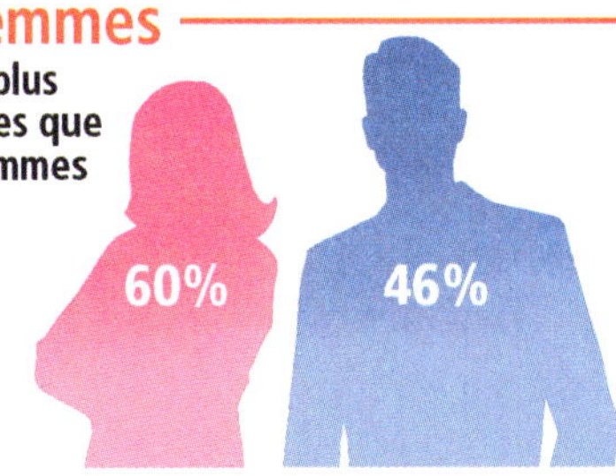

Les sources de stress

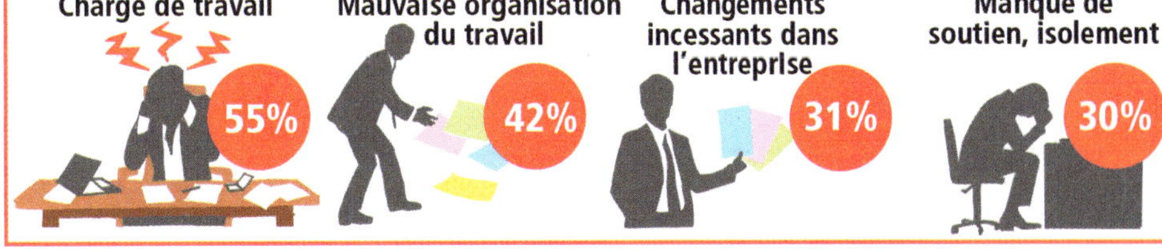

Source : « Climat social et qualité de vie au travail », Baromètre Cegos, 2016.

ANALYSER LA SITUATION

1 **Cochez** le problème posé dans la situation (infographie).

- ☐ Le travail en équipe.
- ☐ Le stress au travail.
- ☐ Les relations entre les salariés.

2 **Identifiez** les éléments de la situation.

Quoi ? *Quelle est la nature du problème ?* ›› ....

Qui ? *Qui sont les personnes les plus concernées ?* ›› ....

Où ? *Dans quel lieu le problème apparaît-il ?* ›› ....

Quand ? *À quel moment le problème apparaît-il ?* ›› ....
....

Comment ? *Comment le problème se manifeste-t-il ?* ›› ....

Pourquoi ? *Pourquoi faut-il régler le problème ?* ›› ....

Autre situation TEXTE

foucherconnect.fr/18pc103

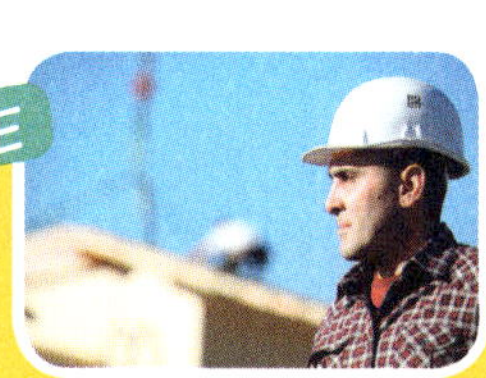

ACTIVITÉ 1 La charge mentale au travail

3 **Surlignez**, dans le **document A**, la définition de la charge mentale au travail.

DOC A La charge mentale au travail

La charge mentale est l'ensemble des ressources que le salarié doit mobiliser pour effectuer un travail qui associe à la fois une activité physique (ex. : soulever une charge) et une activité mentale (ex. : mémoriser un code). La charge mentale est liée à la tâche demandée (rendement, temps imparti...), à l'organisation du travail (travail posté...), aux relations avec l'entourage (tensions entre collègues, non-reconnaissance du travail par la hiérarchie, harcèlement moral...). Une charge mentale trop importante peut conduire à un état de stress négatif pour l'opérateur.

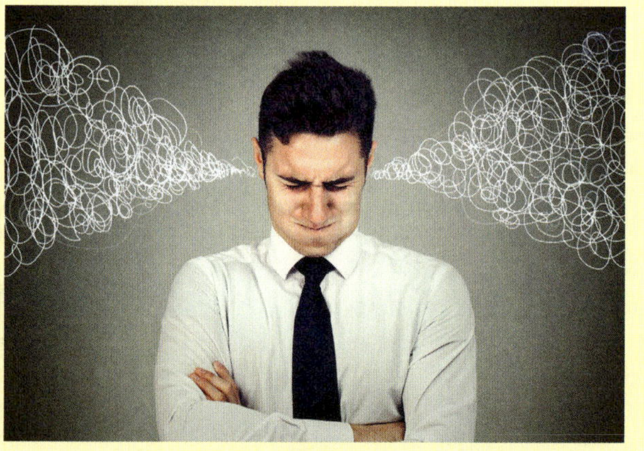

4 À partir du **document A**, **renseignez** le tableau.

	Activités physiques	Activités mentales
Exemples d'activités	– Se déplacer – Saisir un texte	– Mémoriser un code – Respecter les signaux visuels
Activités dans votre secteur professionnel	....	....

ACTIVITÉ 2 Une des conséquences de la charge mentale : le stress

5 À partir du **document B** et de la **vidéo**,

 # vidéo
Comprendre les mécanismes du stress - 2,31 min
foucherconnect.fr/18pc104

5.1 **Énoncez** la définition du stress.

....

....

5.2 **Citez** trois manifestations physiques du stress qui préparent le corps à l'action.

....

....

....

5.3 **Nommez** trois conséquences du stress à long terme.

....

....

....

DOC B Le stress : de l'alarme à l'épuisement

Le stress est une réaction normale de l'organisme qui cherche à s'adapter à une situation nouvelle. C'est un facteur de stimulation qui peut devenir négatif si la réponse de l'organisme n'est plus adaptée. Face à un événement inattendu de la vie, l'organisme passe par trois phases.

① PHASE D'ALARME Effets immédiats du stress	② PHASE DE RÉSISTANCE Effets du stress d'une heure à plusieurs jours	③ PHASE D'ÉPUISEMENT Effets du stress de plus d'un mois
Elle se traduit par une décharge d'adrénaline (hormone libérée par les glandes surrénales) avec accélération des rythmes respiratoire et cardiaque, augmentation du débit sanguin et afflux de sang vers les muscles et le cerveau. Ces ressources permettent une mobilisation intellectuelle et une augmentation de la force musculaire. **À ce stade, l'individu fait face.**	Si la situation stressante se prolonge, des douleurs musculaires, des spasmes, des maux de tête, des troubles du sommeil, des brûlures d'estomac... se manifestent. **À ce stade, l'individu fait toujours face, mais dans une situation de tension.**	L'organisme finit par ne plus avoir la capacité de faire face. Une grande fatigue chronique s'installe, voire la survenue d'un état dépressif pouvant mener jusqu'au suicide. **À ce stade, l'individu ne fait plus face.**
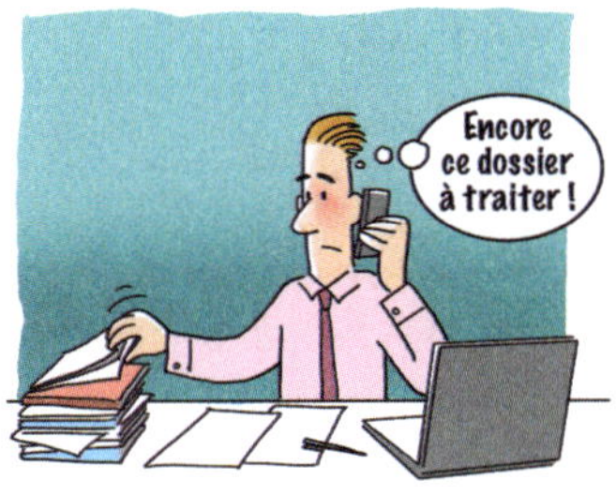	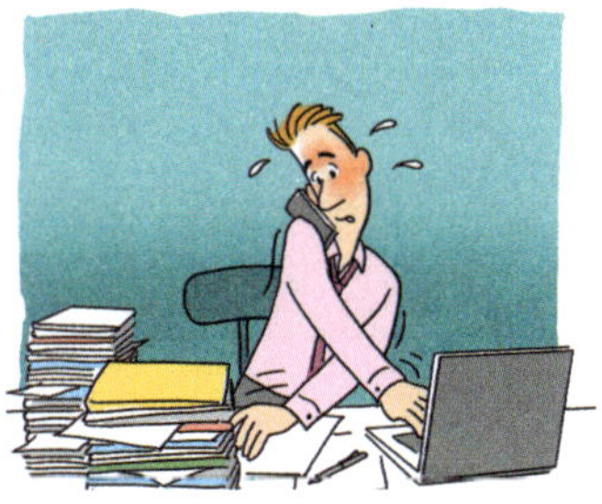	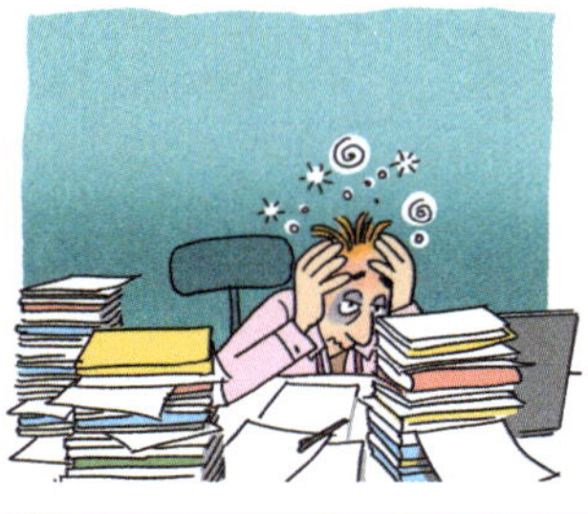

ACTIVITÉ 3 Les mesures de prévention

6 **Cochez** les mesures de prévention mises en œuvre par le salarié ou par l'employeur.

Mesures de prévention du risque lié à la charge mentale prises par	le salarié	l'employeur
Avoir une bonne hygiène de vie (se relaxer, faire du sport, bien s'alimenter…)		
Adapter le travail demandé aux capacités et aux ressources des salariés		
Faciliter le dialogue et les échanges entre tous les acteurs de l'entreprise		
Assurer la formation des salariés aux nouvelles technologies		
Se faire suivre sur le plan médical et/ou psychologique		
Donner la possibilité aux salariés de participer aux actions de changement qui affecteront leur travail		
Mettre en place une cellule d'écoute au sein de l'entreprise		

PROPOSER DES SOLUTIONS

7 **Proposez** des moyens de prévention à mettre en place au niveau de l'entreprise pour lutter contre :

– la charge de travail trop importante : ....

....

– la mauvaise organisation du travail : ....

....

MÉMO 31 Le risque lié à la charge mentale

1. La charge mentale au travail

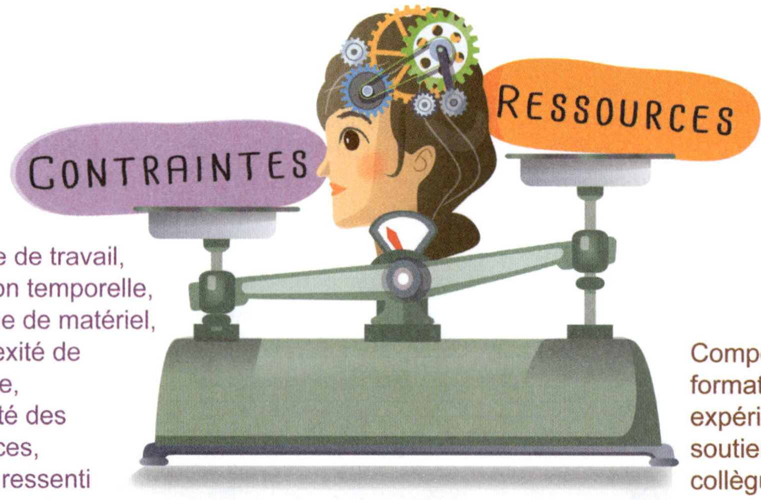

Charge de travail, pression temporelle, manque de matériel, complexité de la tâche, intensité des cadences, intérêt ressenti devant la tâche…

Compétences, formation, expérience, soutien des collègues, personnalité…

2. Une des conséquences de la charge mentale : le stress

La définition du stress : **réaction normale de l'organisme** qui cherche à s'adapter à une nouvelle situation.

Les trois phases du stress :

① Phase d'alarme
- Mobilisation intellectuelle.
- Augmentation de la force musculaire.

② Phase de résistance
- Douleurs musculaires.
- Troubles du sommeil.
- Brûlures d'estomac.

③ Phase d'épuisement
- Fatigue chronique.
- État dépressif.
- Défenses immunitaires affaiblies.

3. Les mesures de prévention

- Témoigner de la reconnaissance
- Évaluer la charge de travail
- Donner du sens au travail
- Donner de l'autonomie aux salariés
- Agir face aux agressions externes
- Avoir une bonne hygiène de vie
- Communiquer sur les changements
- Faciliter la conciliation du travail et de la vie privée

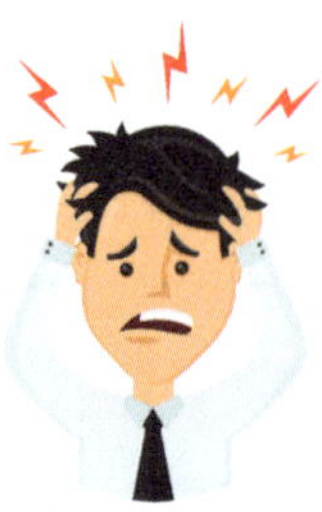

LE MÉMO RÉDIGÉ
foucherconnect.fr/18pc105

#qcm
8 questions pour réviser
foucherconnect.fr/18pc106

Les déchets

32

Objectif : participer à la protection de l'environnement

La production des déchets en France par secteur

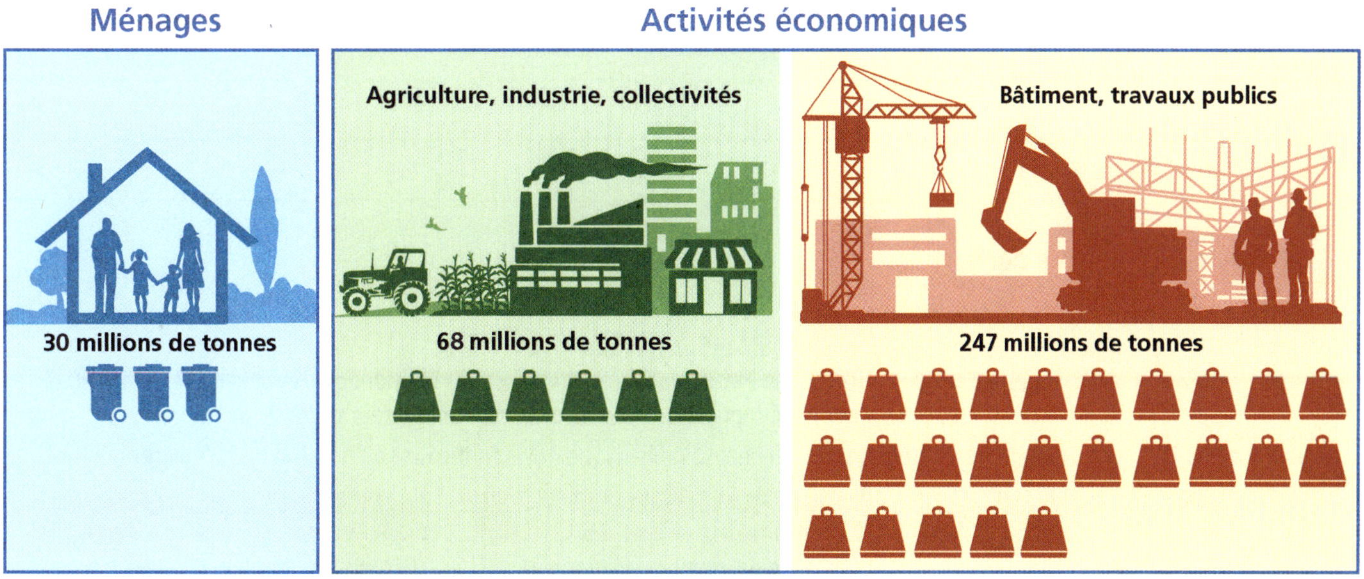

Part des déchets du BTP valorisés ou recyclés (hors valorisation énergétique)
En 2014 : 40-50 %
Objectif en 2020 : 70 %

Source des chiffres : « Chiffres clés déchets », ADEME, édition 2016.

ANALYSER LA SITUATION

1 **Cochez** le problème posé dans la situation (infographie).

- ☐ L'impact de la pollution automobile sur l'air en France.
- ☐ La production de déchets en France.
- ☐ L'épuisement des ressources naturelles en France.

2 **Identifiez** les éléments de la situation.

Quantité de déchets produits/an » ....

Secteurs professionnels concernés » ....
....

Secteur à l'origine de la plus grande production de déchets » ....

ACTIVITÉ 1 Les déchets

3 **Cochez** la catégorie à laquelle appartient chaque déchet.

	Déchets non dangereux inertes	Déchets non dangereux (DND)	Déchets dangereux (DD)
Acier			
Gravats			
Bouteille vide de white spirit			
Palette en bois			
Chiffon imbibé de solvant			

DOC A Les différents déchets

- Les déchets peuvent être divisés en deux classes :
  - les « **déchets ménagers** », dont le producteur initial est un ménage ;
  - les « **déchets d'activités économiques** » (DAE), dont le producteur initial n'est pas un ménage. Les activités économiques regroupent l'ensemble des secteurs de production (agriculture-pêche, construction, secteur tertiaire, industrie).
- Parmi les DAE, on distingue trois catégories de déchets selon le risque qu'ils font courir à l'homme ou à l'environnement.

Déchets non dangereux inertes

Déchets qui ne subissent ni entraînent aucune modification physique, chimique ou biologique, sur ou avec le milieu avec lequel ils sont en contact.

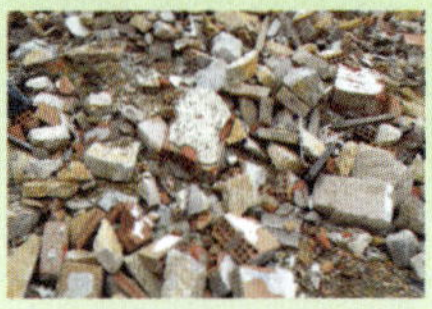

Gravats

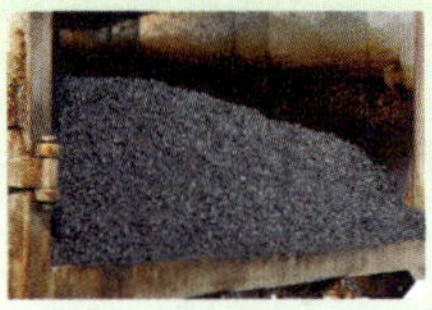

Enrobé

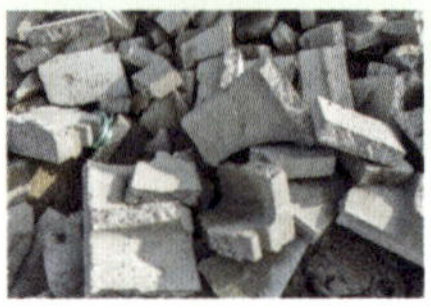

Béton

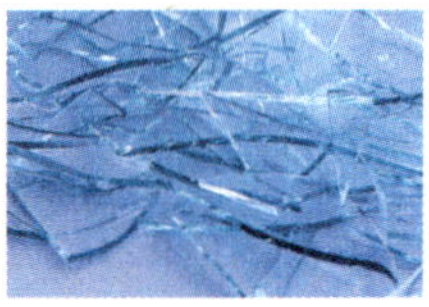

Vitrages

Déchets non dangereux (DND)

Déchets qui ne sont pas inertes et qui ne présentent aucun caractère toxique ou dangereux. Ils sont assimilables aux ordures ménagères.

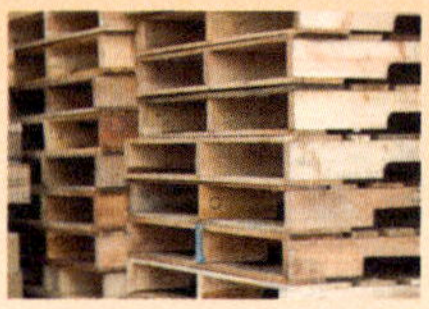

Bois

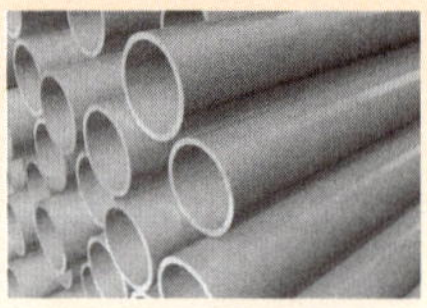

Plastiques

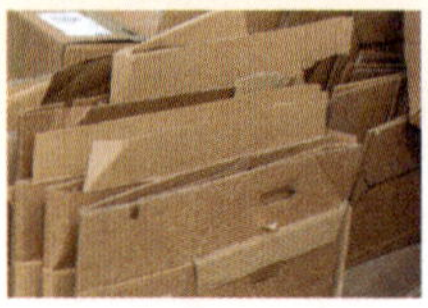

Cartons

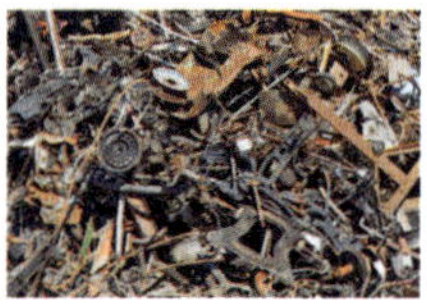

Métaux

Déchets dangereux (DD)

Déchets qui présentent un risque pour l'environnement et/ou pour la santé humaine par leur toxicité, leur caractère polluant ou leur dangerosité. Un déchet non dangereux inerte souillé par un produit dangereux devient déchet dangereux.

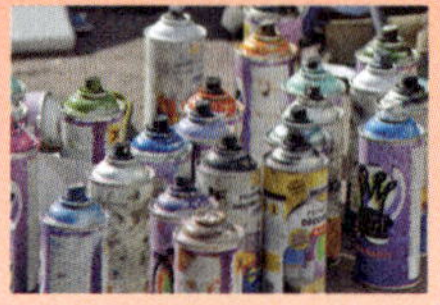

Aérosols

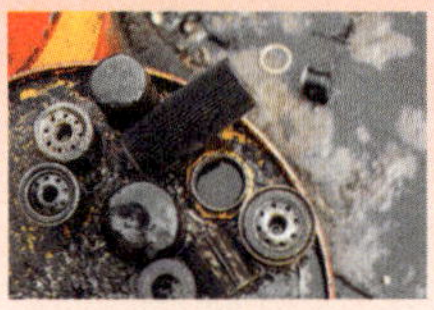

Huiles et filtres

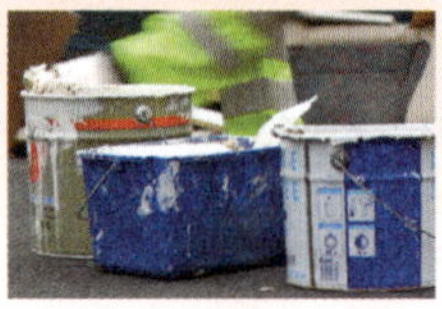

Peintures

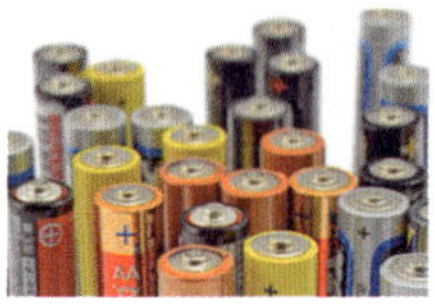

Piles

ACTIVITÉ 2 L'impact des déchets sur l'environnement

4 À partir du **document B** et de vos connaissances, **indiquez** l'impact de la production de déchets sur l'environnement.

DOC B Les déchets et l'environnement

Pour fabriquer 1 tonne de verre, il faut puiser dans les ressources naturelles : environ 700 kilogrammes de sable, 200 kilogrammes de calcaire et 300 kilogrammes d'autres matières premières minérales. La consommation d'énergie, voilà le grand point faible du verre par rapport au plastique. Il requiert des fours dont la température s'élève jusqu'à 1 500 degrés. Résultat : la fabrication de 1 tonne de verre engloutit l'équivalent de 105 kilogrammes de fioul. Très lourds, les produits emballés dans du verre mobilisent aussi plus de camions pour leur transport, et donc davantage de carburant. Au cours de son cycle de vie, une bouteille de 1 litre en verre génère donc 345 grammes de CO_2.
Abandonnée dans la nature une bouteille en verre mettra 4 000 ans pour disparaître.

ACTIVITÉ 3 L'organisation de la gestion des déchets en milieu professionnel

5 À partir du **document C**,

5.1 Précisez :

– la nature des déchets concernés par le bordereau de suivi :

– l'intérêt du bordereau de suivi :

5.2 Indiquez si les huiles de vidange usagées font partie des déchets concernés par le BSDD et **justifiez** votre réponse.

DOC C La gestion des déchets en milieu professionnel

Tout producteur ou détenteur de déchets est tenu d'en assurer ou d'en faire assurer la gestion, conformément à la réglementation. Il est **responsable** jusqu'à leur élimination ou valorisation finale, même lorsque le déchet est transféré à des fins de traitement à un tiers. Des dispositions spécifiques de traçabilité accompagnent ce principe. En effet, toute entreprise produisant ou expédiant des déchets doit tenir à jour un **registre de suivi des déchets**. Concernant les déchets dangereux, l'entreprise doit fournir le **bordereau de suivi des déchets dangereux** (BSDD). Ce bordereau assure la traçabilité des déchets dangereux et en prouve l'élimination.

Déchets non dangereux (DND)

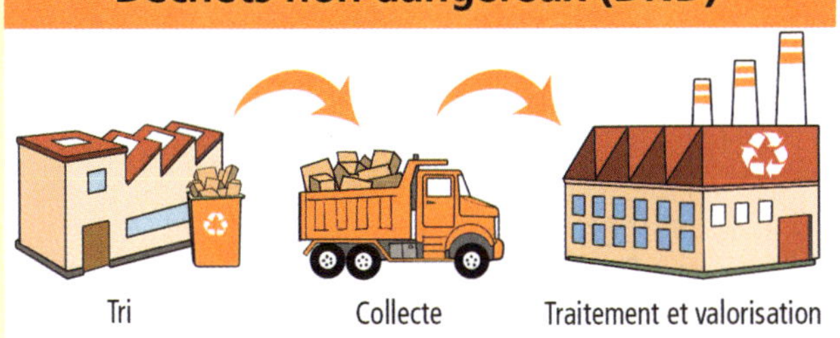

Déchets dangereux (DD)

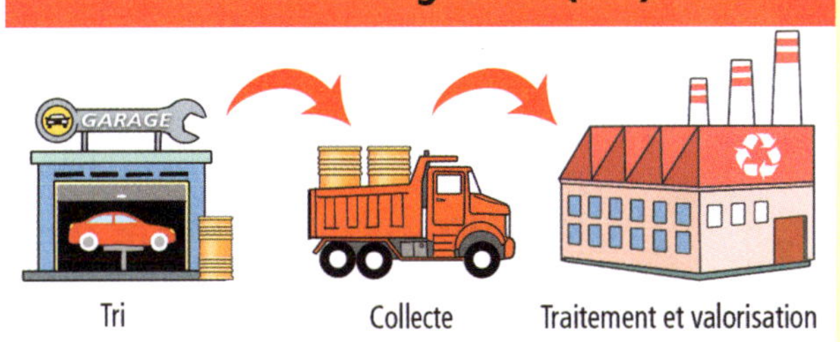

6 **Reliez** chaque traitement des déchets à la description correspondante, puis **surlignez**, pour chaque type de traitement, les exemples de valorisation des déchets (c'est-à-dire leur nouvelle utilisation).

INCINÉRATION	RECYCLAGE	COMPOSTAGE	MÉTHANISATION
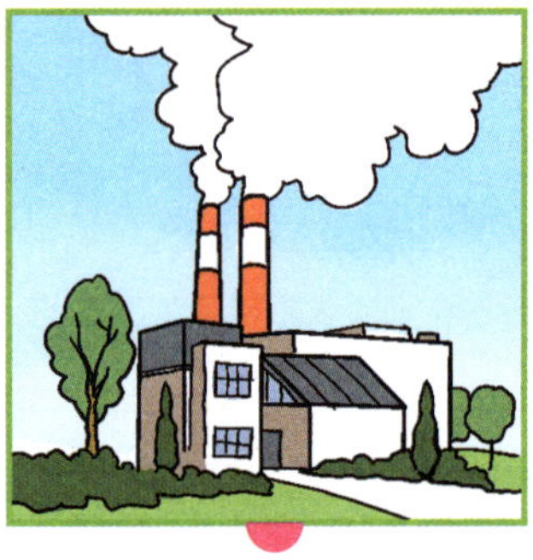	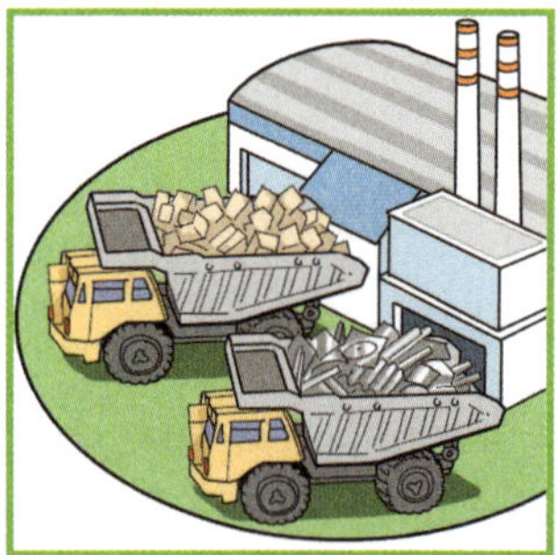	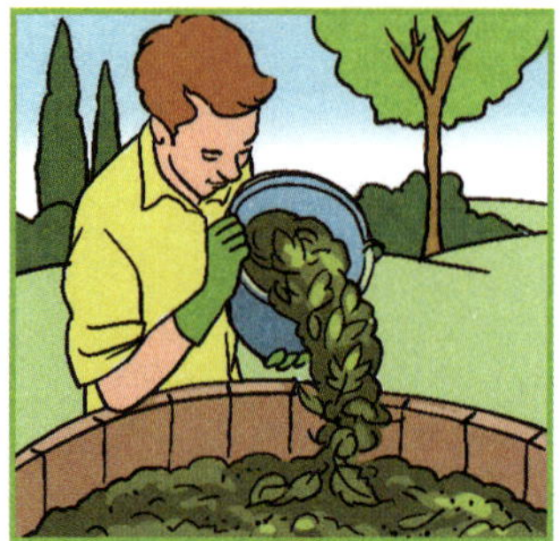	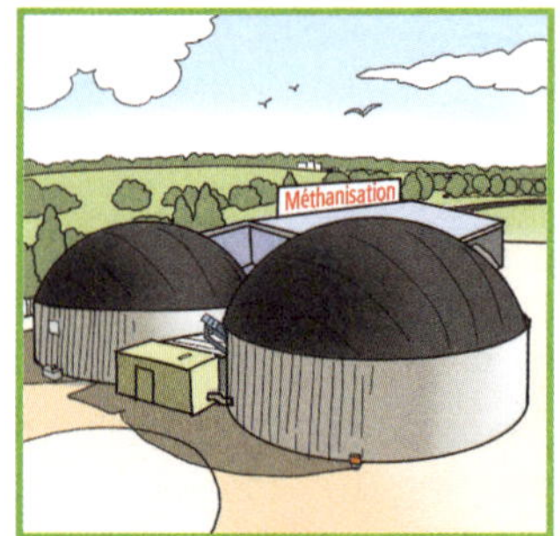

Laisser fermenter des déchets organiques pour produire le compost utile en agriculture et en jardinage.	Transformer la matière organique (nourriture industrielle, déjections animales…) en biogaz pour produire de l'électricité ou de la chaleur.	Brûler des déchets non recyclables pour récupérer l'énergie qui sert à chauffer les logements et produire de l'électricité.	Transformer certains emballages pour leur donner une nouvelle vie : les bouteilles en plastique deviennent tuyaux et même pulls polaires…

ACTIVITÉ 4 Des logos pour informer

7 Dans le **document D**, **encadrez** les logos qui permettent d'identifier la nature des matériaux.

DOC D Les différents types de logos

Point vert
Symbole signifiant que le producteur contribue financièrement à un dispositif (Éco-emballages ou Adelphe) aidant les communes à développer des collectes sélectives des déchets d'emballages afin de les valoriser. Il ne présume pas du recyclage effectif du produit qui le porte.

Triman
Symbole obligatoire sur tous les emballages et produits recyclables, indiquant au consommateur que le produit doit être recyclé et trié.

Boucle de Möebius
Symbole signifiant que le produit ou l'emballage est recyclable.
Si le symbole est accompagné d'un pourcentage, cela signifie que cet emballage contient des matières recyclées (exemple : 65 % de matières recyclées).

65 %

NF ENVIRONNEMENT

Écolabels reconnaissant la qualité d'usage du produit, ainsi que la limitation de ses impacts sur l'environnement.

Symboles d'identification des matériaux

alu	Aluminium
	Acier
	Verre recyclable
02 PE - HD	Polyéthylène haute densité

ACTIVITÉ 5 Les mesures collectives et individuelles pour respecter l'environnement

8 **Cochez** pour chaque exemple s'il s'agit d'une mesure collective ou individuelle.

Exemples de mesures mises en place	Mesures collectives	Mesures individuelles
Mise en place du tri sélectif dans l'entreprise avec des conteneurs spécifiques.		
Respect du tri des différents déchets présents dans l'entreprise.		
Renforcement de « l'éco concept » des nouveaux produits par une conception et une fabrication facilitant leur recyclage et limitant les substances polluant l'environnement.		
Respect des dosages des produits chimiques utilisés pour éviter le gaspillage et la pollution.		

PROPOSER DES SOLUTIONS

9 **Renseignez** le tableau pour votre secteur professionnel.

Déchets dans mon secteur professionnel	Organisation de la collecte des déchets	Mesures de prévention
Déchets non dangereux inertes 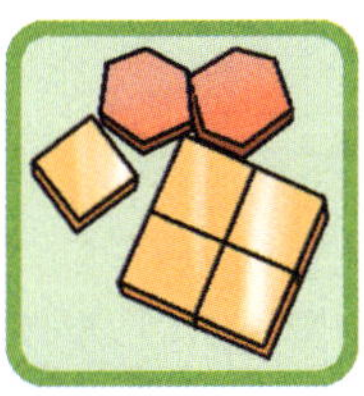 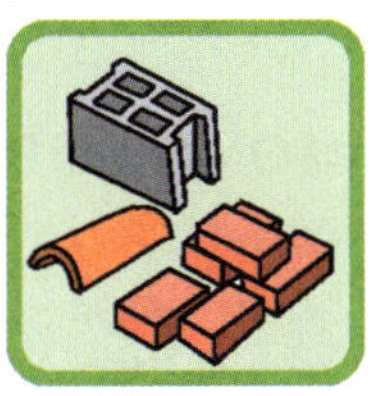	....	....
Déchets non dangereux (DND) 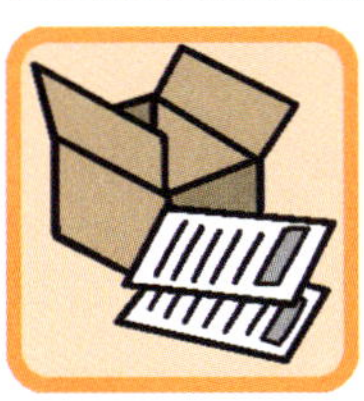 	....	....
Déchets dangereux (DD) 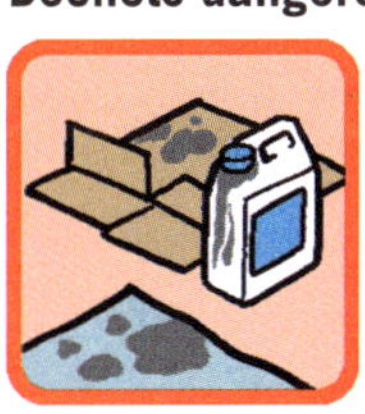 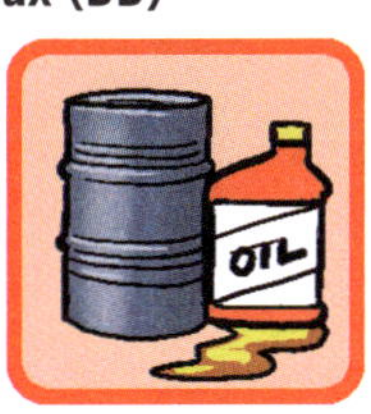	....	....

MÉMO 32 Les déchets

1. Les déchets

Les déchets non dangereux inertes

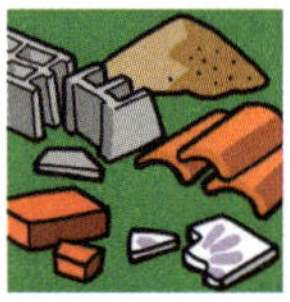

Gravats, terre

Verre

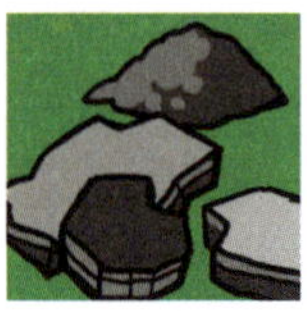

Enrobé

Les déchets non dangereux (DND)

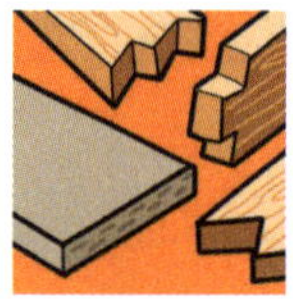

Bois

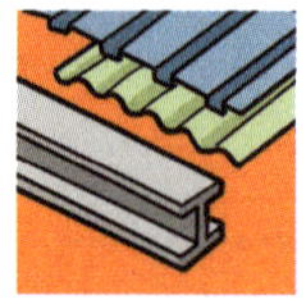

Métaux

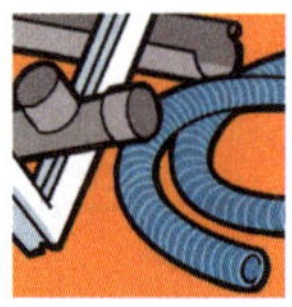

Plastique, polystyrène expansé

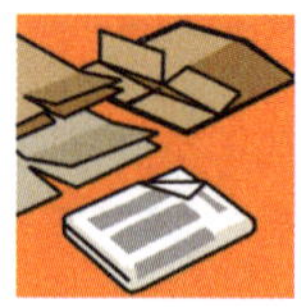

Papier, carton

Les déchets dangereux (DD)

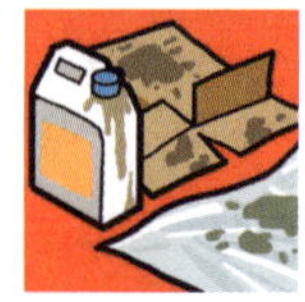

Emballages souillés par déchets dangereux

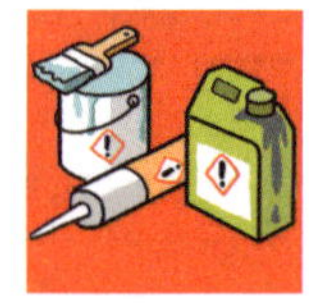

Peintures, solvants...

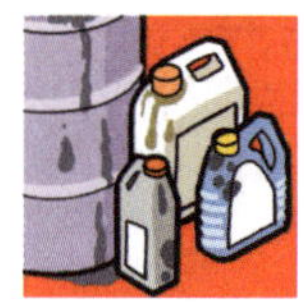

Huiles

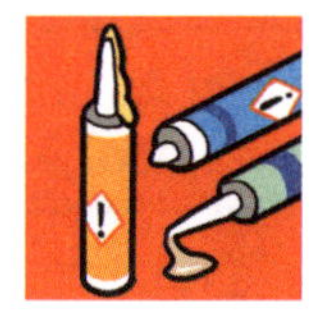

Mastics, colles...

2. L'impact des déchets sur l'environnement

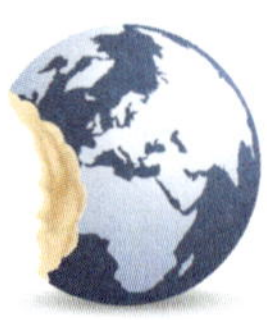

Épuisement des ressources naturelles

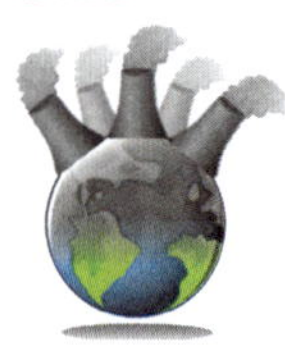

Pollution de l'eau, de la terre de l'air avec les émissions de CO_2

3. L'organisation de la gestion des déchets en milieu professionnel

Afin de préserver l'environnement les déchets peuvent être valorisés de différentes manières :

- **Incinération** → Produire de l'énergie
- **Recyclage** → Transformer pour donner une nouvelle vie aux déchets
- **Compostage** → Produire du terreau (compost)
- **Méthanisation** → Produire de l'énergie

4. Des logos pour informer

Des logos : pour informer les utilisateurs sur les possibilités de recyclage des produits.

5. Les mesures collectives et individuelles pour respecter l'environnement

Elles visent à :

- réduire la quantité de déchets ;
- réduire leur nocivité ;
- améliorer leur caractère valorisant.

LE MÉMO RÉDIGÉ

foucherconnect.fr/18pc107

#qcm

8 questions pour réviser

foucherconnect.fr/18pc108

Nom : ....

Prénom : ....

Date : ....

Évaluation 4

SITUATION

Hugo est téléconseiller dans un centre d'appels téléphoniques cinq jours par semaine, huit heures par jour. Son travail consiste à recevoir des appels de clients pour des demandes d'information ou des réclamations et/ou à émettre des appels vers ceux-ci pour des opérations de télémarketing. Il utilise des systèmes téléphoniques couplés à des postes informatiques pour la consultation ou la saisie, en temps réel, d'informations dans une base de données clientèle. À son poste de travail, il travaille dans un espace collectif sans séparation. De ce fait, tout au long de la journée, sur le plateau, il est exposé à un bruit de fond relativement élevé, généré en particulier par les conversations de ses collègues.

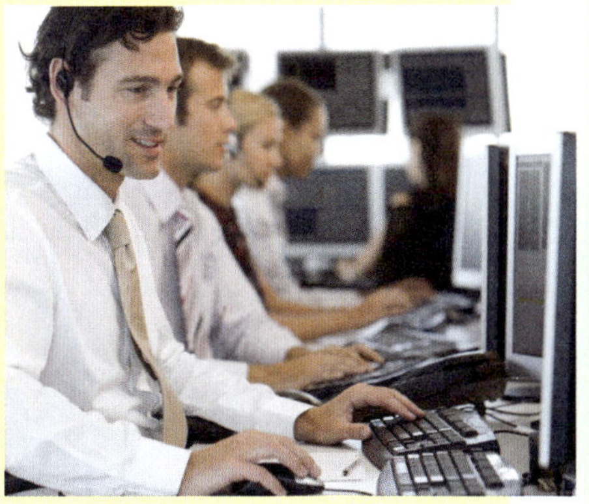

1 **Cochez** le problème posé dans la situation.

- ☐ Les relations de travail.
- ☐ Les nuisances sonores au travail.
- ☐ L'absentéisme au travail.

2 À partir de la situation, **complétez** le schéma du principe d'apparition d'un dommage.

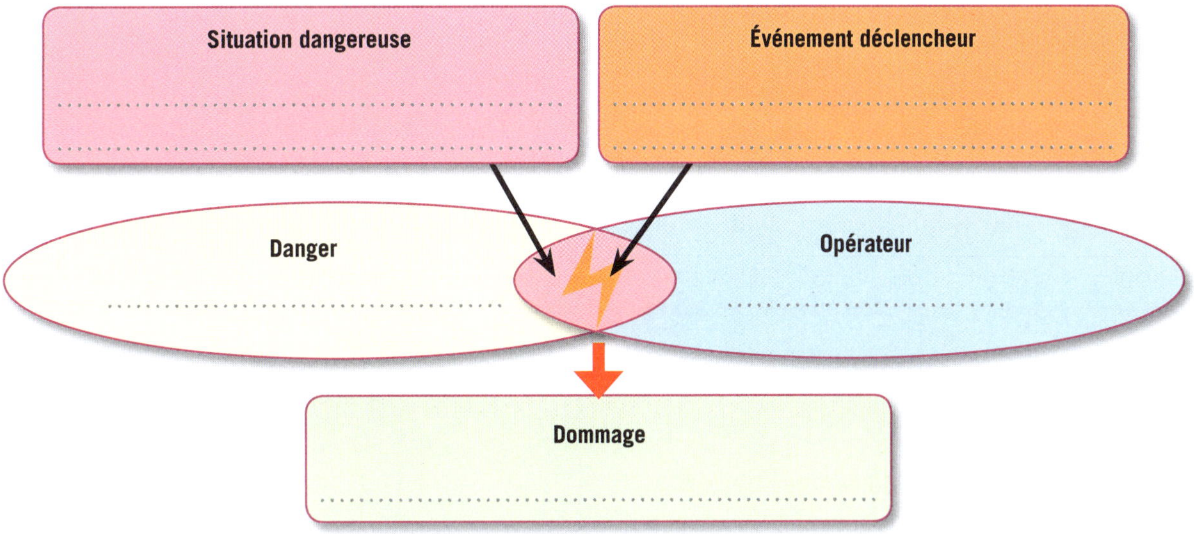

3 **Cochez** l'appareil qui permet de mesurer le niveau sonore.

☐ L'anémomètre ☐ Le thermomètre ☐ Le sonomètre

4 **Cochez** le seuil de nocivité pour une journée de travail de 8 heures.

☐ 60 dB(A) ☐ 80 dB(A) ☐ 120 dB(A)

5 **Indiquez** deux paramètres qui rendent le bruit dangereux pour l'homme.

....

....

6 **Tracez**, sur le **document A**, à l'aide de flèches, le trajet du son dans l'appareil auditif.

7 **Citez** deux autres effets du bruit sur la santé.

DOC A Le schéma de l'appareil auditif

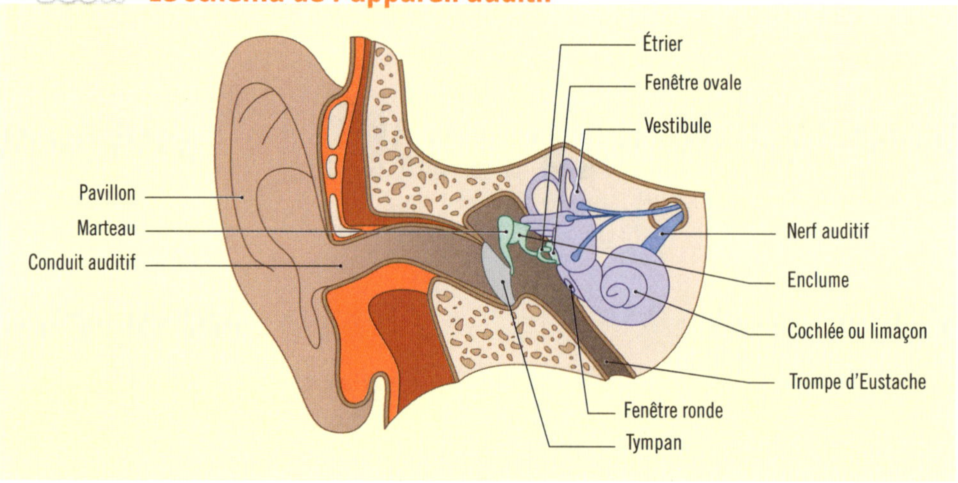

8 **Proposez** deux solutions pour éviter la fatigue auditive d'Hugo à la fin de la journée.

9 **Nommez** la visite médicale passée par Hugo lors de son embauche au centre d'appel téléphonique.

10 **Indiquez** deux objectifs de cette visite.

11 À l'aide du **document B**, **énoncez** le principe de la vaccination.

DOC B Le principe de la vaccination

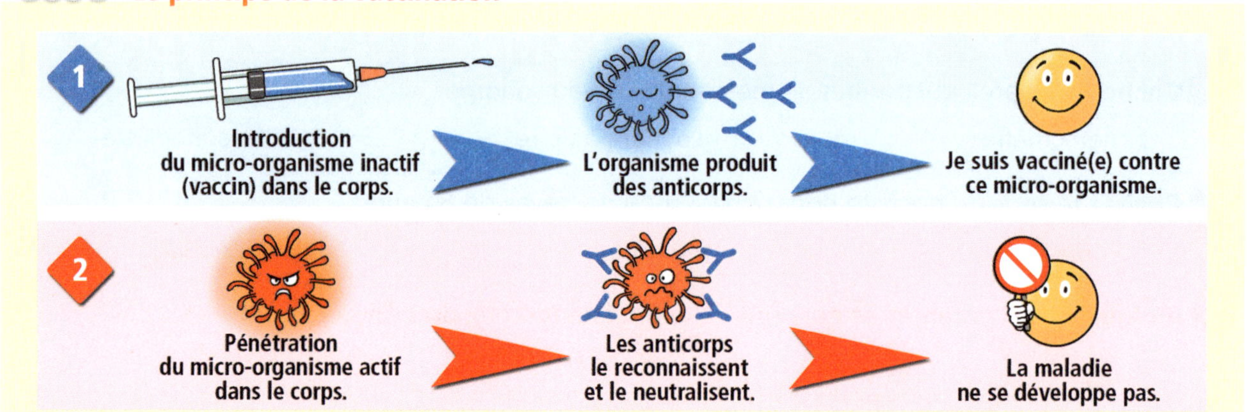

Fiches secourisme

Fiches établies d'après le Guide des données techniques et conduites à tenir (en vigueur depuis janvier 2017)

Plan d'intervention du SST

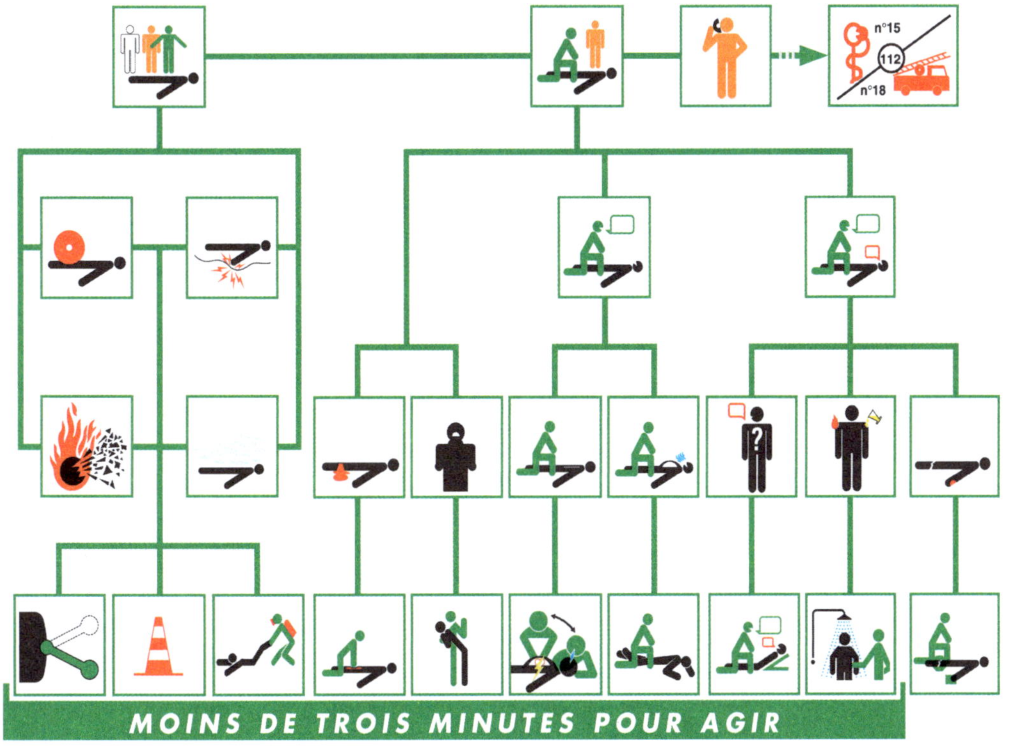

© INRS.
Ce plan est donné à titre d'information. Seules les personnes formées au cours d'un stage conforme au programme de formation national ont le droit d'intervenir sur un incident ou un accident.

Protéger

FICHE SECOURISME 1

Résultat à atteindre **éviter un nouvel accident**

Protéger

- Je me pose les questions suivantes avant d'accéder à la victime pour ne pas m'exposer moi-même, les témoins ou la victime à un ou des dangers :
  - **Que s'est-il passé ?**
  - **Persiste-t-il un ou des dangers ?**

Danger d'origine mécanique

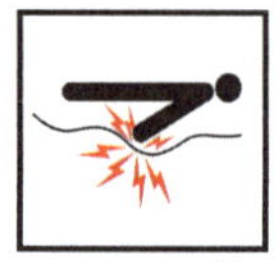
Danger d'origine électrique

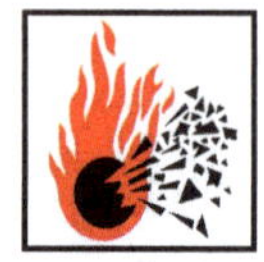
Danger d'origine thermique ou pouvant provoquer un incendie ou une explosion

Danger dû à une atmosphère toxique ou irrespirable

Danger contrôlable ?

OUI

- Je **supprime** ou fait supprimer le(s) danger(s).

NON

- **J'isole** ou fais isoler le(s) danger(s).

et/ou

- Je **soustrais** ou fais soustraire la victime à(aux) danger(s) (manœuvre exceptionnelle).

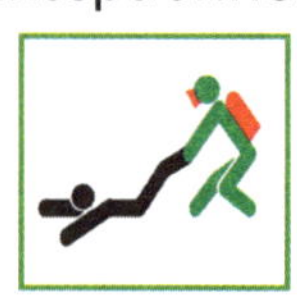

et/ou

- Je **continue à isoler** la zone d'intervention et j'**alerte** ou fais alerter les secours spécialisés qui pourront agir sur le(s) danger(s).

Cas particulier

Alerte et protection des populations

- Lorsque j'entends le **signal** émis par des sirènes, annonçant un **danger immédiat** :

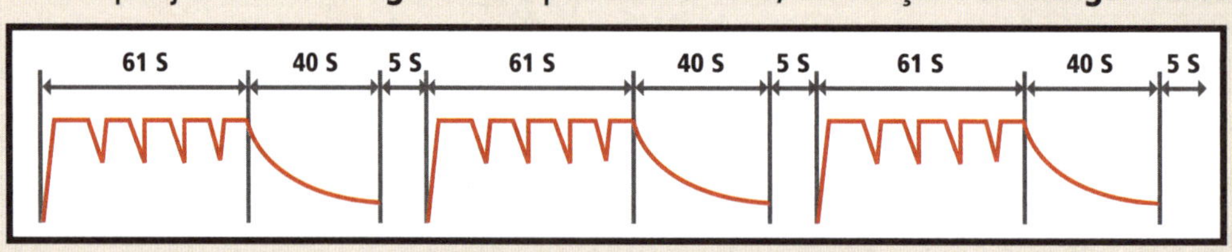

  - je me mets à l'abri en me rendant dans un local calfeutré ;
  - je m'informe en écoutant la radio (réseau France Bleu) ou en regardant la télévision (réseau France Télévisions) ;
  - je ne vais pas chercher mes enfants à l'école ;
  - je ne fume pas, j'évite toute flamme ;
  - je ne téléphone pas pour ne pas encombrer le réseau ;
  - je m'assure que mon entourage a reçu et exécuté ces consignes.

- Lorsque j'entends le **signal de fin d'alerte**, le danger est écarté :

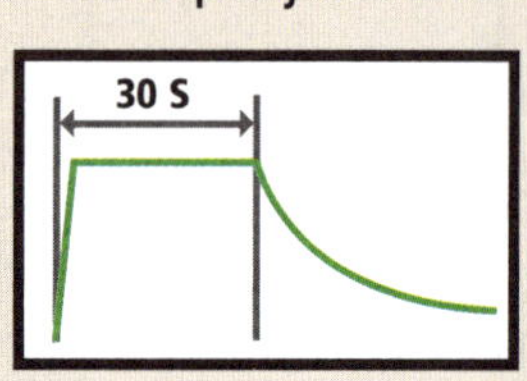

Examiner

FICHE SECOURISME 2

Résultat à atteindre déduire les actions à mettre en œuvre

Examiner

Pourquoi examiner ?

- J'examine la victime pour :
  - **déterminer le résultat à atteindre** et en **déduire les gestes de secours** (ou actions) à mettre en œuvre ;
  - **transmettre ces informations aux secours spécialisés**, pour qu'ils puissent organiser leur intervention.

Comment examiner ?

- J'**observe** la victime et me **pose systématiquement 4 questions :** la victime saigne-t-elle abondamment ? s'étouffe-t-elle ? répond-elle ? respire-t-elle ?

La victime saigne-t-elle abondamment ?

- Je recherche les saignements abondants éventuels en observant la victime et son environnement, en respectant sa position et en lui parlant.

La victime s'étouffe-t-elle ?

- Je repère le comportement de la victime et lui pose une question.

  Si elle s'étouffe, elle :
  - porte brutalement ses mains à sa gorge ;
  - ne peut plus parler ;
  - ne peut plus crier ;
  - ne peut plus tousser ;
  - n'émet aucun son ;
  - ne peut plus respirer ;
  - s'agite.

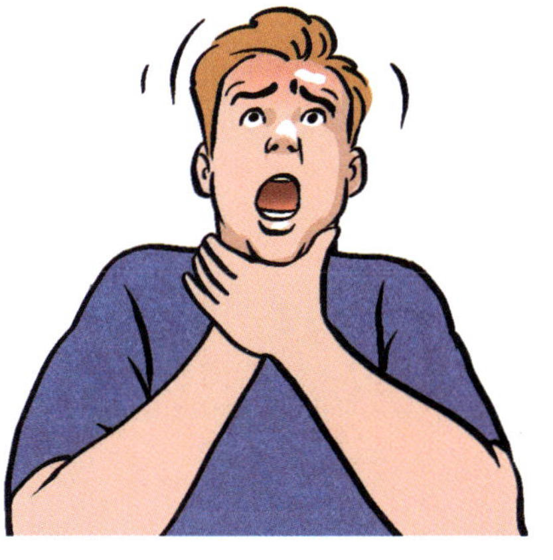

La victime répond-elle ?

__Pour un adulte ou un enfant :__

- Je **pose une ou des questions simples** à la victime :
  - que s'est-il passé ?
  - comment ça va ?
  - m'entendez-vous ?
  - où avez-vous mal ?

En cas de non-réponse à ces questions : je lui **secoue doucement les épaules** ou lui prends la main et lui **demande d'exécuter un ordre simple** (ex. : « serrez-moi la main », « ouvrez les yeux »).

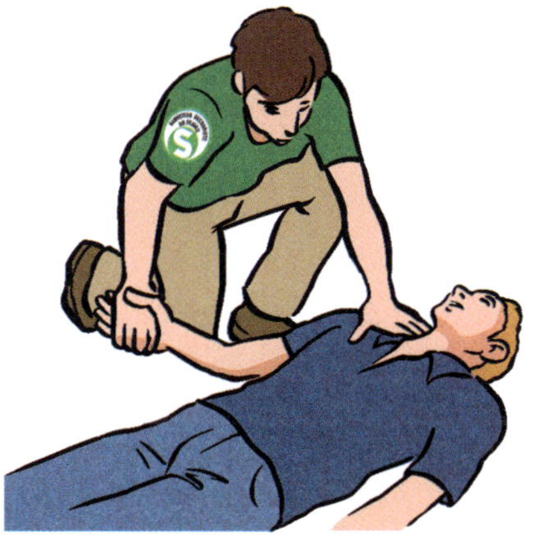

__Pour un nourrisson :__

- Je **fais du bruit**, par exemple en tapant des deux mains, puis je **stimule** l'enfant **au niveau des mains**.

La victime respire-t-elle ?

Je poursuis l'examen si la victime ne répond pas :

Pour un adulte ou un enfant (sur le dos) :

- Je bascule doucement la tête en l'inclinant vers l'arrière et simultanément j'élève le menton pour entraîner la remontée de la langue du fond de la gorge et ainsi permettre le passage de l'air.

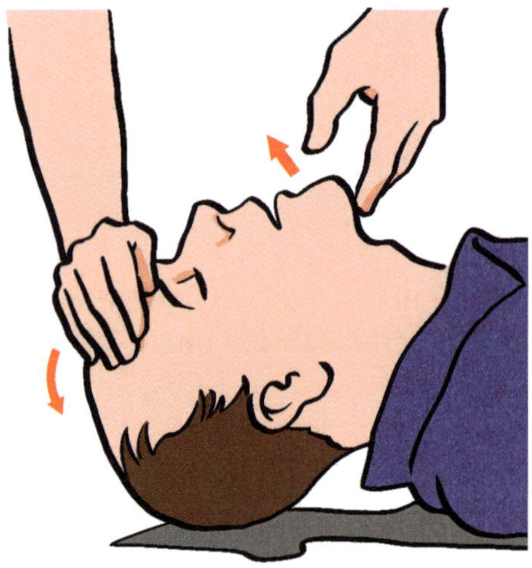

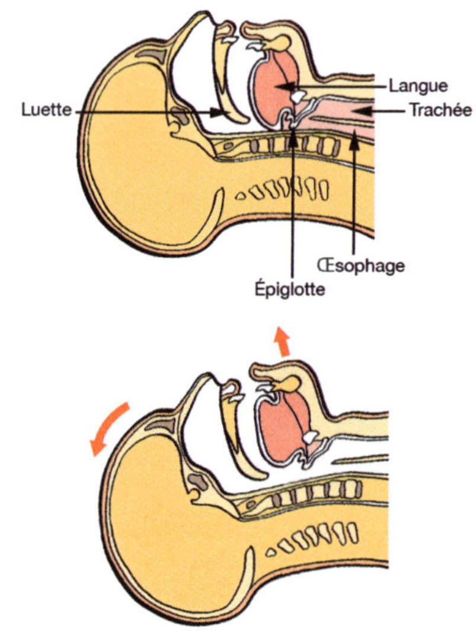

Pour un nourrisson (sur le dos) :

- Je ramène la tête en position neutre et j'élève simultanément le menton.
  - Je me penche, durant 10 secondes, sur la victime et place mon oreille et ma bouche au-dessus de sa bouche tout en gardant son menton élevé.
  - J'écoute les bruits normaux ou anormaux (sifflement, ronflement…) de la respiration.
  - Je perçois avec ma joue le flux d'air expiré par le nez et la bouche de la victime.
  - Je regarde se soulever le ventre et/ou la poitrine de la victime.

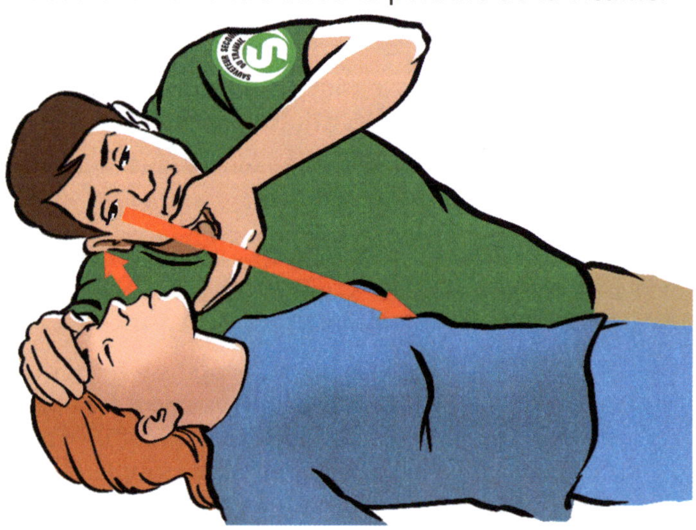

Cas particulier

La victime est sur le ventre

- Si la victime ne répond pas, je la mets sur le dos pour ensuite vérifier si elle respire.

Faire alerter ou alerter

Résultat à atteindre transmettre les informations nécessaires pour l'intervention des secours

Faire alerter ou alerter

Qui dois-je faire alerter ou alerter ?

- Suivant le lieu où je me trouve, je fais alerter ou j'alerte :
  - les personnes prévues dans l'organisation des secours de l'entreprise ;
  - les moyens de secours **externes à l'entreprise :**

➡ **le SAMU (15) :** problème urgent de santé ou avis médical ;

➡ **les pompiers (18) :** demande de secours ;

➡ **le 112 :** numéro d'appel européen des services de secours mis en place afin que toute personne en Europe puisse contacter les secours.

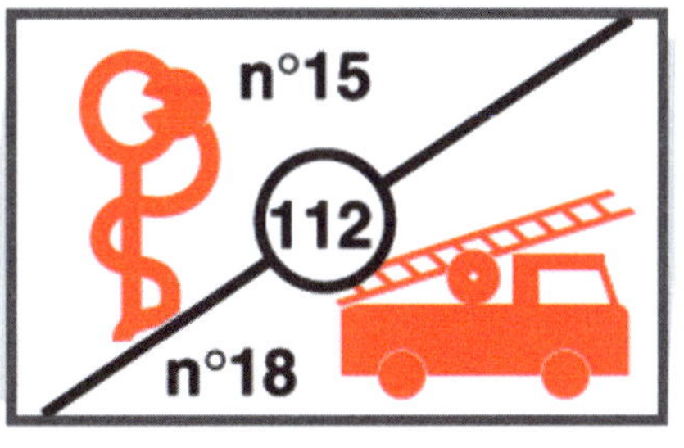

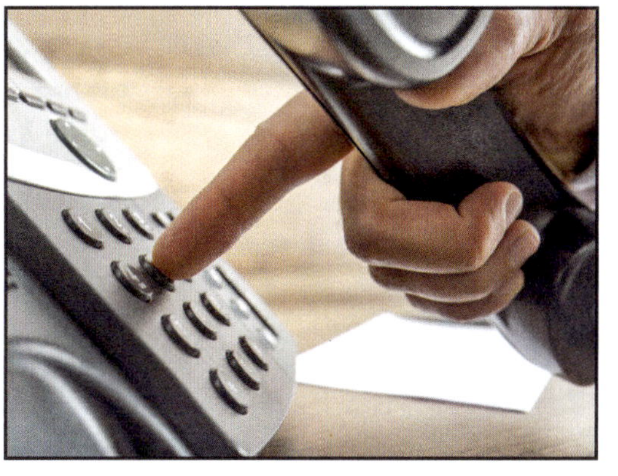

Comment dois-je alerter ?

- Je choisis **la personne la plus apte à déclencher l'alerte** et je lui précise les éléments du message à transmettre :
  - l'identité de l'appelant ;
  - le numéro d'appel ;
  - le lieu de l'accident (adresse, atelier, étage...) ;
  - la nature de l'accident (explosion, électrisation...) ;
  - le nombre de victimes ;
  - l'état de la ou des victimes ;
  - les actions déjà engagées.

- Je lui précise les **consignes** pour une bonne transmission du message :
  - répondre aux questions posées par les services de secours ;
  - ne jamais raccrocher le premier ;
  - revenir rendre compte au SST ;
  - aller au-devant des secours pour les guider jusqu'à la victime.

- Si je suis seul, je donne l'alerte moi-même.

Secourir

La victime saigne abondamment

Résultat à atteindre arrêter le saignement

Protéger

 et/ou  et/ou 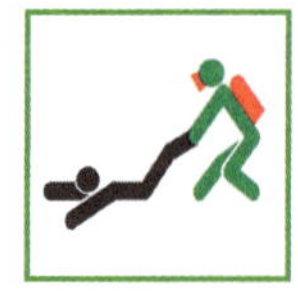

Examiner

- Je vois le sang couler abondamment.
- Je repère l'origine du saignement.

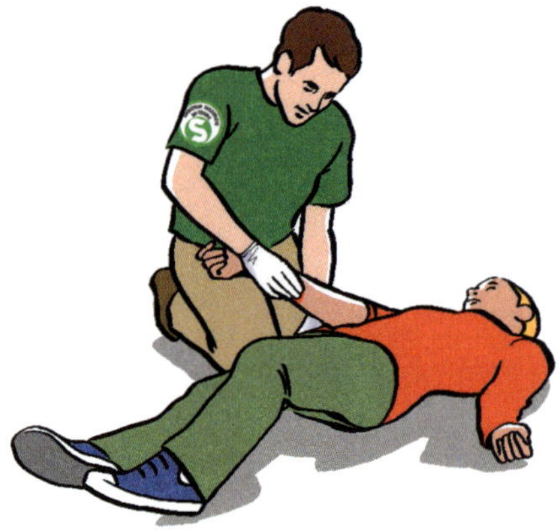

Secourir

- Je demande à la victime de **comprimer immédiatement** l'endroit qui saigne ou, à défaut, je le fais à sa place avec les doigts ou la paume de ma main protégée en interposant si possible une épaisseur de tissu propre recouvrant totalement l'endroit qui saigne.
- **J'allonge** la victime pour éviter une détresse circulatoire.
- Je **vérifie l'efficacité du geste**.

Faire alerter ou alerter

- Je **fais alerter** les secours médicalisés **(SAMU : 15)**.
- Je **maintiens cette compression** jusqu'à l'arrivée des secours tout en surveillant l'état de la victime et en la couvrant.
- Si je **dois me libérer** afin d'effectuer une autre action (geste vital sur la ou une autre victime ou alerte à donner si je suis seul sans téléphone portable) :
  - je remplace ma compression manuelle par **un pansement compressif** ;
  - si le saignement persiste, je reprends la compression manuelle par-dessus le pansement compressif.
- Si ma compression directe d'un membre est inefficace ou impossible, je mets en place un **garrot** au-dessus de la plaie.

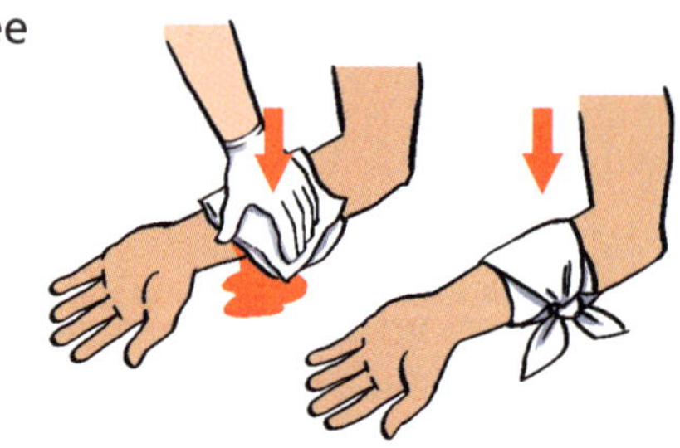

Cas particuliers

Saignement de nez

- J'assois la victime, tête penchée en avant. Je lui demande de se moucher vigoureusement, puis de comprimer ses narines avec deux doigts, pendant 10 minutes sans relâcher.

Vomissements ou crachats de sang

- Je vois du sang sortir de la bouche.
- J'alerte immédiatement le SAMU (15).
- J'installe la victime dans la position où elle se sent le mieux et je la surveille.

Autres saignements

- J'allonge la victime, je demande un avis médical et applique les consignes.

Secourir

La victime s'étouffe

Résultat à atteindre permettre à la victime de respirer

Protéger

 et/ou  et/ou 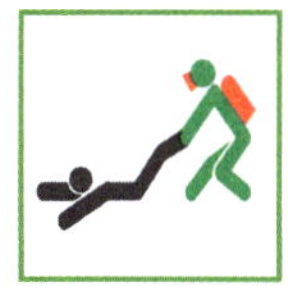

Examiner

- Je vois la victime porter ses mains à sa gorge brutalement.
- Je pose une question et constate que la victime :
  - ne peut plus parler ;
  - ne peut plus crier ;
  - n'émet aucun son ;
  - ne peut plus respirer ;
  - s'agite.

Secourir

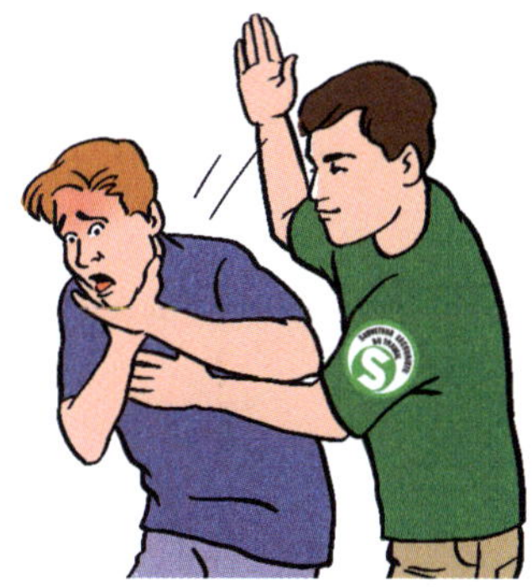

- Je laisse la victime dans la position où elle se trouve.
- Je désobstrue les voies aériennes en effectuant de **1 à 5 tapes vigoureuses dans le dos entre les deux omoplates** avec le talon de la main ouverte pour déclencher un réflexe de toux.
- Si je constate que les **5 tapes** dans le dos sont **inefficaces**, je réalise pour l'adulte et l'enfant **1 à 5 compressions abdominales**.
- En cas d'**inefficacité**, je **renouvelle l'enchaînement des 5 tapes dans le dos et des 5 compressions abdominales jusqu'à l'expulsion du corps étranger**.
- Après expulsion du corps étranger, j'installe la victime dans la position où elle se sent le mieux et je la surveille.

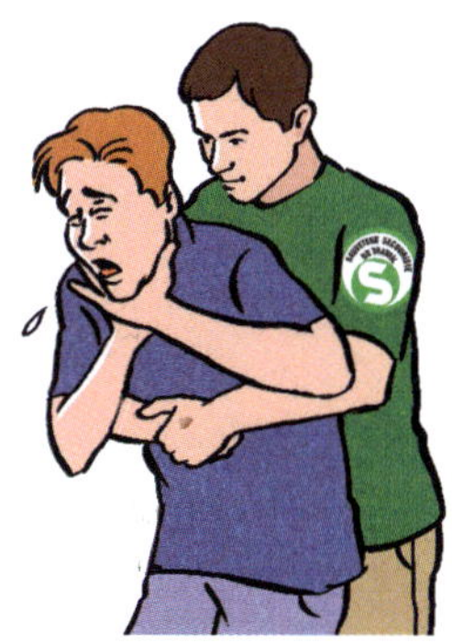

Faire alerter ou alerter

- Je demande un avis médical.

Cas particuliers

Chez une femme enceinte ou une personne obèse

- Devant l'impossibilité d'encercler l'abdomen de la victime avec les bras, je remplace les compressions abdominales par des compressions thoraciques.

Chez un nourrisson

- Je donne **1 à 5 tapes dans le dos.**
- Si les **5 tapes** dans le dos sont inefficaces, je réalise **1 à 5 compressions thoraciques.**

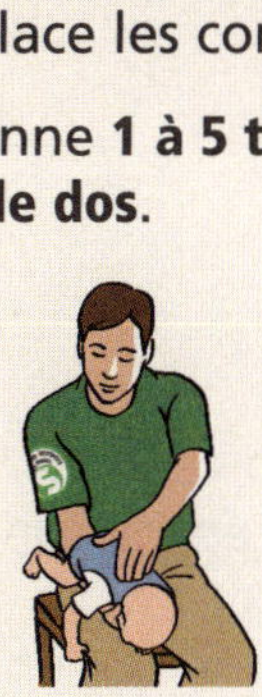

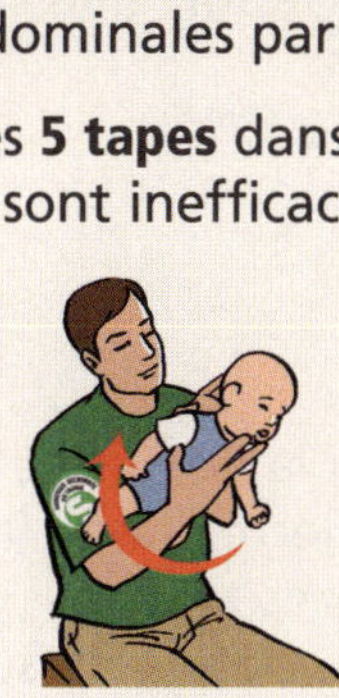

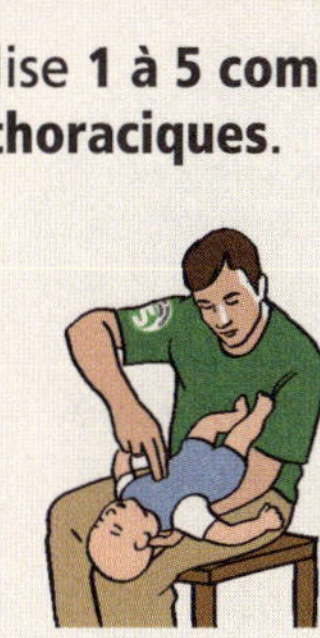

Secourir

La victime se plaint d'un malaise

Résultat à atteindre éviter l'aggravation et prendre un avis médical

Protéger

et/ou

et/ou

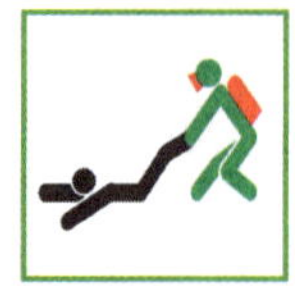

Examiner

- Je constate que la victime se plaint d'un **malaise**.
- Je mets la victime au **repos immédiatement** en l'**allongeant**. En cas de gêne respiratoire, je l'installe en position demi-assise ou la laisse dans la position qu'elle adopte spontanément.
- Je rassure la victime.
- J'observe les **signes** présentés par la victime :
  - elle ressent une douleur dans la poitrine ;
  - elle ressent une douleur abdominale intense ;
  - elle présente brutalement un ou plusieurs des signes suivants :
    - une faiblesse ou une paralysie soudaine unilatérale ou bilatérale de la face, du bras ou de la jambe ;
    - une diminution ou une perte de vision d'un œil ou des deux ;
    - une difficulté de langage ou de compréhension ;
    - un mal de tête sévère, soudain et inhabituel, sans cause apparente ;
    - une perte de l'équilibre ;
    - une instabilité de la marche ou des chutes inexpliquées ;
  - elle a du mal à respirer, à parler ou ne peut plus parler du tout ;
  - elle est couverte de sueurs abondantes ;
  - elle a froid ;
  - elle présente une pâleur intense.

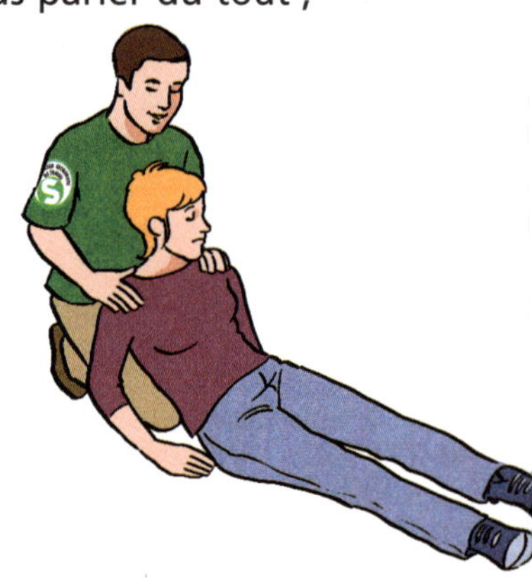

Secourir

- J'**écoute**, je **questionne** la victime et son entourage afin d'obtenir des renseignements utiles :
  - quel âge a-t-elle ?
  - est-ce la première fois ?
  - quel est le type de douleur ?
  - où a-t-elle mal ?
  - depuis combien de temps a-t-elle ce malaise ?
  - a-t-elle été récemment malade et/ou hospitalisée ?
  - suit-elle un traitement ?

Faire alerter ou alerter

- Je **prends un avis médical** immédiatement et transmets précisément ce que j'ai observé et entendu.
- Je surveille l'état de la victime.

Cas particulier

Prise habituelle de médicament ou de sucre

- À la demande de la victime, ou sur consigne du médecin préalablement alerté, j'aide la personne à prendre son traitement, en respectant les doses prescrites.
  Je donne du sucre à la personne qui en demande spontanément.

Secourir

La victime se plaint de brûlures

Résultat à atteindre éviter l'aggravation de la brûlure

Protéger

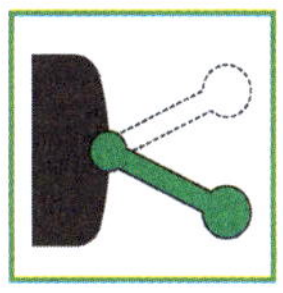 et/ou  et/ou 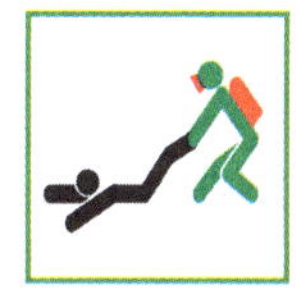

Examiner

- Je détermine l'origine de la brûlure : thermique ou chimique.

Secourir

Faire alerter ou alerter

Brûlures thermiques	Brûlures chimiques
• Je refroidis la victime le plus tôt possible en arrosant la surface brûlée à l'eau courante tempérée à faible pression. • Je retire les vêtements de la victime sans ôter ceux qui adhèrent à la peau. • Je fais alerter ou j'alerte. • Je mets la victime au repos. • Je surveille l'état de la victime. 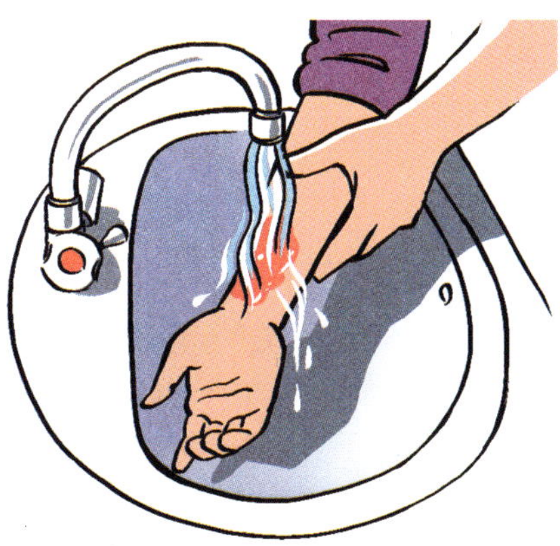	• Je rince abondamment la partie imprégnée de produit chimique à l'eau courante tempérée à faible pression jusqu'à l'obtention d'un avis médical. • Je déshabille la victime en me protégeant (ne pas oublier les chaussures et chaussettes). • J'alerte ou je fais alerter en précisant le nom du produit chimique en cause. • Je surveille l'état de la victime. 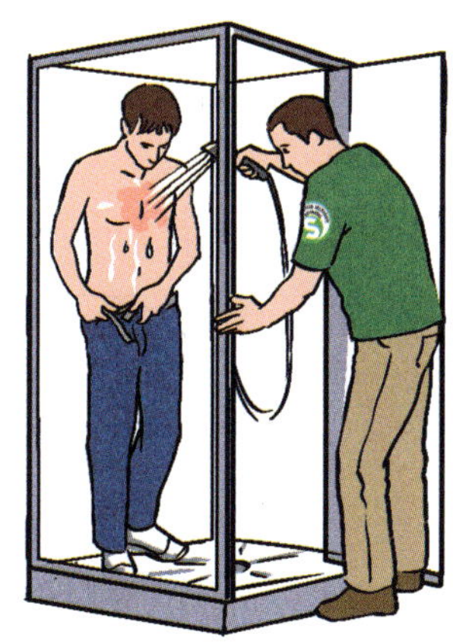

Cas particuliers

Brûlures électriques

- J'arrose la zone brûlée visible à l'eau courante.
- Je demande un avis médical.
- Je suis les consignes données par le médecin.
- Je surveille l'état de la victime.

Brûlures internes par ingestion ou inhalation

- Je place la victime en position demi-assise pour faciliter sa respiration.
- Je demande un avis médical et précise la nature du produit en cause (garder l'emballage et le produit restant).
- Je surveille l'état de la victime.

Secourir

La victime se plaint d'une douleur empêchant certains mouvements

Résultat à atteindre éviter l'aggravation du traumatisme supposé

Protéger

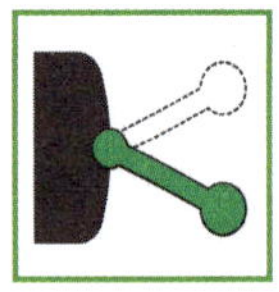 et/ou  et/ou 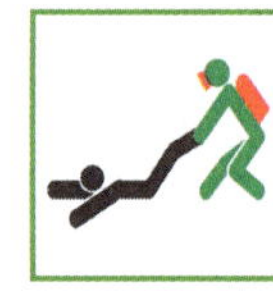

Examiner

- Je constate que la victime :
  - se plaint d'une douleur vive ;
  - se plaint d'une difficulté ou d'une impossibilité de bouger ;
  - présente un gonflement ou déformation visible.

Secourir

Faire alerter ou alerter

Douleur au cou suite à un traumatisme	Traumatisme lié à un coup sur la tête	Traumatisme au niveau d'un membre
■ Je conseille fermement à la victime de ne faire aucun mouvement, en particulier de la tête. ■ Je maintiens la tête de la victime à deux mains. ■ Je fais alerter ou alerte les secours. ■ Je surveille l'état de la victime.	■ J'observe l'apparition des signes suivants : ▸ agitation ou prostration ; ▸ absence de souvenir de l'accident ou propos incohérents ; ▸ maux de tête persistants ; ▸ diminution de la force musculaire ou engourdissement ; ▸ vomissements. ■ Je demande à la victime de s'allonger. ■ Je demande un avis médical. ■ Je surveille l'état de la victime.	■ Je conseille fermement à la victime de ne pas mobiliser le membre atteint. ■ Je fais alerter ou alerte les secours. ■ Je respecte les recommandations données par les secours.

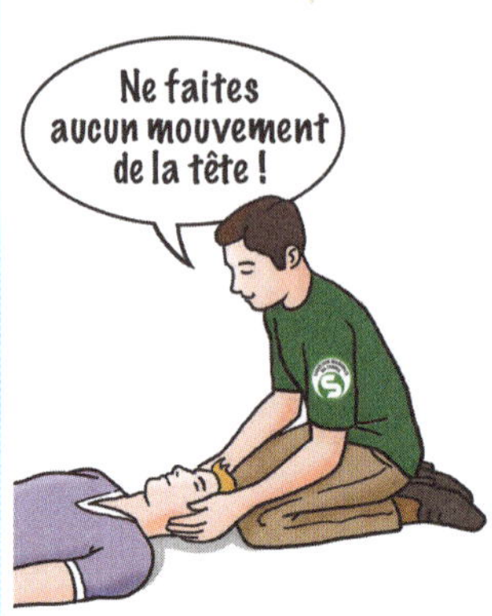
Ne faites aucun mouvement de la tête !

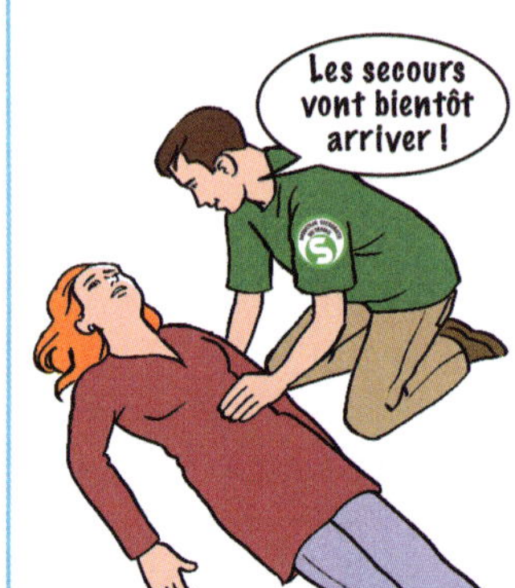
Les secours vont bientôt arriver !

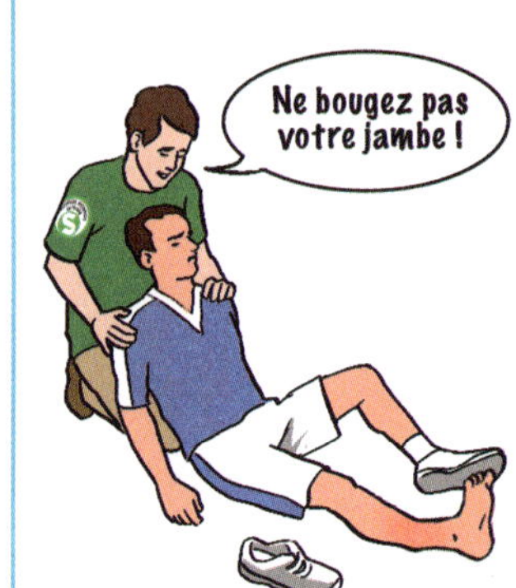

FICHE SECOURISME 9

Secourir

La victime se plaint d'une plaie qui ne saigne pas abondamment

Résultat à atteindre éviter l'aggravation de la plaie

Protéger

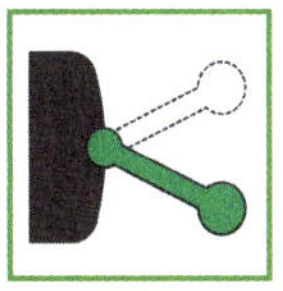 et/ou  et/ou 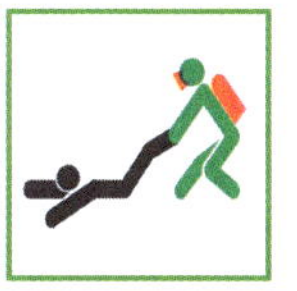

Examiner

- Je dois **distinguer si la plaie** est **grave** ou **simple**.

Une plaie grave dépend de plusieurs critères :

Le mécanisme d'apparition de la plaie	- Par projectile - Par injection dans la peau d'un liquide sous pression - Par piqûre accidentelle avec un matériel de soin - Par outil - Par morsure - Par objet tranchant
Son aspect	- Avec présence d'un corps étranger - Écrasée - Membre sectionné
Sa localisation	- Au cou, à l'œil ou à la face - À proximité d'un orifice naturel - Au thorax - À l'abdomen
Ses conséquences	- La victime n'arrive plus à bouger l'extrémité de son membre (en aval de la plaie) - La victime a des sensations anormales (fourmillements, sensation de froid…)
Les antécédents médicaux de la victime	- Certaines maladies peuvent être un facteur aggravant

Secourir

Plaie simple

- Je me lave les mains avec de l'eau et du savon.
- Je nettoie la plaie à l'eau courante avec du savon en prenant les mesures pour éviter le contact sanguin.
- Je rince à l'eau claire.
- Je sèche la peau.
- J'utilise un antiseptique.
- Je protège par un pansement.
- Je demande à la victime si elle est vaccinée contre le tétanos et ses éventuels antécédents médicaux et lui conseille de consulter un médecin en cas de doute sur la vaccination.
- Je demande à la victime de surveiller sa plaie.
- Je me lave à nouveau les mains avec de l'eau et du savon.

Secourir

Plaie grave

Au thorax, à l'abdomen, à l'œil	Membre sectionné
J'installe la victime en position d'attente : ▸ **Plaie au thorax** 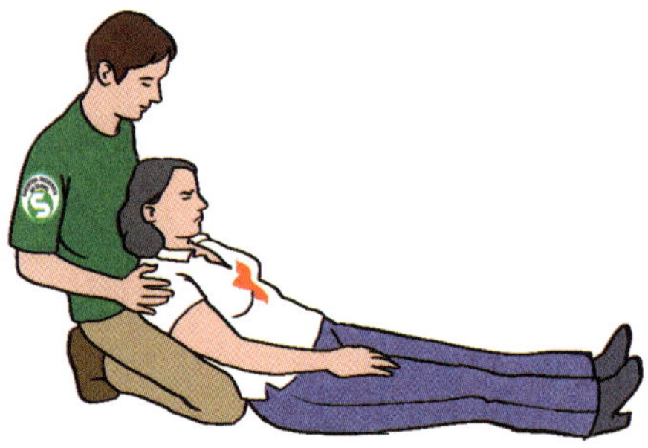 ▸ **Plaie à l'abdomen** 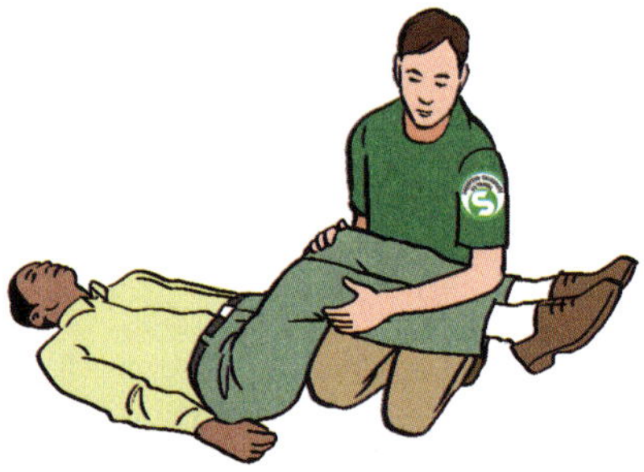 ▸ **Plaie de l'œil** : position allongée, yeux fermés, tête immobile.	J'allonge la victime et je protège le moignon. Je récupère le segment sectionné. Je l'enveloppe dans une compresse, puis le place dans un sac plastique propre fermé de façon étanche. Je place le sac contenant le segment dans un second sac plastique contenant de l'eau fraîche, ou mieux de l'eau et des glaçons, que je confie aux secours dès leur arrivée.
J'alerte ou je fais alerter les secours. Je surveille la victime.	J'alerte ou je fais alerter les secours. Je surveille la victime.

Faire alerter ou alerter

Secourir

La victime ne répond pas, mais elle respire

Résultat à atteindre permettre à la victime de continuer à respirer

Protéger

 et/ou  et/ou 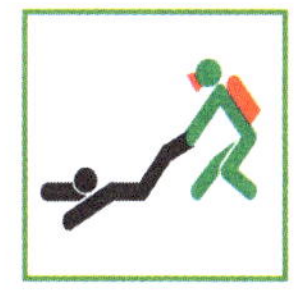

Examiner

- Je constate que la victime ne répond pas aux questions et aux stimulations, mais présente des signes visibles de respiration.

Secourir

- Je place la victime sur le côté, en **position latérale de sécurité** (PLS), pour permettre l'écoulement des liquides vers l'extérieur et éviter que la langue ne chute dans le fond de la gorge.

1. Je prépare la mise sur le côté de la victime.

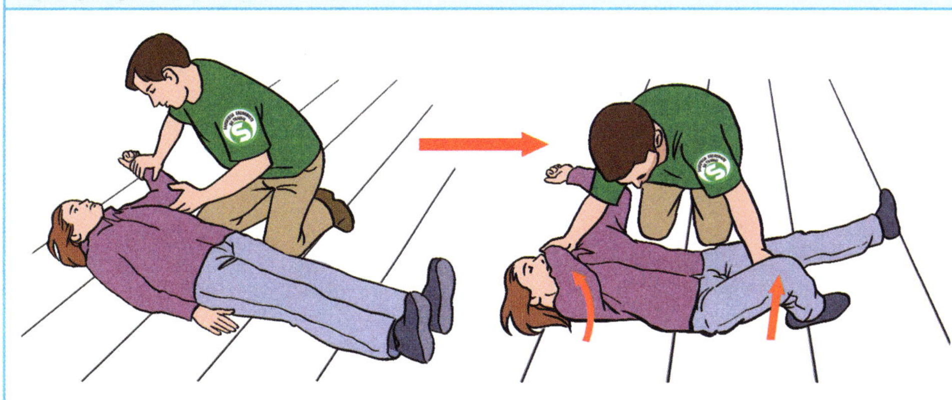

2. Je mets la victime sur le côté.

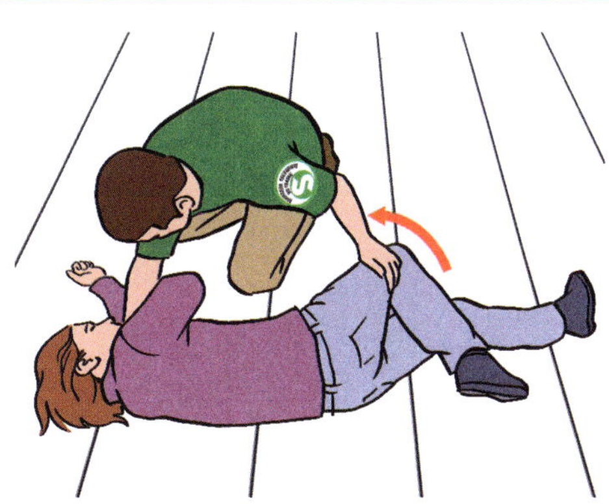

3. Je stabilise la victime sur le côté.

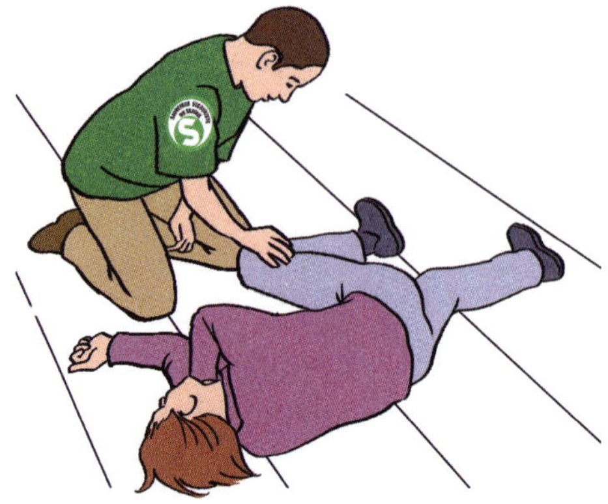

4. J'ouvre la bouche de la victime.

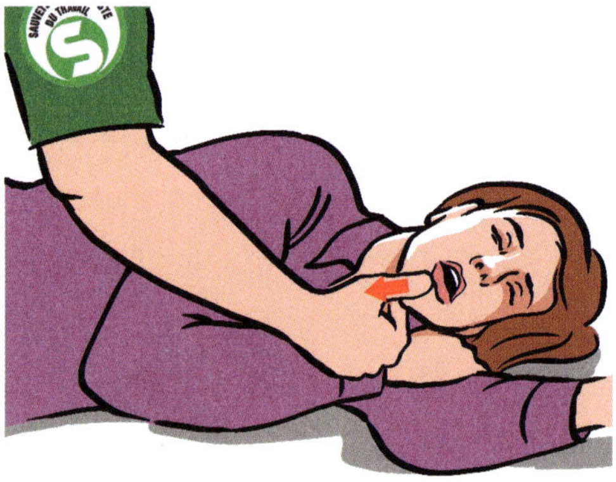

Faire alerter ou alerter

- Je vais **alerter** immédiatement si je n'ai pas obtenu l'aide d'un témoin pour le faire.
- Je surveille l'état de la victime.

Cas particuliers

Le nourrisson

- Je place le nourrisson qui ne répond pas et qui respire **sur le côté dans mes bras**.

L'enfant

- Je place l'enfant sur le côté, en **position latérale de sécurité** (PLS).

La victime présentant des convulsions

- Je ne **touche pas la victime** et **j'écarte tout objet dangereux** pendant la durée des convulsions. À la fin de celles-ci, je procède à l'examen de la victime et, si nécessaire, je la mets en **position latérale de sécurité**.

Secourir

La victime ne répond pas et ne respire pas

Résultat à atteindre assurer une respiration et une circulation artificielles

- Protéger
- Examiner
- Faire alerter ou alerter
- Secourir

et/ou

et/ou

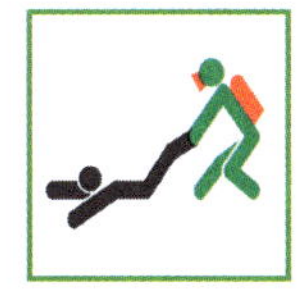

- Je ne perçois aucun souffle, pendant les 10 secondes que dure la recherche de respiration ; je n'entends aucun bruit, et ni le ventre, ni la poitrine de la victime ne se soulèvent.

En présence d'un témoin :

- Je **demande immédiatement au témoin d'alerter** les secours (15), et de m'apporter un **défibrillateur** si possible.

- **J'allonge si nécessaire la victime sur le dos**, et si possible sur **un plan dur**.
- Je **pratique immédiatement une réanimation cardio-pulmonaire en alternant 30 compressions thoraciques, puis 2 insufflations** en attendant le défibrillateur. Les compressions thoraciques sont réalisées avec le talon de la main au centre de la poitrine sur la moitié inférieure du sternum. Elles consistent en une **poussée verticale de 5 à 6 cm à une fréquence de 100 à 120 par minute**. La durée de l'insufflation est d'une seconde.

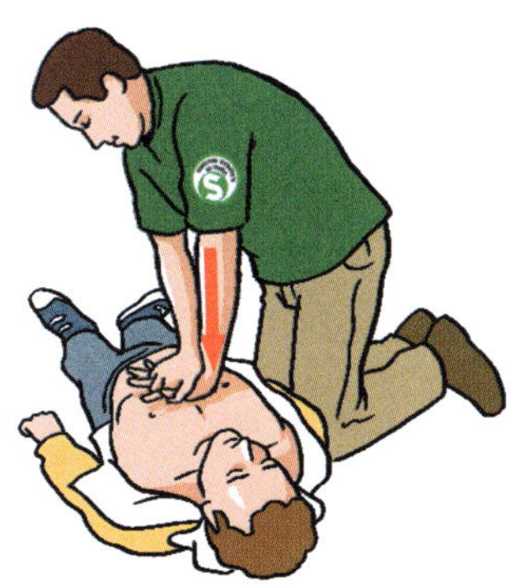

- Je poursuis la réanimation cardio-pulmonaire jusqu'à :
  - la mise en œuvre du défibrillateur ;
  - l'arrivée des services de secours.

En l'absence d'un témoin :

- J'alerte immédiatement le SAMU (15) et me munis d'un défibrillateur s'il est à portée de main.

Cas particulier

La victime est âgée de moins de 8 ans

- La conduite à tenir est la même que chez l'adulte.

Le défibrillateur automatique externe (DAE)

- **L'utilisation du défibrillateur automatique externe**
  - J'appuie sur le bouton « marche-arrêt ».
  - Je suis les indications vocales et/ou visuelles données par l'appareil.
  - Je mets en place les électrodes, conformément au schéma sur l'emballage, sur le thorax nu et sec de la victime. Si je constate une cicatrice et perçois un boîtier sous la peau à l'endroit où je dois poser l'électrode (côté droit de la victime), je colle l'électrode à une largeur de main au-dessous de la bosse/cicatrice.
  - Je connecte les électrodes.
  - Je m'assure que personne ne touche la victime pendant l'analyse du rythme cardiaque.

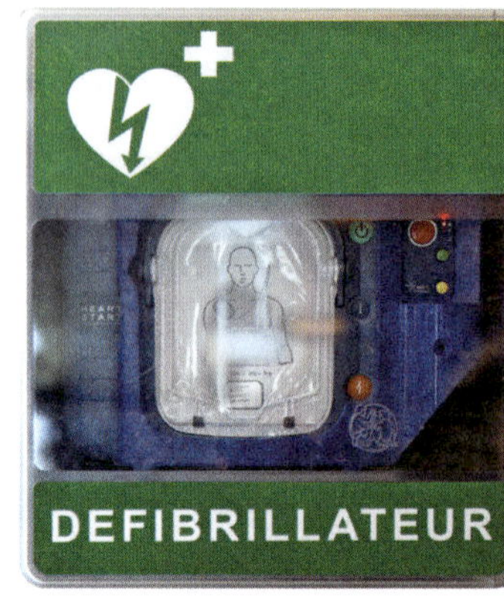

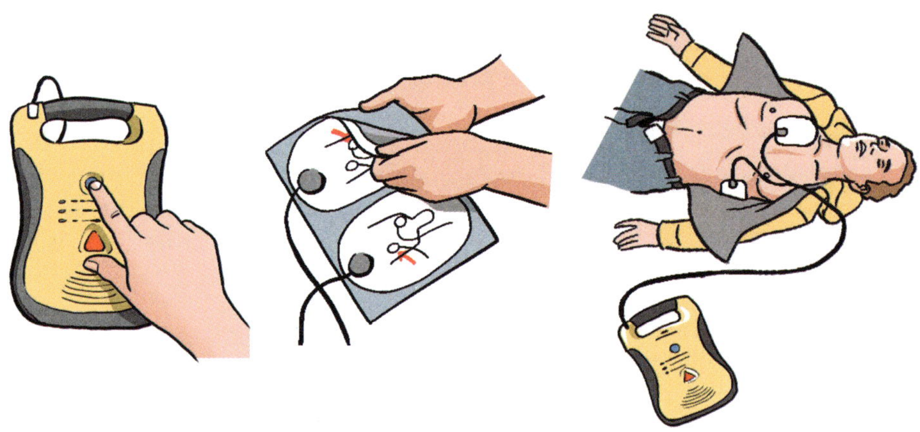

Si le défibrillateur annonce :

- **qu'un choc est indiqué** et demande de se tenir à distance de la victime :
  - je m'assure que personne ne touche la victime et annonce à haute voix « écartez-vous » ;
  - j'appuie sur le bouton « choc » ou je laisse déclencher le choc ;
  - je débute ou reprends sans délai la réanimation cardio-pulmonaire jusqu'à l'arrivée des secours ou la reprise de respiration et continue à suivre les recommandations du défibrillateur jusqu'à l'arrivée des secours.
- **qu'un choc n'est pas nécessaire** :
  - je débute ou reprends sans délai la réanimation cardio-pulmonaire et continue à suivre les recommandations du défibrillateur jusqu'à l'arrivée des secours.

Première situation d'évaluation

CCF

fin 1re année ou début 2de année CAP

Nom de l'élève :	Note : ..... /30, soit ..... /10
Prénom de l'élève :	Coefficient : 1
Date de déroulement de la situation d'évaluation : .... / .... /	Durée de la situation : 45 min

CAP Prévention Santé Environnement

Modules 1, 2 et 3

Ce sujet est présenté sous la forme d'un cahier-réponse

SITUATION 1

Dans la salle d'attente du médecin, Juliette relève dans un magazine les statistiques suivantes.

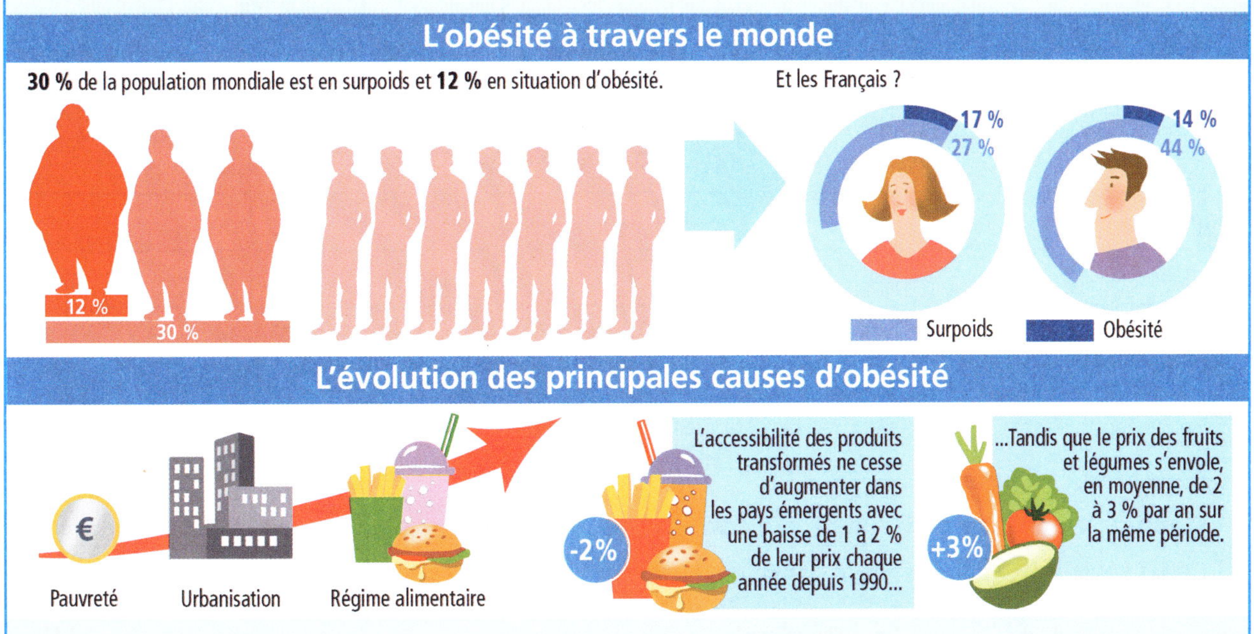

Source : www.optimyself.com/, 2017.

1 **Cocher** le problème posé dans la situation. / 0,25 pt

☐ Le choix d'un sport.

☐ L'obésité et le surpoids.

☐ Les conséquences de l'obésité sur la santé.

2 **À partir de la situation,**

2.1 **Renseigner** le tableau. / 1 pt

	Surpoids en France (en pourcentage)	Obésité en France (en pourcentage)
Femmes	....	....
Hommes	....	....

/ 1 pt — 2.2 **Formuler** un commentaire.

....

....

/ 0,5 pt — 2.3 **Indiquer** la principale cause à l'origine de l'obésité.

....

3 **Définir** la ration alimentaire.

....

/ 0,75 pt — **4** **Citer** trois facteurs qui font varier la ration alimentaire.

....

5 À partir du document A et de vos connaissances,

/ 0,5 pt — 5.1 **Indiquer** la valeur énergétique (en kilojoule) pour une tranche de rôti de porc cuit.

....

/ 1,25 pt — 5.2 **Renseigner** le tableau.

Les constituants alimentaires du rôti de porc	Les besoins alimentaires		
	énergétiques	constructeurs	fonctionnels
Graisses (acides gras saturés)			
Glucides (sucres)			
Fibres alimentaires			
Protéines			

/ 1 pt — **6** **Proposer** un menu équilibré tout en conservant la tranche de rôti de porc.

....

/ 0,5 pt — **7** À partir du document A,

7.1 **Cocher** le canal de distribution qui correspond à cet achat, puis **justifier** la réponse.

☐ Canal court ☐ Canal direct ☐ Canal long

....

....

/ 1 pt — 7.2 **Indiquer** :

– la date limite de consommation :

....

– la température de conservation :

....

/ 2 pts — 7.3 **Reporter**, dans le tableau, la nature des informations numérotées sur l'étiquette.

/ 1,5 pt — 7.4 **Surligner**, dans le tableau, les informations obligatoires figurant sur l'étiquette.

	Informations figurant sur l'étiquette
1	....
2	....
3	....
4	....
5	....
6	....
7	....
8	....

8 **Entourer**, sur le document A,

– en bleu, l'information représentant une marque de salubrité européenne ;

– en rouge, le logo attestant de l'assurance d'une production sans additif chimique de synthèse, ni utilisation de pesticides.

/ 0,5 pt

DOC A L'étiquette d'un produit alimentaire acheté en grande surface

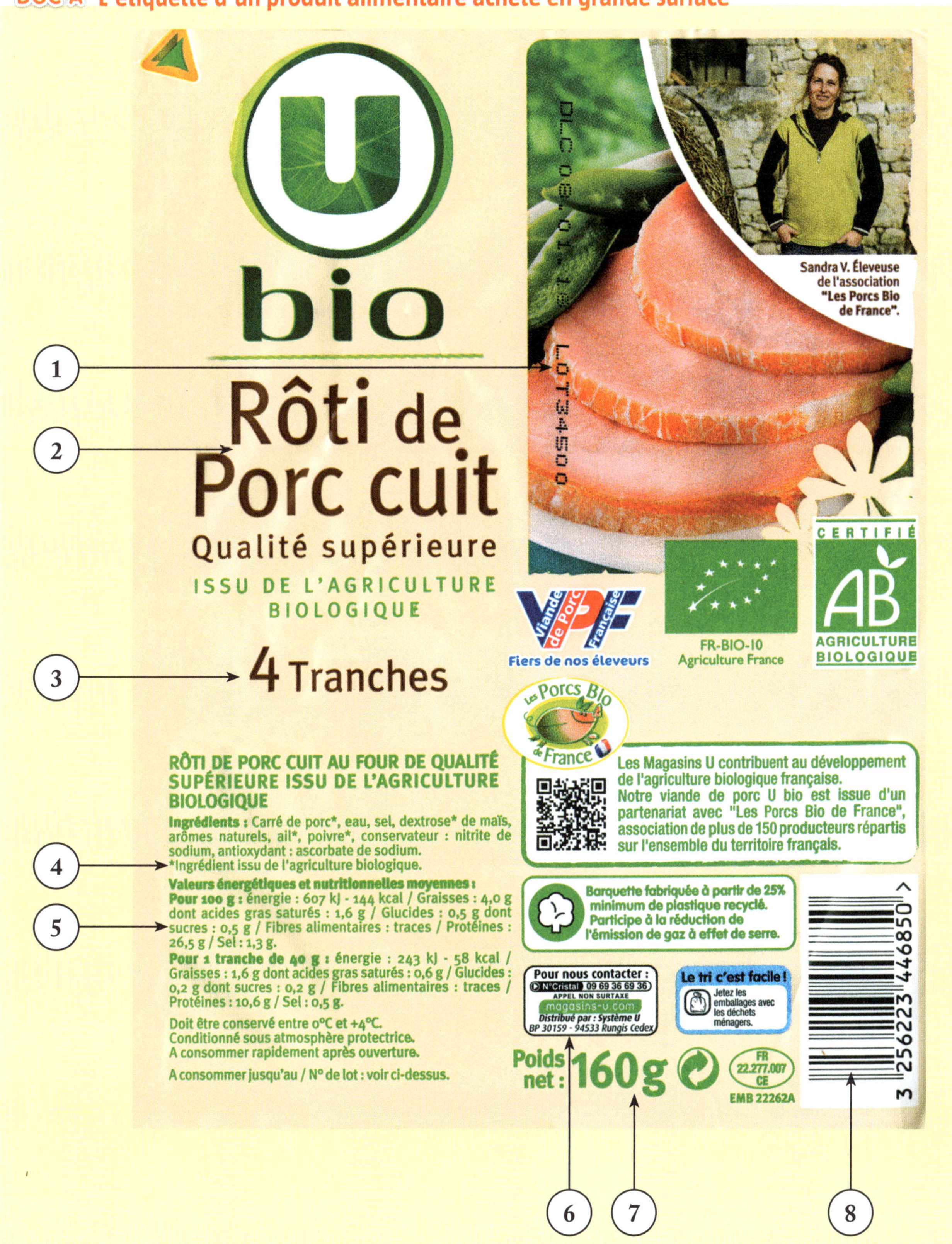

U bio
Rôti de Porc cuit
Qualité supérieure
ISSU DE L'AGRICULTURE BIOLOGIQUE
4 Tranches
DLC 08.01.1?
LOT34500
Sandra V. Éleveuse de l'association "Les Porcs Bio de France".
Viande de Porc Française
Fiers de nos éleveurs
FR-BIO-10 Agriculture France
CERTIFIÉ AB AGRICULTURE BIOLOGIQUE
Les Porcs Bio de France
RÔTI DE PORC CUIT AU FOUR DE QUALITÉ SUPÉRIEURE ISSU DE L'AGRICULTURE BIOLOGIQUE
Ingrédients : Carré de porc*, eau, sel, dextrose* de maïs, arômes naturels, ail*, poivre*, conservateur : nitrite de sodium, antioxydant : ascorbate de sodium.
*Ingrédient issu de l'agriculture biologique.
Valeurs énergétiques et nutritionnelles moyennes :
Pour 100 g : énergie : 607 kJ - 144 kcal / Graisses : 4,0 g dont acides gras saturés : 1,6 g / Glucides : 0,5 g dont sucres : 0,5 g / Fibres alimentaires : traces / Protéines : 26,5 g / Sel : 1,3 g.
Pour 1 tranche de 40 g : énergie : 243 kJ - 58 kcal / Graisses : 1,6 g dont acides gras saturés : 0,6 g / Glucides : 0,2 g dont sucres : 0,2 g / Fibres alimentaires : traces / Protéines : 10,6 g / Sel : 0,5 g.
Doit être conservé entre 0°C et +4°C.
Conditionné sous atmosphère protectrice.
A consommer rapidement après ouverture.
A consommer jusqu'au / N° de lot : voir ci-dessus.
Les Magasins U contribuent au développement de l'agriculture biologique française. Notre viande de porc U bio est issue d'un partenariat avec "Les Porcs Bio de France", association de plus de 150 producteurs répartis sur l'ensemble du territoire français.
Barquette fabriquée à partir de 25% minimum de plastique recyclé. Participe à la réduction de l'émission de gaz à effet de serre.
Pour nous contacter :
N°Cristal 09 69 36 69 36
APPEL NON SURTAXE
magasins-u.com
Distribué par : Système U BP 30159 - 94533 Rungis Cedex
Le tri c'est facile !
Jetez les emballages avec les déchets ménagers.
Poids net : 160g
FR 22.277.007 CE
EMB 22262A
3 256223 446850
1
2
3
4
5
6
7
8

/ 1,5 pt

9 À partir du **document B**, **compléter** les mots croisés à l'aide des définitions.

Horizontalement

A Se contracte au cours d'un effort physique.

B Gaz échangé entre organe et sang.

C Le glucose en est un.

Verticalement

1 Transporte le glucose et le dioxygène.

2 Libérée au cours d'une réaction chimique dans le muscle.

3 Dégagée au cours d'un effort.

DOC B L'utilisation du glucose et du dioxygène par un organe

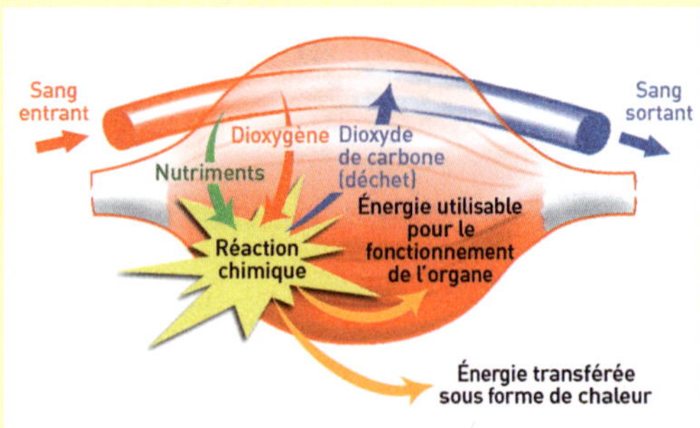

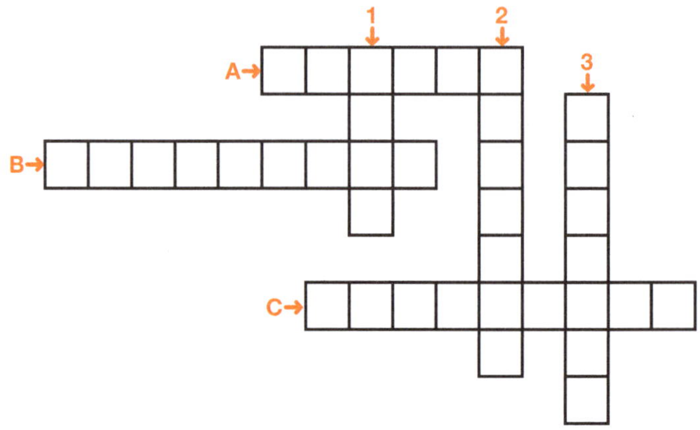

/ 1,25 pt

10 **Relier** un bienfait de l'activité physique à chaque appareil ou système ciblé.

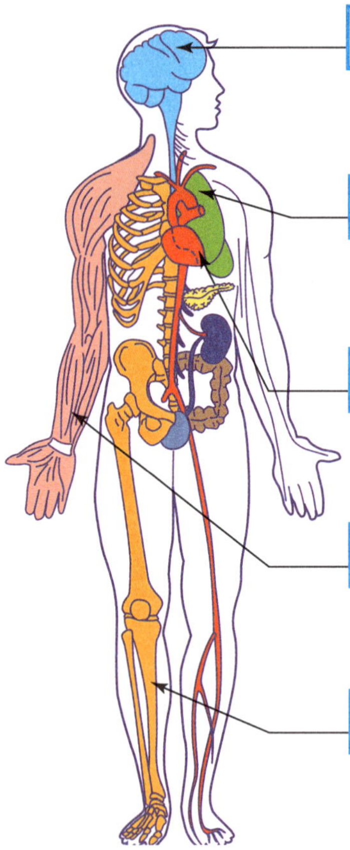

- Système nerveux
- Appareil respiratoire
- Appareil cardio-vasculaire
- Appareil musculaire
- Appareil osseux

- Diminution du risque de maladies cardio-vasculaires
- Augmentation de la masse musculaire
- Diminution du stress
- Amélioration de la croissance osseuse
- Développement de la capacité respiratoire

/ 1 pt

11 **Proposer** deux solutions pour prévenir le surpoids de Juliette.

....

....

SITUATION 2

Juliette, 17 ans, a oublié pendant deux jours consécutifs de prendre sa pilule alors qu'elle a eu une relation sexuelle non protégée. Elle s'inquiète d'être enceinte ou d'avoir contracté le sida.

12 Sur le schéma, **entourer** les modes d'action de la pilule. / 0,75 pt

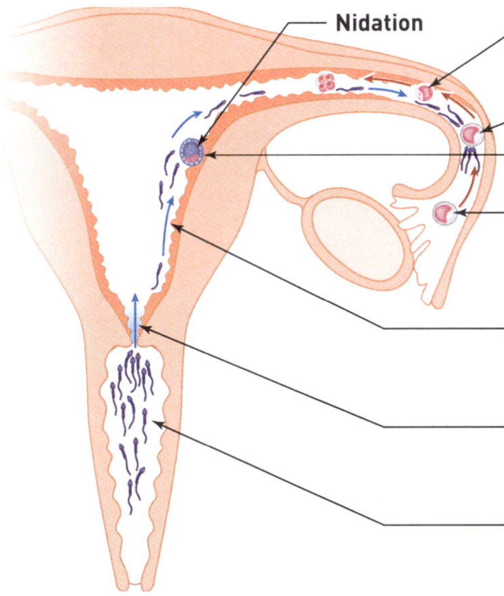

13 **Définir** la contraception d'urgence. / 1 pt

14 **Indiquer** la signification du sigle IST. / 0,25 pt

15 **Renseigner** le tableau. / 1,25 pt

	Situation 1	Situation 2	Situation 3
	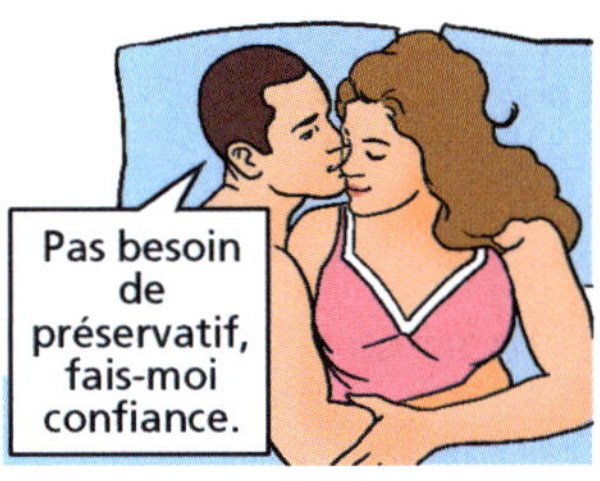	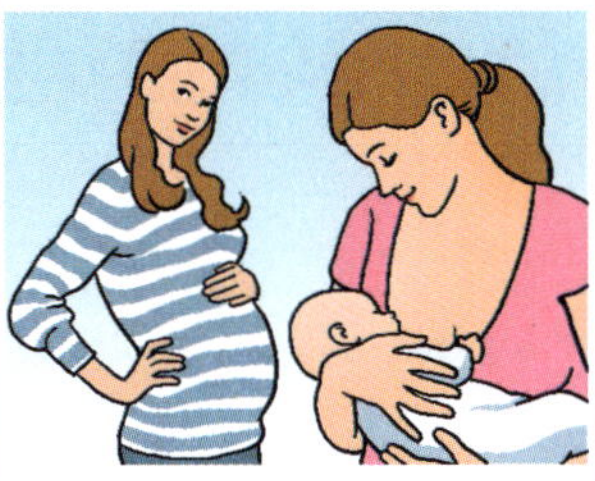	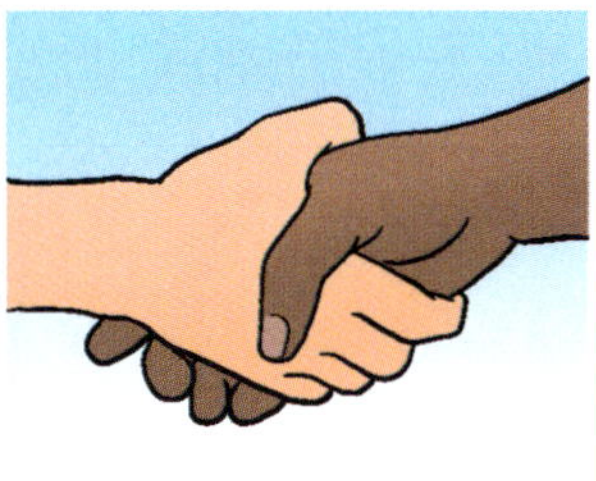
Transmission possible d'une IST	☐ Oui ☐ Non	☐ Oui ☐ Non	☐ Oui ☐ Non
Voies de transmission (en cas de réponse oui)			

16 **Indiquer** la conduite à tenir par Juliette face au : / 1,5 pt

– risque de grossesse :

– risque d'infection par le virus du sida :

SITUATION 3

Lucas, titulaire d'un CAP Peintre-Applicateur de revêtements depuis 4 ans, est à la recherche d'un nouvel emploi en CDI dans le Maine-et-Loire. Il touche actuellement un salaire mensuel net de 1 700 euros. Chaque mois, il paie un loyer de 510 euros. Il tient des comptes approximatifs et fait souvent des achats impulsifs qu'il règle par crédit. Il apprécie le confort, et le crédit renouvelable est devenu une solution toute trouvée pour régler ses frais. Depuis deux mois, il ne parvient pas à rembourser ses différents crédits d'un montant de 320 euros et a épuisé toute la réserve d'argent dont il disposait.

/ 1,5 pt **17** À partir de la situation 3, **renseigner** le diagramme d'Ishikawa.

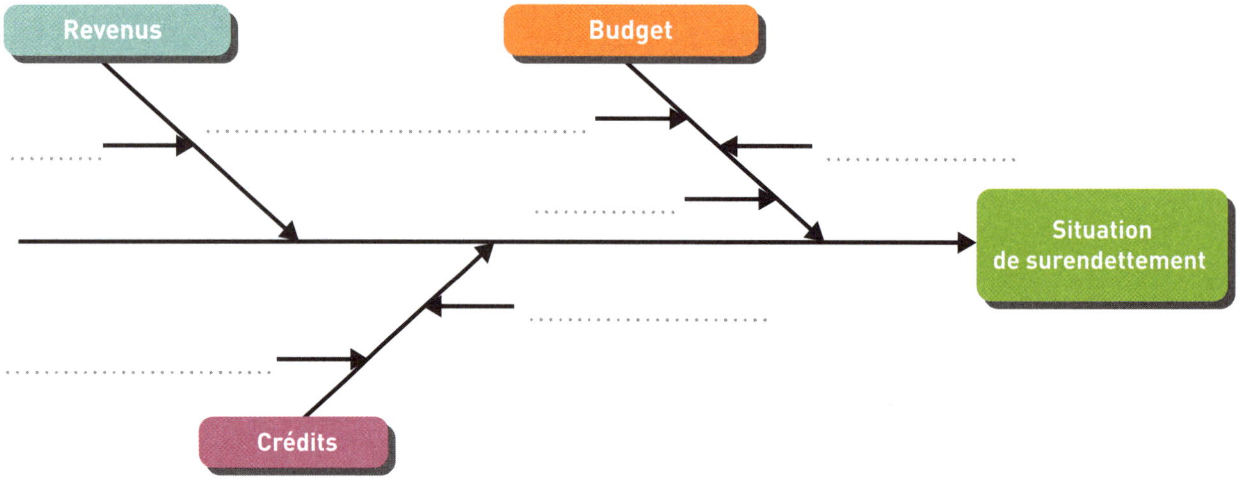

/ 1 pt **18** À l'aide du document C, **calculer** le taux d'endettement actuel de Lucas et **formuler** un commentaire.

....

....

....

DOC C Le calcul du taux d'endettement

$$\text{Taux d'endettement} = \frac{\text{(Remboursement mensuel du crédit + loyer)}}{\text{Revenus}} \times 100$$

/ 0,75 pt **19** **Proposer** des solutions pour aider Lucas à surmonter sa situation de surendettement.

....

....

....

/ 0,75 pt **20** **Nommer** :

– une structure d'aide à l'emploi que Lucas peut solliciter pour obtenir des adresses d'entreprises susceptibles d'être intéressées par sa candidature.

....

– deux outils d'aide à la recherche d'emploi.

....

....

21 À partir du document D, / 2 pts

21.1 **Renseigner** le tableau.

	Annonce A	Annonce B
Localisation	....	....
Nature du poste	....	....
Profil (niveau d'études, expérience)	....	....
Qualités requises	....	....
Type de contrat	....	....
Exigences particulières	....	....

21.2 **Cocher** l'annonce correspondant le mieux à la situation de Lucas. / 0,25 pt

☐ Annonce A ☐ Annonce B

21.3 **Justifier** ce choix. / 0,5 pt

....

....

DOC D Des offres d'emploi

Annonce A

PEINTRE BATIMENT H/F BREST

Brest, Finistère

Nous recherchons pour un CDD un peintre bâtiment h/f avec minimum 2 ans d'expérience sur un même poste. Mission à pourvoir rapidement. Chantiers sur le secteur de Brest et alentours. Vous effectuerez des travaux de peinture sur bois intérieur et extérieur.

Vous êtes soigneux et méticuleux. Clientèle de particuliers.

Permis B et véhicule souhaité. Expérience en peinture sur bois intérieur et extérieur.

Niveau requis : bac

www.beepjob.com

Annonce B

PEINTRE BATIMENT H/F ANGERS

Angers, Maine-et-Loire

Nous recherchons pour un CDI un peintre bâtiment h/f avec minimum 3 à 4 ans d'expérience. Vous êtes chargé(e) de la rénovation de logements particuliers ou professionnels, de la préparation des supports (ponçage…) avant la mise en peinture (intérieur, extérieur).

Vous êtes minutieux et habile.

Formation de peintre-applicateur de revêtements exigée niveau CAP.

Rémunération suivant compétences.

Permis B et véhicule souhaité.

CV + lettre de motivation

www.hpeinture@sfr.fr

/ 2,5 pts **22** **Nommer** les deux documents que Lucas doit rédiger dans le cadre de sa recherche d'emploi. Puis **relier** par une ou plusieurs flèches les caractéristiques de chaque document.

Liste la ou les formations du candidat		Est datée
Doit être sous forme dactylographiée	....	Se termine par une formule de politesse
Comporte les motivations		Indique le parcours de formation
Est signée par le candidat	....	Est de préférence manuscrite
Contient les coordonnées du candidat		Recense l'expérience professionnelle

/ 0,5 pt **23** **Entourer** les attitudes à adopter lors de la recherche d'un emploi.

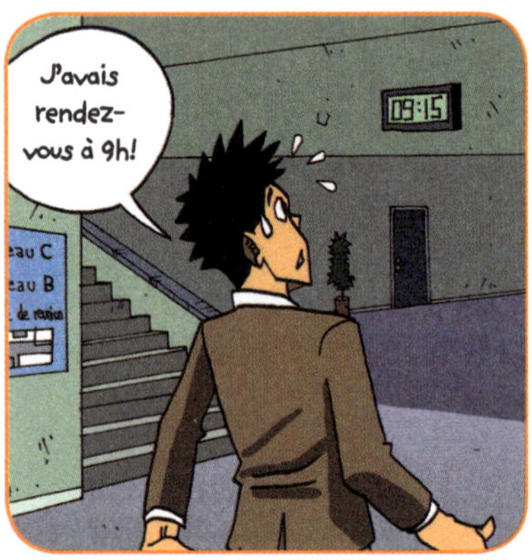
J'avais rendez-vous à 9h!
03:15

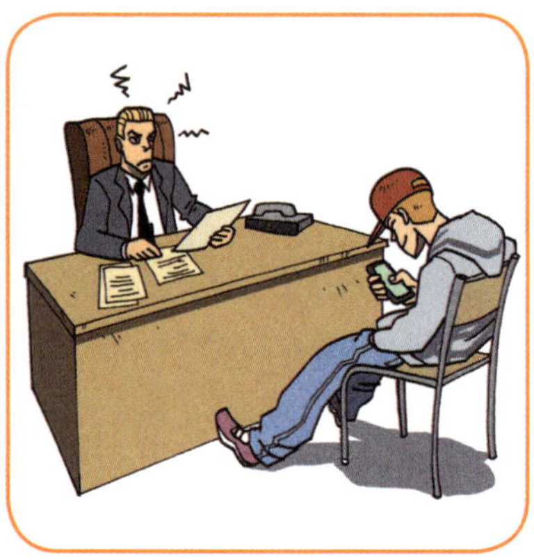

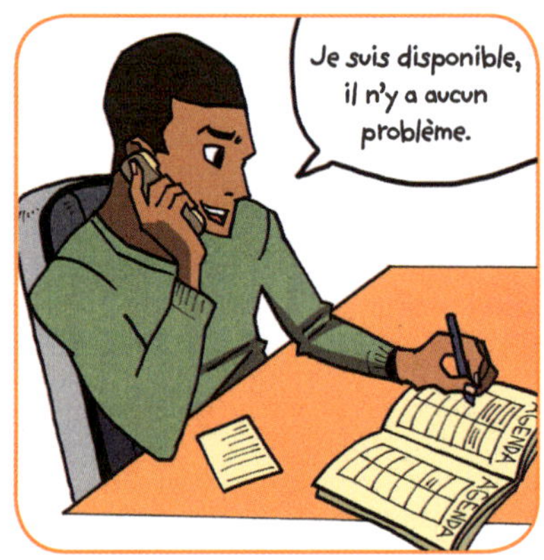
Je suis disponible, il n'y a aucun problème.
AGENDA

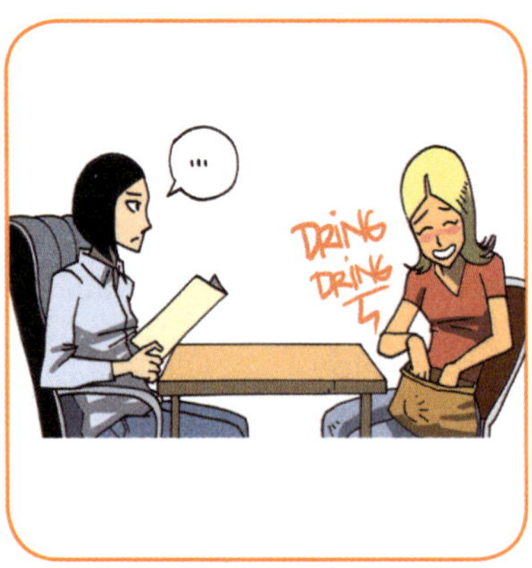
...
DRING DRING

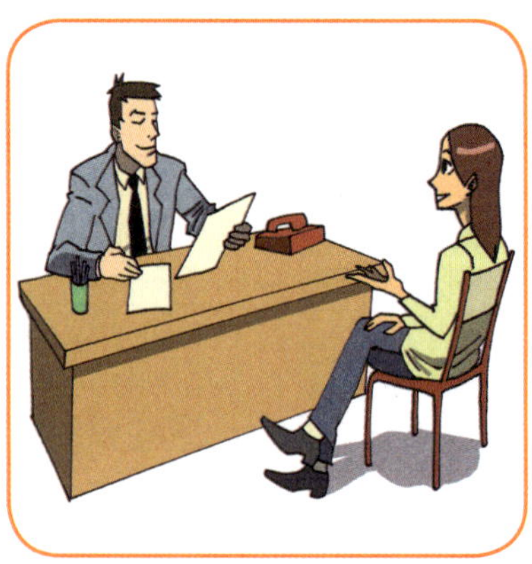

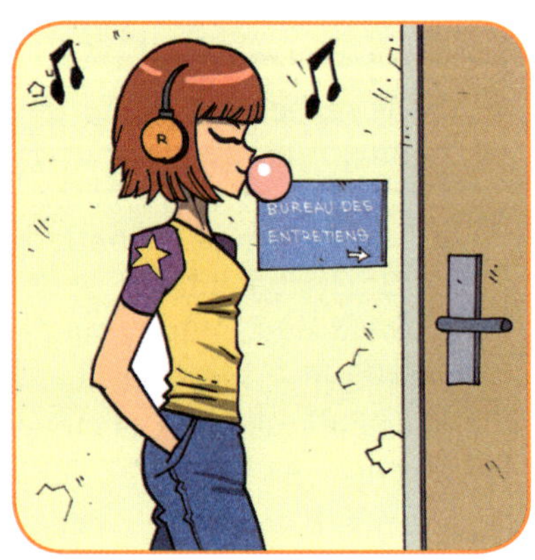
BUREAU DES ENTRETIENS

Seconde situation d'évaluation – partie 1

La partie 2 est une évaluation pratique prenant en compte les résultats obtenus lors de la formation de base au secourisme ou du recyclage SST et est évaluée sur 2 points.

CCF

2de année CAP

Nom de l'élève : .... Note : ...... /24, soit ...... /8

Prénom de l'élève : .... Coefficient : 1

Date de déroulement de la situation d'évaluation : .... / .... / .... Durée de la situation : 45 min

CAP Prévention Santé Environnement
Module 4

Ce sujet est présenté sous la forme d'un cahier-réponse

SITUATION 1

Raoul, agent de propreté et d'hygiène, a signé un CDI avec l'entreprise de propreté Tounct, 23 salariés. Les deux tiers de son temps de travail se déroulent dans un aéroport. Il est affecté au nettoyage et entretien des sanitaires : éviers, lavabos, cuvettes de WC, urinoirs. Pour effectuer ces tâches, l'entreprise de propreté met à sa disposition des produits chimiques, et en particulier de l'eau de Javel qui a des propriétés désinfectantes et désodorisantes.

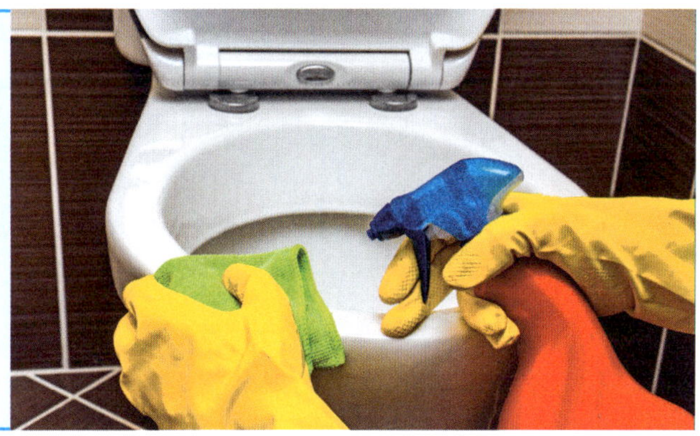

1 Cocher le problème posé dans la situation 1. / 0,25 pt

- ☐ Les particularités du CDI.
- ☐ L'utilisation d'un produit chimique de nettoyage.
- ☐ Les qualités professionnelles requises pour travailler en tant qu'agent de propreté et d'hygiène.

2 À partir de la situation 1,

2.1 **Compléter** le schéma du principe d'apparition d'un dommage. / 2,5 pts

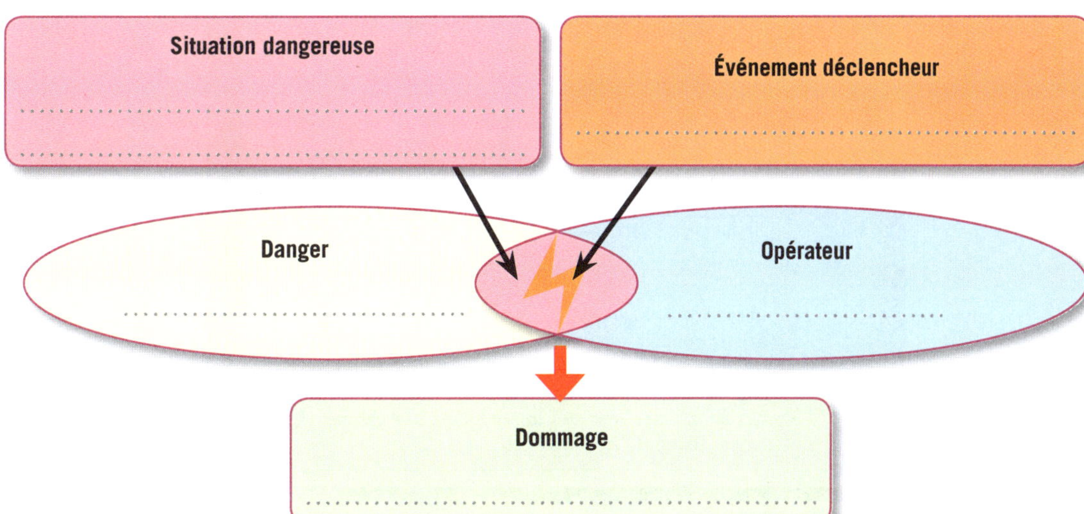

/ 0,5 pt

2.2 **Nommer** la voie de pénétration du produit chimique dans l'organisme de Raoul.

....

/ 1 pt

3 **Citer** deux autres voies de pénétration des produits chimiques.

....

....

/ 1,5 pt

4 **Indiquer**, pour chaque appareil ou organe, un effet possible des produits chimiques.

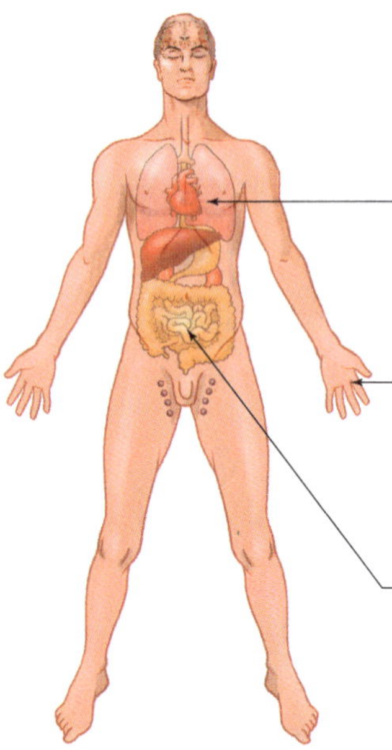

Appareil respiratoire

....

Peau

....

Appareil digestif

....

/ 1,5 pt

5 À partir du document A, **reporter**, dans le tableau, le numéro correspondant aux informations données par l'étiquette du produit chimique.

N°	Informations données par l'étiquette
..	Pictogramme de danger (j'altère la santé)
..	Conseils de prudence (prévention)
..	Nom du produit
..	Nom et adresse du fabricant
..	Mention d'avertissement
..	Mention de danger

DOC A Une étiquette de produit chimique

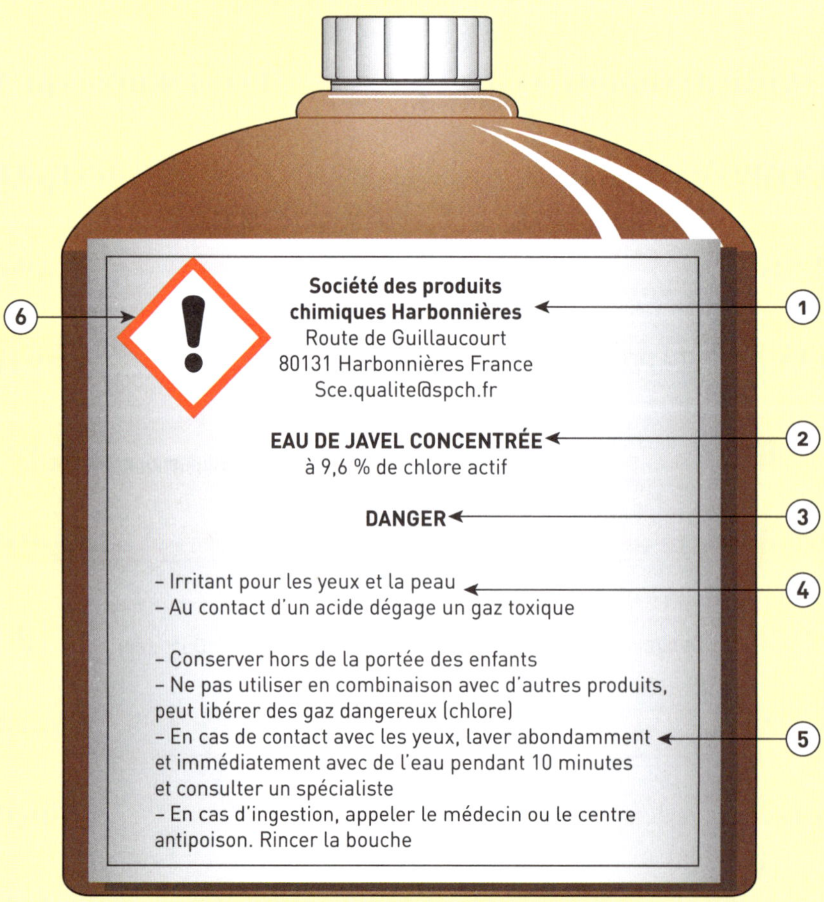

6 **Cocher** les critères de reconnaissance d'un accident du travail proprement dit. **/ 1 pt**

- ☐ Accident survenu à un salarié non déclaré.
- ☐ Action soudaine et violente ayant entraîné une blessure.
- ☐ Maladie due à la réalisation de travaux professionnels.
- ☐ Accident survenu sur les lieu et temps de travail.
- ☐ Accident survenu par le fait ou à l'occasion du travail.
- ☐ Accident survenu sur le trajet domicile-entreprise.
- ☐ Accident survenu en dehors des heures de travail.
- ☐ Accident survenu à un retraité.
- ☐ Accident survenu à un salarié déclaré.

7 **Indiquer** les démarches à effectuer par le salarié victime d'un accident du travail. **/ 1 pt**

....

....

8 **Nommer** l'organisme qui prend en charge les frais occasionnés lors d'un accident du travail. **/ 0,5 pt**

....

9 **Calculer** le montant total des indemnités journalières perçu par M. Jules, victime d'un accident du travail, sachant qu'il perçoit un salaire journalier de 55 € et qu'il est arrêté 33 jours. **/ 3 pts**

	Part du salaire versé par la CPAM	Montant des indemnités journalières versées à M. Jules
Les 28 premiers jours d'arrêt	60 %	....
À partir du 29e jour d'arrêt	80 %	....
Total des indemnités perçues par M. Jules		....

10 **Entourer** l'affiche qui semble la plus appropriée pour informer les salariés des risques liés aux mélanges de produits chimiques. **/ 0,5 pt**

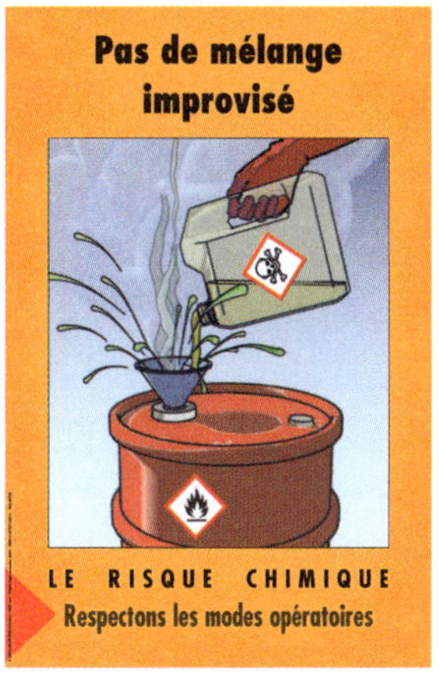
Pas de mélange improvisé
LE RISQUE CHIMIQUE
Respectons les modes opératoires

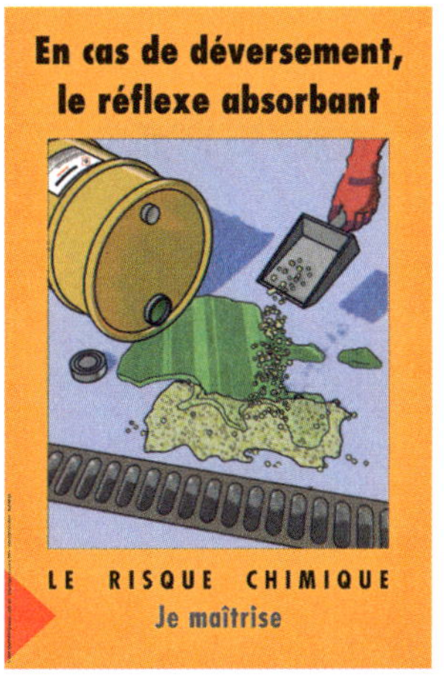
En cas de déversement, le réflexe absorbant
LE RISQUE CHIMIQUE
Je maîtrise

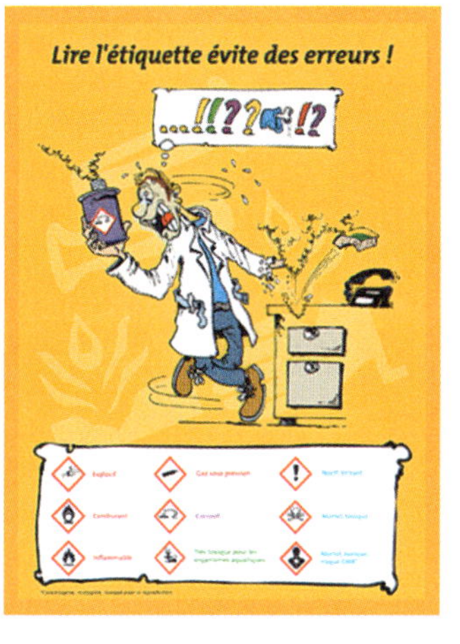
Lire l'étiquette évite des erreurs !

Source : Graphito création
www.graphito.fr

/ 0,5 pt **11** **Proposer** une mesure de prévention pour la situation de Raoul.

....

....

12 À partir du document B et de vos connaissances,

/ 0,5 pt 12.1 **Indiquer** la signification du sigle CDI.

....

/ 1 pt 12.2 **Indiquer** pour Raoul deux obligations liées à la signature du contrat.

....

....

....

/ 0,5 pt 12.3 **Nommer** la visite médicale que doit passer Raoul.

....

/ 1 pt 12.4 **Énoncer** deux rôles de cette visite médicale.

....

....

....

....

....

....

/ 0,5 pt **13** **Nommer** l'examen médical que doit passer un salarié exposé à des risques particuliers tels que l'amiante ou des agents biologiques avant son affectation sur le poste.

....

/ 0,5 pt **14** **Indiquer** la raison pour laquelle l'entreprise Tounet est dans l'obligation d'avoir un règlement intérieur.

....

....

/ 0,5 pt **15** **Nommer** la personne chargée de rédiger le règlement intérieur.

....

/ 0,5 pt **16** **Cocher** deux rubriques obligatoires du règlement intérieur.

- ☐ Dispositions relatives à l'hygiène et à la sécurité.
- ☐ Dispositions relatives à la perte d'emploi.
- ☐ Dispositions relatives aux sanctions et à la protection des salariés.
- ☐ Dispositions relatives au changement de qualification professionnelle.

DOC B Le CDI de Raoul

Entre l'entreprise Tounet, 18 rue des Peupliers, 49000 Angers, représentée par Monsieur Patrick Coulon

et Monsieur Raoul Masson, 20 rue des Vignes, 49100 Angers.

Pour faire suite à notre entretien du 10 septembre 2018, nous avons l'honneur de vous préciser les conditions de votre engagement par notre entreprise, à compter du 22 septembre 2018.

Il a été convenu ce qui suit :

1 – L'entreprise Tounet engage Monsieur Raoul Masson pour une durée indéterminée.

2 – Le présent engagement ne sera définitif qu'après une période d'essai de 2 semaines au cours de laquelle il sera possible tant à Raoul Masson qu'à notre entreprise de mettre fin au contrat sans indemnité ni préavis et pour tout motif.

3 – Raoul Masson occupera un poste d'agent d'entretien et sera affecté principalement à l'aérogare de Marce dans le département du Maine-et-Loire.

4 – En contrepartie de l'accomplissement de ses fonctions, Raoul Masson percevra une rémunération mensuelle brute de 1 610 euros pour un horaire hebdomadaire de 35 heures.

5 – Raoul Masson s'engage à observer le règlement intérieur de l'entreprise (remis ce jour), toutes les consignes et instructions relatives au travail.

6 – Le présent engagement pourra être résilié à tout moment sans indemnité, par les deux parties, moyennant un préavis de 1 mois.

Fait en double exemplaire à Angers le 10 septembre 2018.

L'intéressé, Le chef d'entreprise

Signature : *Signature* :

Masson Coulon

SITUATION 2

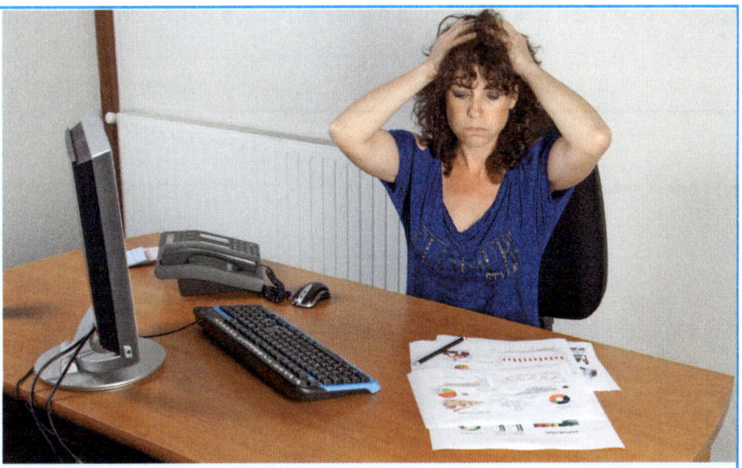

Après une longue période de chômage, Charlotte, secrétaire, a été embauchée dans une entreprise de nettoyage. Son employeur conteste rapidement ses méthodes de travail et lui impose des horaires qui perturbent son organisation familiale. Il ne lui fait pas confiance, vérifie sans cesse son travail, et lui fait régulièrement des remarques désobligeantes sur ses tenues vestimentaires. Sa collègue est en congé de maternité et malgré la charge de travail importante, il ne veut pas la remplacer.

De ce fait, Charlotte fait des heures supplémentaires, emporte chez elle des dossiers. Il lui a été attribué un bureau exigu qui l'isole de ses collègues et l'oblige à se déplacer sans cesse pour accéder aux dossiers. Elle est stressée, victime de maux de tête et de troubles du sommeil. Elle a perdu son enthousiasme, mais elle veut résister. Elle finit par commettre des erreurs dans son travail car elle perd confiance en elle. Son employeur lui fait des reproches en menaçant de la licencier.

17 **Cocher** le problème correspondant à la situation 2. / 0,25 pt

- ☐ Les mauvaises conditions de travail de Charlotte.
- ☐ Le licenciement économique de Charlotte.
- ☐ Les droits des femmes pendant leurs congés de maternité.

18 À partir de la situation 2, sur le diagramme d'Ishikawa,

/ 0,25 pt **18.1 Reporter** le problème identifié sous la rubrique « Effet ».

/ 0,75 pt **18.2 Attribuer** un titre à chaque famille de causes du diagramme à partir des propositions suivantes : *organisation du travail, environnement de travail, relations dans le travail.*

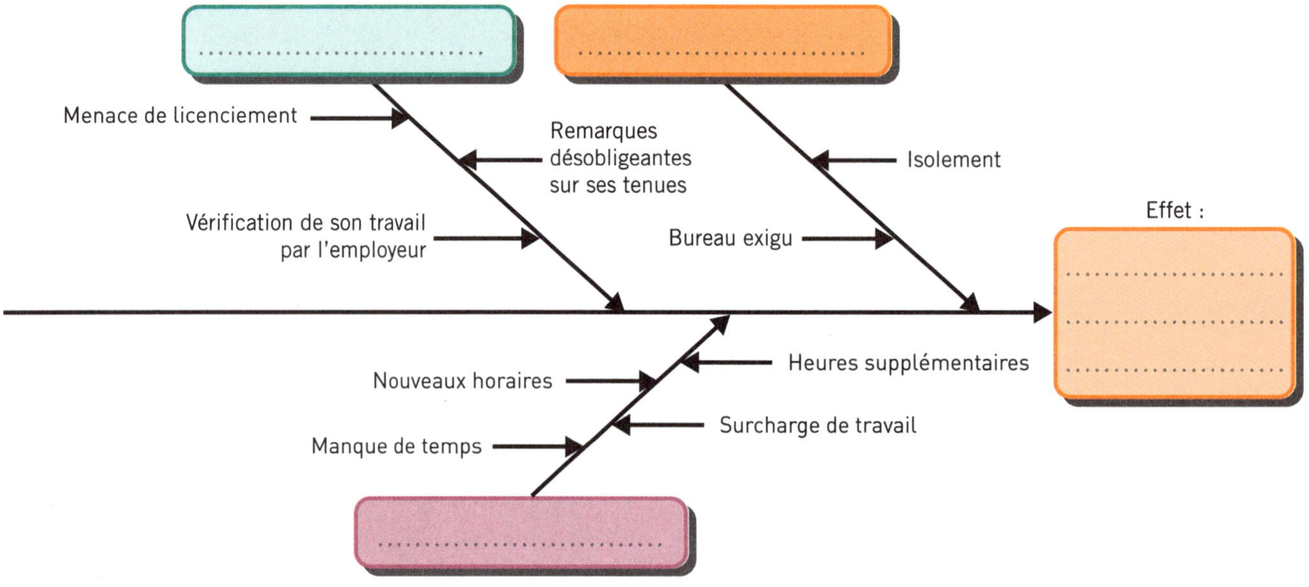

/ 1 pt **19 Définir** le stress.

....

....

/ 0,25 pt **20 Cocher** la phase de stress correspondant à la situation de Charlotte.

☐ Phase d'alarme. ☐ Phase de résistance. ☐ Phase d'épuisement.

/ 1,25 pt **21 Surligner**, dans la situation, les effets du stress sur Charlotte.

/ 0,75 pt **22 Proposer** des mesures à mettre en place dans l'entreprise pour réduire le stress de Charlotte.

	Mesures à mettre en place par l'entreprise
Relations dans le travail	....
Environnement de travail	....
Organisation du travail	....

/ 0,75 pt **23 Proposer** trois mesures pour renforcer la résistance au stress de Charlotte.

....

....

....

....

Glossaire

MODULE 1 : L'individu et sa santé

Activité physique
Tout mouvement produit par les muscles squelettiques striés qui augmente la dépense énergétique. › Chapitre 3, p. 20

Biorythme
Phénomène biologique naturel qui se répète à intervalles réguliers dans le temps (ex. : l'alternance veille/sommeil qui s'appelle le rythme circadien). › Chapitre 1, p. 8

Conduite addictive
Impossibilité d'arrêter un comportement en dépit de la connaissance de ses conséquences négatives. › Chapitre 4, p. 26

Contraception
Ensemble des moyens provoquant une infécondité temporaire chez l'homme et chez la femme. › Chapitre 6, p. 36

Contraception d'urgence
Méthode de contraception utilisée juste après un rapport non protégé, dans le but de diminuer le risque de grossesse non désirée. › Chapitre 6, p. 39

Désynchronisation
Décalage entre le rythme biologique d'une personne et celui qui lui est imposé par ses obligations personnelles ou professionnelles. › Chapitre 1, p. 9

Dopage
Absorption de substances ou utilisation d'actes médicaux afin d'augmenter ses capacités physiques ou mentales. › Chapitre 3, p. 23

Équilibre alimentaire
Équilibre entre les apports des différents constituants alimentaires énergétiques, non énergétiques et les dépenses globales de l'organisme. › Chapitre 2, p. 16

Illicite
Interdit par la loi. Exemple : le cannabis. › Chapitre 4, p. 26

Kilojoule
Unité de mesure servant à évaluer les besoins énergétiques de l'individu. › Chapitre 2, p. 14

Licite
Autorisé par la loi. Exemple : le tabac. › Chapitre 4, p. 26

Ration alimentaire
Quantité d'aliments que doit consommer un individu en 24 heures pour satisfaire les besoins de l'organisme. › Chapitre 2, p. 14

Sommeil paradoxal
Phase du sommeil pendant laquelle le relâchement musculaire est maximal alors que l'activité cérébrale est intense. Il permet une récupération nerveuse et la mémorisation. › Chapitre 1, p. 10

Sommeil profond
Phase du sommeil qui permet de récupérer physiquement, de fabriquer l'hormone de croissance, les anticorps et de réparer les tissus. › Chapitre 1, p. 10

Travail posté
Forme d'organisation du travail où des opérateurs en équipes se relaient au même poste les uns après les autres, selon un certain rythme, continu ou discontinu, entraînant pour eux la nécessité d'accomplir un travail à des heures différentes sur une période donnée de jours ou de semaines (3×8, 2×8). › Chapitre 1, p. 9

MODULE 2 : L'individu dans ses actes de consommation

Assurance
Contrat par lequel l'assureur s'engage à indemniser l'assuré de certains risques ou sinistres éventuels, moyennant le versement d'une prime ou d'une cotisation. › Chapitre 10, p. 66

Budget
Prévision des recettes et des dépenses pour une période donnée. › Chapitre 7, p. 44

Budget déficitaire
Budget dont les recettes sont inférieures aux dépenses. › Chapitre 7, p. 45

Budget équilibré
Budget dont les recettes sont égales aux dépenses. › Chapitre 7, p. 45

Budget excédentaire
Budget dont les recettes sont supérieures aux dépenses. › Chapitre 7, p. 45

Circuit court
Circuit de distribution qui comporte au plus un intermédiaire entre le producteur et le consommateur. › Chapitre 8, p. 56

Circuit direct
Circuit de distribution qui ne comporte aucun intermédiaire entre le producteur et le consommateur. › Chapitre 8, p. 56

Circuit long
Circuit de distribution qui comporte au moins deux intermédiaires entre le producteur et le consommateur. › Chapitre 8, p. 56

Commerce équitable
Forme de commerce mondial dont l'objectif est de payer un prix décent aux producteurs du Sud, de protéger les droits fondamentaux des personnes et de respecter l'environnement. › Chapitre 9, p. 57

Contrat de consommation
Accord par lequel un consommateur acquiert, loue, emprunte ou se procure une marchandise ou des prestations de services auprès d'un vendeur. › Chapitre 10, p. 64

Contrat de vente
Accord par lequel un vendeur s'oblige à livrer un bien et l'acheteur à le payer. › Chapitre 10, p. 64

Délai de rétractation
Délai qui permet à un particulier, lors de la souscription d'un prêt à la consommation, de revenir pendant 14 jours sur sa décision d'emprunt. › Chapitre 8, p. 51

Prime d'assurance
Somme d'argent à verser à une assurance pour être assuré. › Chapitre 10, p. 66

Principe de précaution
Principe qui met en place des mesures pour prévenir les risques potentiels même si la science et les connaissances techniques ne sont pas à même de fournir des certitudes sur ces risques. › Chapitre 11, p. 72

Recette
Somme d'argent perçue. › Chapitre 7, p. 44

Responsabilité civile
Obligation légale de réparer le dommage corporel ou matériel causé à autrui ou à ses biens. › Chapitre 10, p. 66

Sinistre
Événement redouté pour lequel il est préférable de s'assurer. › Chapitre 10, p. 66

Solde
Différence entre crédit et débit à une date donnée. › Chapitre 7, p. 46

Surendettement
Situation d'une personne dans l'impossibilité de rembourser ses dettes non professionnelles, les charges étant plus importantes que les revenus. › Chapitre 8, p. 52

Taux d'endettement
Montant total des emprunts sur le revenu disponible. Le taux ne doit pas dépasser 33 % des revenus mensuels d'un ménage. › Chapitre 8, p. 50

Taux effectif global
Taux intégrant les frais de dossier, les frais d'assurance et les intérêts en cas d'obtention d'un prêt. › Chapitre 8, p. 50

MODULE 3 : L'individu dans son parcours professionnel

Formation continue
Formation qui se fait tout au long de la vie professionnelle. › Chapitre 13, p. 84

Formation initiale
Formation de base qui permet aux jeunes d'acquérir des connaissances et des compétences pour entrer dans la vie active. Elle s'effectue par la voie scolaire ou la voie de l'apprentissage. › Chapitre 12, p. 78

MODULE 4 : L'individu dans son environnement professionnel

Accident du trajet
Accident survenu à un salarié déclaré à la Sécurité sociale sur le trajet aller-retour entre l'entreprise et le lieu d'habitation ou le lieu où il se rend pour prendre ses repas sans détour sauf pour les nécessités de la vie quotidienne (ex. : boulangerie, école). › Chapitre 21, p. 124

Accident du travail « proprement dit »
Accident survenu à un salarié déclaré à la Sécurité sociale sur le temps et le lieu de travail, par le fait ou à l'occasion du travail, suite à une action soudaine et violente entraînant une blessure. › Chapitre 21, p. 124

Ayant droit
Personne qui est à la charge d'un assuré social. › Chapitre 21, p. 127

Charge mentale
Ensemble des ressources que le salarié doit mobiliser pour effectuer un travail. › Chapitre 31, p. 180

Comburant
Corps simple qui, mis en présence d'un combustible, permet et entretient la combustion. › Chapitre 30, p. 174

Combustible
Corps qui a la particularité de brûler. › Chapitre 30, p. 174

Comité social et économique
Instance qui se substitue aux DP, au CE, au CHSCT. › Chapitre 17, p. 107

Conseil de prud'hommes
Tribunal réglant les conflits individuels du travail qui surviennent entre salariés (ou apprentis) et employeurs. › Chapitre 18, p. 113

Contact direct avec le courant électrique
Contact entre le corps et des pièces nues normalement sous tension, directement ou à l'aide d'un conducteur (outil). › Chapitre 28, p. 164

Contact indirect avec le courant électrique
Contact entre le corps et une masse métallique mise accidentellement sous tension. › Chapitre 28, p. 164

Contrat de travail
Accord par lequel une personne s'engage à mettre son activité à disposition d'une autre personne contre une rémunération. › Chapitre 16, p. 100-101

Convention collective
Accord écrit qui fait suite à une négociation entre un employeur et des représentants syndicaux de salariés. › Chapitre 15, p. 96

Danger
Cause capable de provoquer une atteinte à la santé. › Chapitre 20, p. 120

Décibels A (dB (A))
Unité de mesure acoustique qui permet d'évaluer les intensités sonores. › Chapitre 24, p. 142

Discrimination au travail
Fait de distinguer et de traiter différemment et de façon négative une personne par rapport à une autre personne. › Chapitre 18, p. 112

Dommage
Lésion et/ou atteinte à la santé. › Chapitre 20, p. 120

Événement déclencheur
Événement susceptible de causer un dommage pour la santé. › Chapitre 20, p. 120

Habilitation électrique
Reconnaissance par l'employeur de la capacité d'un personnel à effectuer en toute sécurité les tâches fixées. › Chapitre 28, p. 167

Hernie discale
Déformation du disque créée par le noyau qui s'échappe vers l'extérieur. Il en résulte une pression exercée sur le nerf sciatique. › Chapitre 22, p. 132

Indemnité journalière
Somme versée par la Caisse primaire d'assurance maladie en cas d'arrêt de travail pour compenser la perte de salaire. › Chapitre 21, p. 127

Lumbago
Déformation du disque intervertébral due au noyau gélatineux resté coincé dans les anneaux fibreux fissurés et qui touche les nerfs sensitifs. › Chapitre 22, p. 132

Lux
Unité de mesure de l'éclairement. › Chapitre 29, p. 170

Maladie professionnelle
Maladie survenue à une personne salariée ou qui a été salariée et due à la réalisation de travaux professionnels listés dans un des tableaux de la Sécurité sociale et dont les délais d'exposition et de prise en charge sont respectés. › Chapitre 21, p. 124

Mémoire immunitaire
Propriété du système immunitaire qui se traduit par une réaction rapide des lymphocytes lorsqu'ils rencontrent pour la deuxième fois un même antigène. › Chapitre 19, p. 117

Prestations en espèces
Indemnités journalières et rente d'incapacité que verse la Caisse primaire d'assurance maladie à la victime d'un accident du travail ou d'une maladie professionnelle et éventuellement la rente aux ayants droit versée en cas de décès de la victime. › Chapitre 21, p. 127

Prestations en nature
Soins pris en charge par la Caisse primaire d'assurance maladie lors d'un accident du travail ou d'une maladie professionnelle. › Chapitre 21, p. 127

Prévention intrinsèque
Mesures qui visent à supprimer ou à réduire le danger (ex. : automatisation d'un système). › Chapitre 20, p. 121

Protection collective
Ensemble de mesures de sécurité qui visent à protéger plusieurs personnes des dangers (ex. : carter de protection). › Chapitre 20, p. 121

Protection individuelle
Ensemble de mesures de sécurité qui visent à protéger l'individu des dangers (ex. : bouchons d'oreilles, lunettes de protection). › Chapitre 20, p. 121

Règlement intérieur
Document qui fixe dans une entreprise de 20 salariés et plus les obligations en matière d'hygiène, de sécurité et de sanctions disciplinaires. › Chapitre 15, p. 97

Rente d'incapacité
Somme d'argent versée à la victime d'un accident du travail ou d'une maladie professionnelle ayant entraîné une incapacité permanente. › Chapitre 21, p. 127

Salaire brut
Rémunération à laquelle a droit le salarié pour son travail accompli. Somme calculée avant toute déduction des cotisations obligatoires. › Chapitre 16, p. 102

Salaire net
Rémunération effectivement perçue par le salarié après déductions des cotisations salariales. › Chapitre 16, p. 102

Sciatique
Déformation du disque intervertébral qui touche le nerf sciatique parce que le noyau gélatineux s'est infiltré dans les anneaux fibreux fissurés. › Chapitre 22, p. 132

Situation dangereuse
Situation dans laquelle une personne est exposée à un ou plusieurs dangers. › Chapitre 20, p. 120

Source d'énergie
Quantité de chaleur nécessaire pour démarrer la combustion. › Chapitre 30, p. 174

Stress
Déséquilibre entre la perception des contraintes et des ressources de l'individu. › Chapitre 31, p. 181

Tassement discal
Rapprochement de deux vertèbres dû à l'éclatement du noyau. › Chapitre 22, p. 132

Troubles musculo-squelettiques
Ensemble d'atteintes douloureuses des muscles, nerfs, tendons, ligaments. › Chapitre 23, p. 136

Vaccin
Traitement préventif qui consiste à injecter dans l'organisme des micro-organismes inoffensifs ou dont la virulence a été atténuée pour provoquer la fabrication d'anticorps. › Chapitre 19, p. 117

Crédit photographique

p. 9 : ph © Matton
p. 10 : ph © Matton
p. 14 : ph © Matton
p. 15 : ph © Matton
p. 19 : ph © Matton
p. 23 : ph © zest_marina / stock.adobe.com
p. 24 c : ph © Steinar / stock.adobe.com
p. 26 a : ph © monticellllo / stock.adobe.com
p. 26 b : ph © georgejmclittle / stock.adobe.com
p. 30 a : ph © fotoliaxrender / stock.adobe.com
p. 30 b, c, d, e, f, g : ph © Kateryna_Kon / stock.adobe.com
p. 33 a : ph © Foucher
p. 33 b : ph © Matton
p. 33 c : ph © Tsuboya / stock.adobe.com
p. 34 a, b, c : ph © Kateryna_Kon / stock.adobe.com
p. 34 d : ph © edwardolive / stock.adobe.com
p. 34 e : ph © ZAIRIAZMAL / stock.adobe.com
p. 35 : ph © Matton
p. 40 : ph © Sunflower / stock.adobe.com
p. 43 : ph © Mongkol Chuewong / stock.adobe.com
p. 44 a : ph © Patrizia Tilly / stock.adobe.com
p. 44 b : ph © Patrick J. / stock.adobe.com
p. 44 c : ph © philippe Devanne / stock.adobe.com
p. 44 d : ph © Unclesam / stock.adobe.com
p. 44 e : ph © nenetus / stock.adobe.com
p. 44 f : ph © Kzenon / stock.adobe.com
p. 45 a : ph © herreneck / stock.adobe.com
p. 45 b : ph © Unclesam / stock.adobe.com
p. 45 c : ph © Kaspars Grinvalds / stock.adobe.com
p. 46 a : ph © asife / stock.adobe.com
p. 46 b : ph © carballo / stock.adobe.com
p. 46 c : ph © Rido / stock.adobe.com
p. 48 h : ph © evencake / stock.adobe.com
p. 50 : ph © vladimirfloyd / stock.adobe.com
p. 55 : ph © Davy Bailey / stock.adobe.com
p. 57 a : ph © Sergey Ryzhov / stock.adobe.com
p. 57 b : ph © Delphotostock / stock.adobe.com
p. 57 c : ph © mtkang / stock.adobe.com
p. 61 a : ph © rozakov / stock.adobe.com
p. 61 b : ph © Phil81 / stock.adobe.com
p. 61 c : ph © Pixelmania / stock.adobe.com
p. 62 b : ph © Brad Pict / stock.adobe.com
p. 62 c : ph © mihmihmal / stock.adobe.com
p. 63 : ph © kiono / stock.adobe.com
p. 64 : ph © Matton
p. 65 a : ph © WavebreakMediaMicro / stock.adobe.com
p. 65 b : ph © mangostock / stock.adobe.com
p. 67 a : ph © benjaminnolte / stock.adobe.com
p. 67 b : ph © Claudio Divizia / stock.adobe.com
p. 67 c : ph © Brian Jackson / stock.adobe.com
p. 73 a, b, c : ph © Matton
p. 73 d : ph © Simon Coste / stock.adobe.com
p. 74 g : ph © Bart_Lo / stock.adobe.com
p. 81 : ph © Phovoir
p. 85 : ph © Phovoir
p. 86 a : ph © scusi / stock.adobe.com
p. 89 : ph © Matton
p. 92 a : ph © Tiago / stock.adobe.com
p. 93 : ph © ACP prod / stock.adobe.com
p. 96 a : ph © Lozz / stock.adobe.com
p. 101 : ph © Baillou / stock.adobe.com
p. 104 b : ph © penguiiin / stock.adobe.com
p. 106 : ph © Adam Gregor / stock.adobe.com
p. 112 a : ph © Picture-Factory / stock.adobe.com
p. 112 b : ph © Spectral-Design / stock.adobe.com
p. 112 c : ph © diego cervo / stock.adobe.com
p. 112 d : ph © pathdoc / stock.adobe.com
p. 114 a, d : ph © VIGE.co / stock.adobe.com
p. 119 : ph © INRS
p. 120 : ph © Matton
p. 123 a : ph © kazoka303030 / stock.adobe.com
p. 123 b : ph © Matton
p. 127 a : ph © glisic_albina / stock.adobe.com
p. 127 b : ph © isabel2016 / stock.adobe.com
p. 129 : ph © Robert Kneschke / stock.adobe.com
p. 130 : ph © Matton
p. 135 a : ph © Monkey Business / stock.adobe.com
p. 135 b : ph © Kadmy / stock.adobe.com
p. 136 a : ph © gpointstudio / stock.adobe.com
p. 136 b, c : ph © Matton
p. 137 a : ph © David Antczak / stock.adobe.com
p. 137 b : ph © hcast / stock.adobe.com
p. 137 c : ph © Matton
p. 137 d : ph © Minerva Studio / stock.adobe.com
p. 138 a : ph © gpointstudio / stock.adobe.com
p. 138 b, c : ph © Matton
p. 138 d : ph © bacalao / stock.adobe.com
p. 147 : ph © Виталий Сова / stock.adobe.com
p. 150 a : ph © Tomas Ragina / stock.adobe.com
p. 150 b, c : ph © Gaël Kerbaol / INRS
p. 150 d, e : ph © Matton
p. 150 h : ph © auremar / stock.adobe.com
p. 150 i : ph © INRS
p. 152 h : ph © robu_s / stock.adobe.com
p. 153 : ph © Ruslan Olinchuk / stock.adobe.com
p. 157 a : ph © ninice64 / stock.adobe.com
p. 157 b : ph © Matton
p. 158 a, b : ph © Matton
p. 158 c : ph © coco / stock.adobe.com
p. 159 a : ph © praisaeng / stock.adobe.com
p. 159 b : ph © Vera Kuttelvaserova / stock.adobe.com
p. 159 c : ph © ohishiftl / stock.adobe.com
p. 159 d : ph © Matthew Benoit / stock.adobe.com
p. 159 e : ph © timonina / stock.adobe.com
p. 159 f : ph © Y's harmony / stock.adobe.com
p. 159 g : ph © Cherries / stock.adobe.com
p. 159 h : ph © dziewul / stock.adobe.com
p. 161 a : ph © Matton
p. 161 b : ph © warut / stock.adobe.com
p. 161 c : ph © indigolotos / stock.adobe.com
p. 161 d : ph © OPPBTP
p. 161 e : ph © Matton
p. 161 f : ph © vitec40 / stock.adobe.com
p. 163 : ph © Christophe Fouquin / stock.adobe.com
p. 167 : ph © aleksandrn / stock.adobe.com
p. 170 : ph © bnenin / stock.adobe.com
p. 171 : ph © Phovoir
p. 172 a : ph © wektorygrafika / stock.adobe.com
p. 172 b : ph © Gstudio Group / stock.adobe.com
p. 172 d : ph © simpledesign79 / stock.adobe.com
p. 172 e : ph © kiko / stock.adobe.com
p. 172 f : ph © pandavector / stock.adobe.com
p. 172 g : ph © svtdesign / stock.adobe.com
p. 172 h : ph © axsimen / stock.adobe.com
p. 173 : ph © loraks / stock.adobe.com
p. 174 : ph © lunamarina / stock.adobe.com
p. 175 a : ph © Bertold Werkmann / stock.adobe.com
p. 175 c : ph © nikkytok / stock.adobe.com
p. 175 d : ph © endlesssea2011 / stock.adobe.com
p. 175 e : ph © Guido Grochowski / stock.adobe.com
p. 175 f : ph © Bertold Werkmann / stock.adobe.com
p. 175 h : ph © industrieblick / stock.adobe.com
p. 175 i : ph © Bacho Foto / stock.adobe.com
p. 175 l : ph © tuayai / stock.adobe.com
p. 176 : ph © Guido Grochowski / stock.adobe.com
p. 178 b : ph © R-DESIGN / stock.adobe.com
p. 178 e : ph © PikePicture / stock.adobe.com
p. 178 g : ph © Atlantis / stock.adobe.com
p. 178 l : ph © matsabe / stock.adobe.com
p. 179 : ph © Phovoir
p. 180 : ph © Feodora / stock.adobe.com
p. 182 b : ph © svtdesign / stock.adobe.com
p. 184 a : ph © graphlight / stock.adobe.com
p. 184 b : ph © helenedevun / stock.adobe.com
p. 184 c : ph © rayman7 / stock.adobe.com
p. 184 d : ph © antpkr / stock.adobe.com
p. 184 e : ph © graphlight / stock.adobe.com
p. 184 f : ph © frenta / stock.adobe.com
p. 184 g : ph © Gina Sanders / stock.adobe.com
p. 184 h : ph © rghenry / stock.adobe.com
p. 184 i : ph © mick7402 / stock.adobe.com
p. 184 j : ph © phantom1311 / stock.adobe.com
p. 184 k : ph © lucastor / stock.adobe.com
p. 184 l : ph © djama / stock.adobe.com
p. 188 l : ph © pict rider / stock.adobe.com
p. 188 m : ph © blueringmedia / stock.adobe.com
p. 189 : ph © Monkey Business / stock.adobe.com
p. 195 : ph © Gajus / stock.adobe.com
p. 206 : ph © Jean-Paul Comparin / stock.adobe.com
p. 215 : ph © andriano_cz / stock.adobe.com
p. 219 : ph © sylv1rob1 / stock.adobe.com

PAPIER À BASE DE FIBRES CERTIFIÉES

Foucher s'engage pour l'environnement en réduisant l'empreinte carbone de ses livres. Celle de cet exemplaire est de : 2 kg éq. CO_2
Rendez-vous sur www.editions-foucher-durable.fr

Paris – Février 2018 – 01 – NB-CL/VO

Achevé d'imprimer en Italie par L.E.G.O.S.p.A. Lavis (TN) Italy